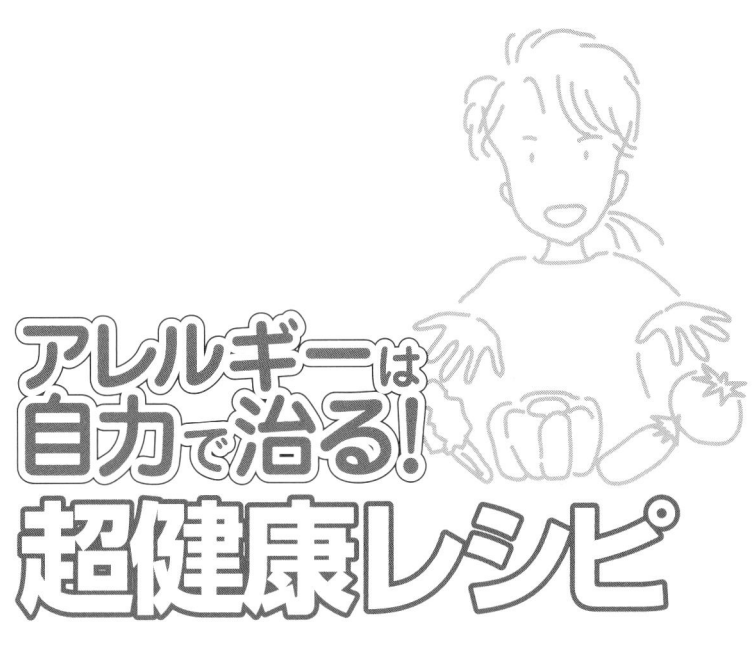

アレルギーは自力で治る！超健康レシピ

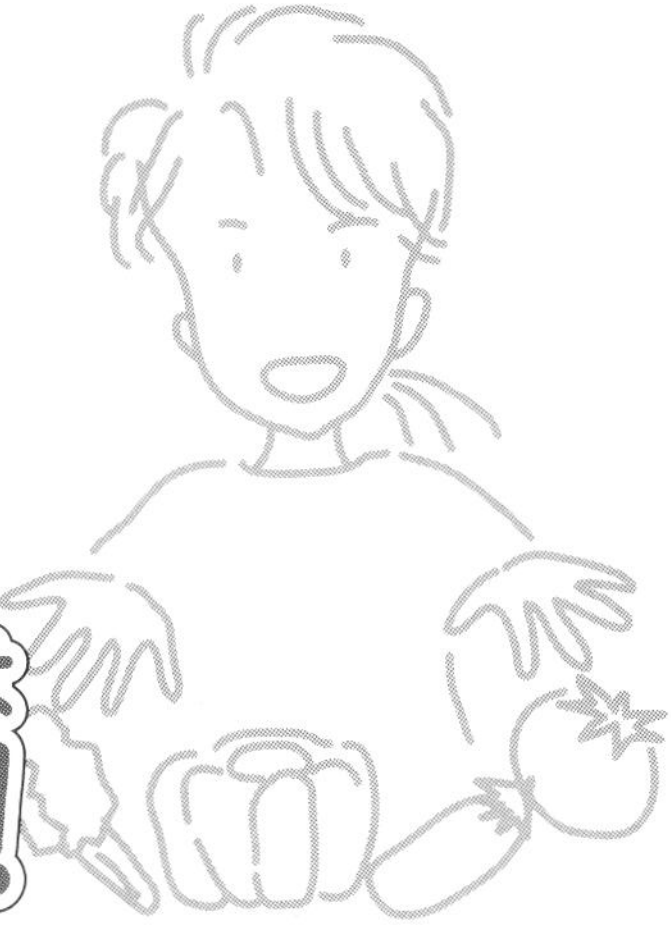

市川　晶子
著＆マンガ

ハート出版

プロローグ

治病とは食べ物を治すこと

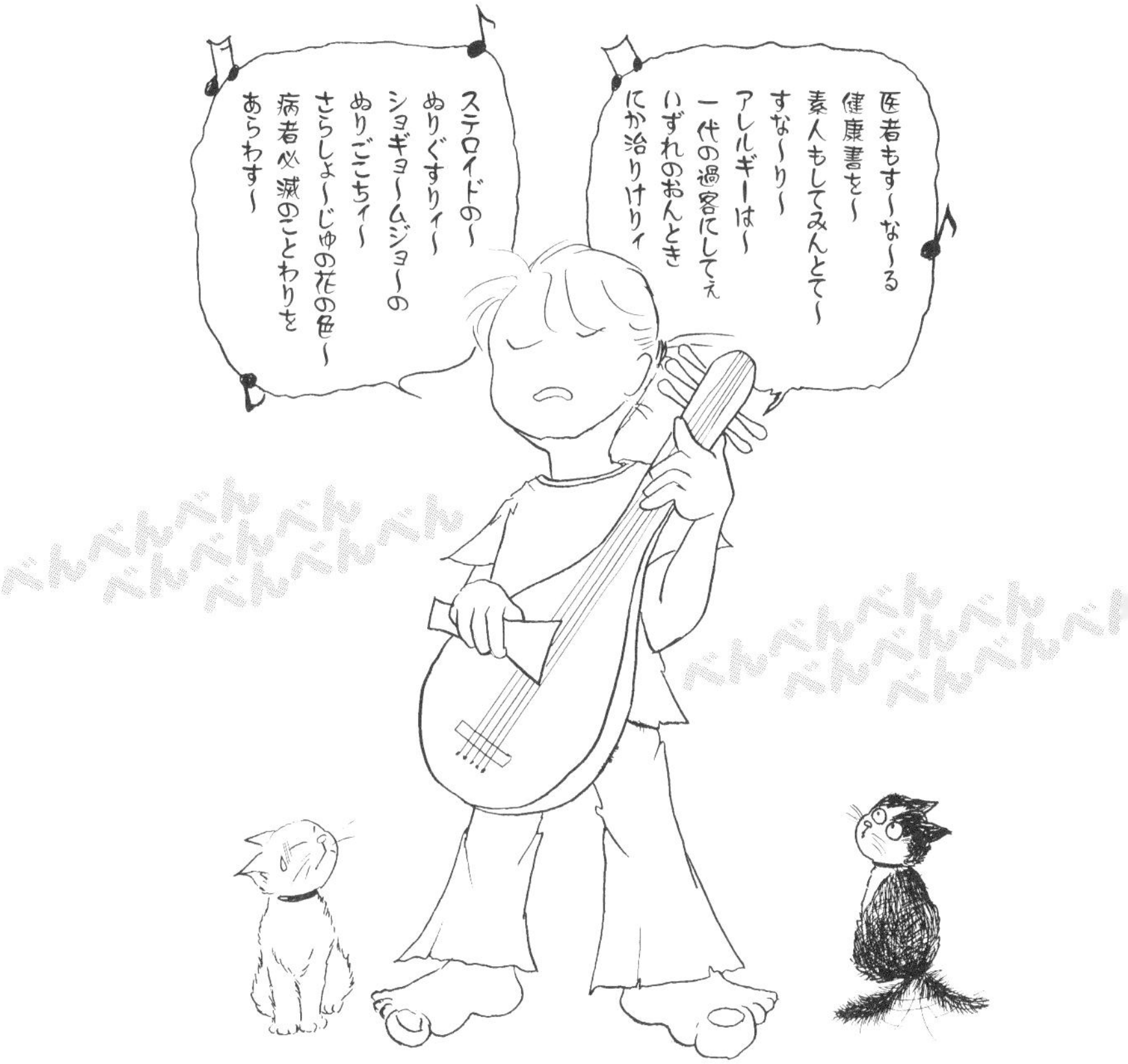

国民の五人に一人が何らかのアレルギーを
持っていると言われている今日この頃
平成十七年に最初の本を出して早五年
未だにこの『アレルギーは自力で治る！』が
売れ続けているのは　非常にありがたい反面
その現状はとても悲しいことです
また読者の皆様からの「アレルギーで困っている」
というお手紙が絶えないという事実も
同様にありがたい反面悲しくなります

そんな皆様からのお手紙で
一番多かった質問は
「何を食べればいいの？」というものでした
そんな皆様の要望にお応えするために
三冊目として本書を書きおろした次第です

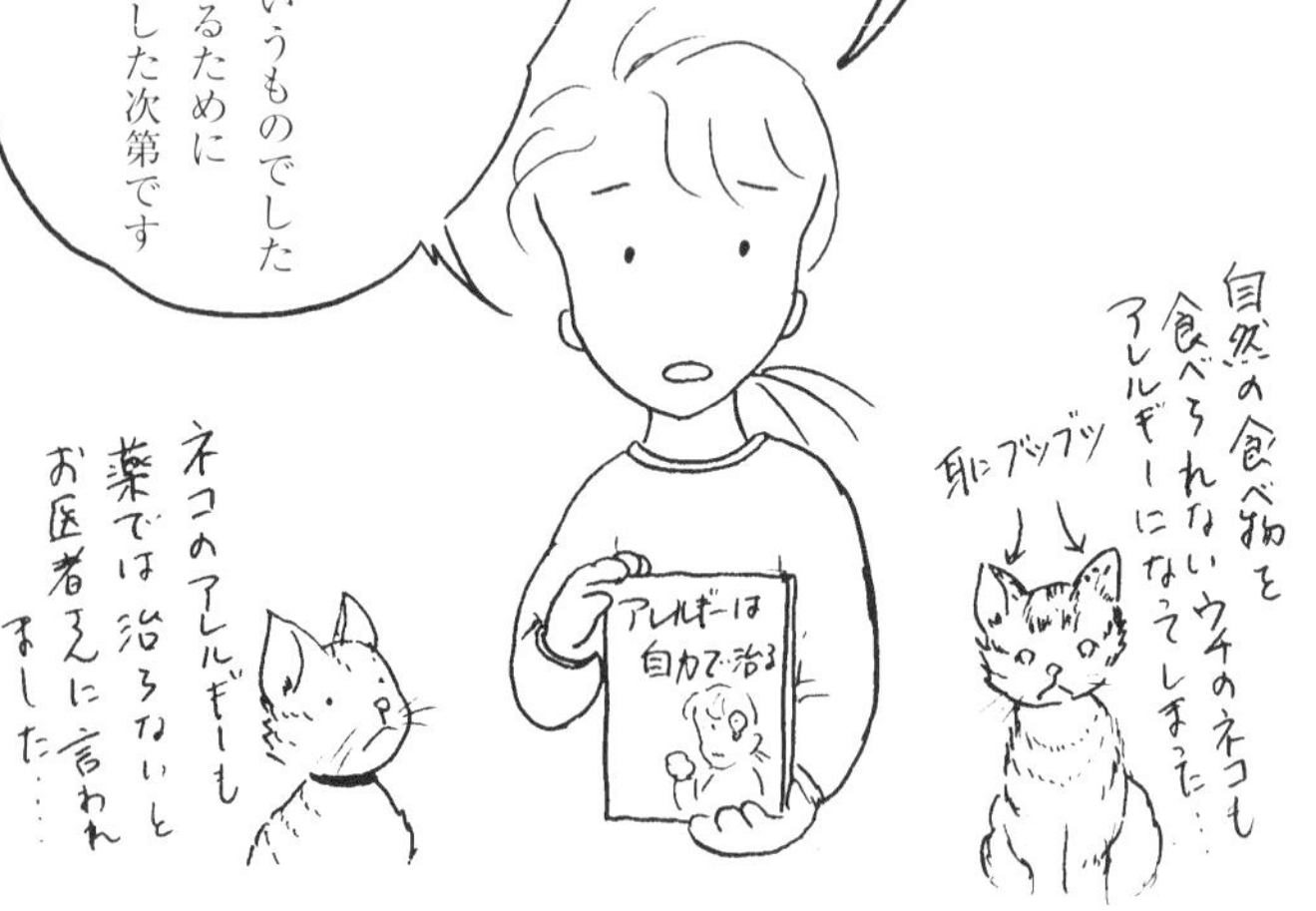
自然の食べ物を
食べられないウチのネコも
アレルギーになってしまった……
耳にブツブツ
アレルギーは
自力で治る
ネコのアレルギーも
薬では治らないと
お医者さんに言われ
ました……

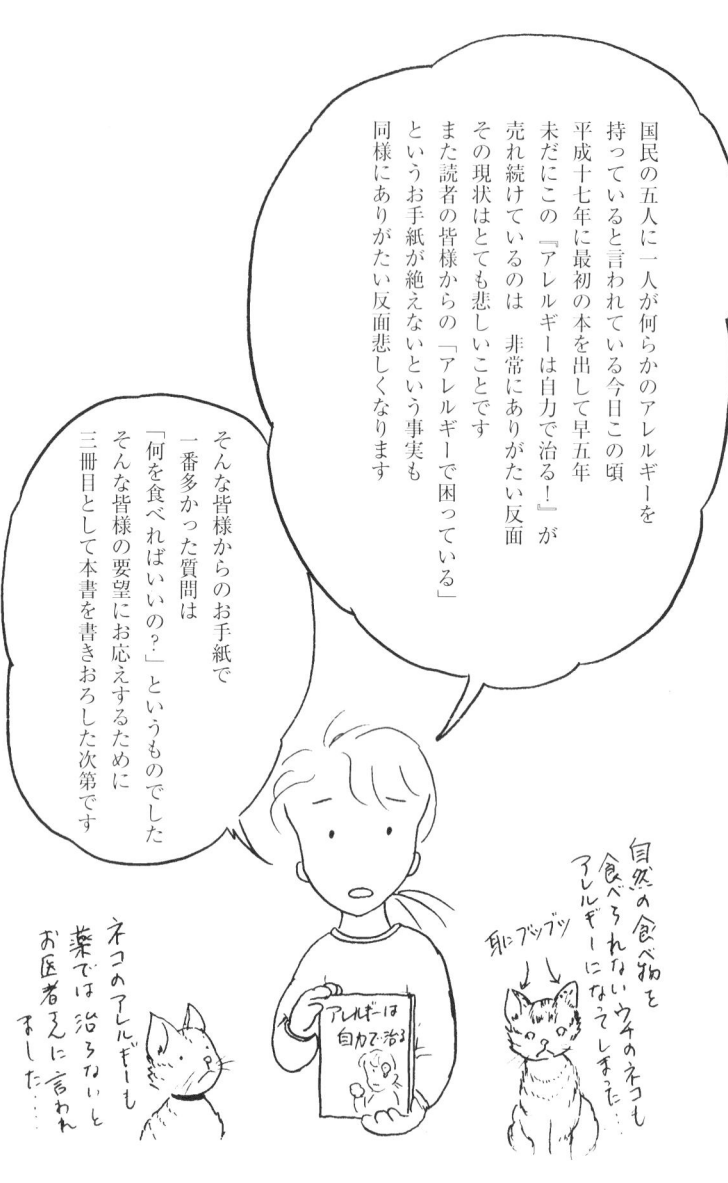

人間は食べないと死んでしまいます。ですから、人間の体は食べたものからできているとも言えます。病気の体も、それまで食べてきたものによって作られた体なのですから、病気を治すためには、今までの食べ物全てを見直すことがとても重要なこととなるのです。

前作二冊で、私は「日本人が昔から食べてきたものを食べましょう」と訴えてきました。しかし、そこで「でも、何を食べたらいいの」と誰もが疑問に思ってしまうということは、戦後急激に食べ物の欧米化が進み、日本人の伝統的な食生活が大きく崩れたということです。日本人が昔から食べてきた地域の伝統食や行事食などが、「粗食は栄養がない」「手間がかかりすぎる」などの理由で作られなくなってしまったために、献立のメニューとしてすぐに思いつかなくなっているのです。

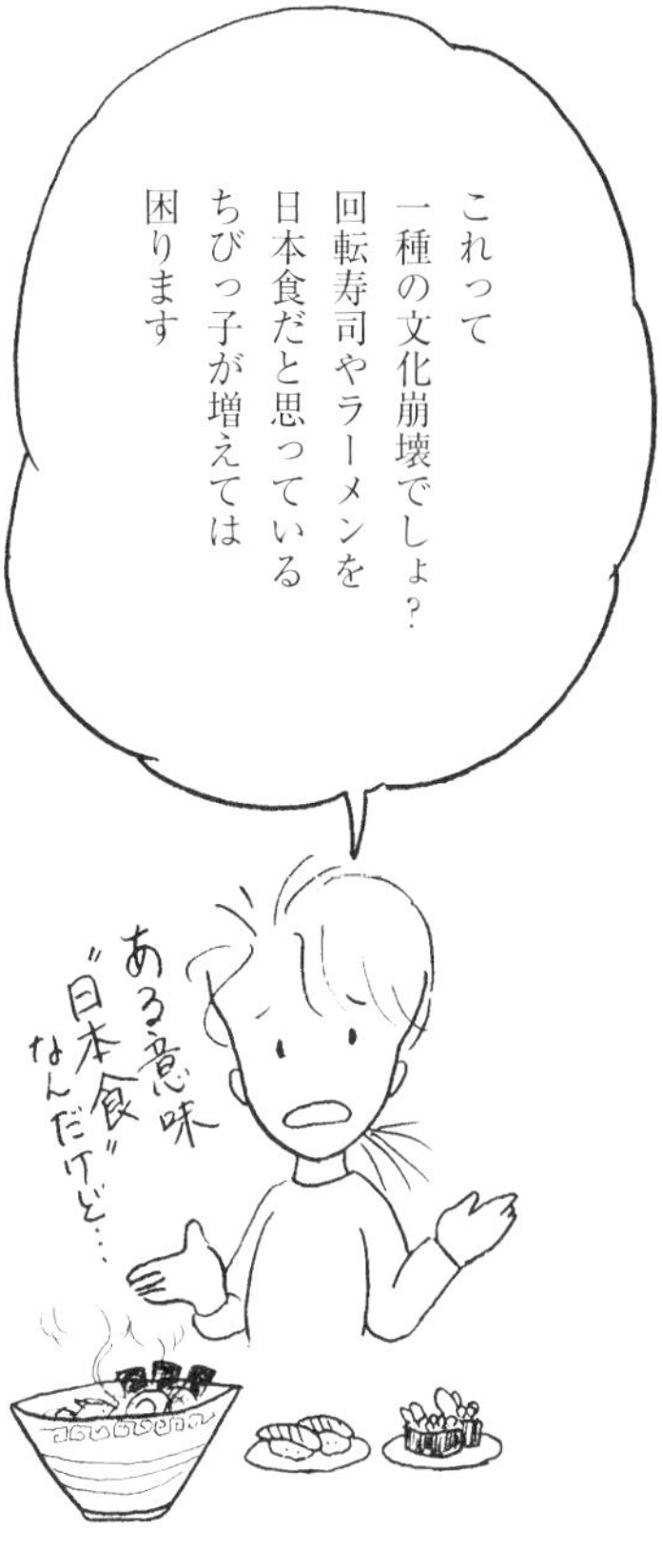
これって
一種の文化崩壊でしょ？
回転寿司やラーメンを
日本食だと思っている
ちびっ子が増えては
困ります
ある意味
"日本食"
なんだけど…

もっとも、〝日本人が昔から食べてきたもの〟といっても、昭和三十七年生まれの私が実母や義母から教わってきた料理ですので、調理方法や味付けはどうしても現代のものとなっています。ただし、文化というのは時代によって少しずつ進化していくものですから、食文化も様々な生活文化とともに変わっていくので、そこのところは今風でもお許しを。

しかし、大昔に日本列島ができて人間が定着した頃から変わらないものがあります。それは、日本民族が「穀物や野菜、海藻などの植物を中心とした食生活を送ってきた民族である」ということです。言い換えれば、「植物を消化しやすい体質である」ということです。一方で、例えばわかめや昆布などを食べない外国人は、海藻の消化酵素を多く持たないので、「海藻を消化しにくい体質である」と言えるのです。

逆に、牛乳を体内で消化する乳糖分解酵素は本来大人になると減少するものですが、欧米人は大人になっても比較的多く持ち続けるのに対して、日本人は減少する大人が多いため、牛乳を飲むとお腹が緩くなるのです。お酒を分解するアルコール分解酵素も、欧米の人は多いですが日本人は少なく、中には全く持たない人もいます。欧米人にお酒が強い人が多く、日本人にお酒を飲むとすぐに顔が赤くなる人が多いのはそういうわけです。

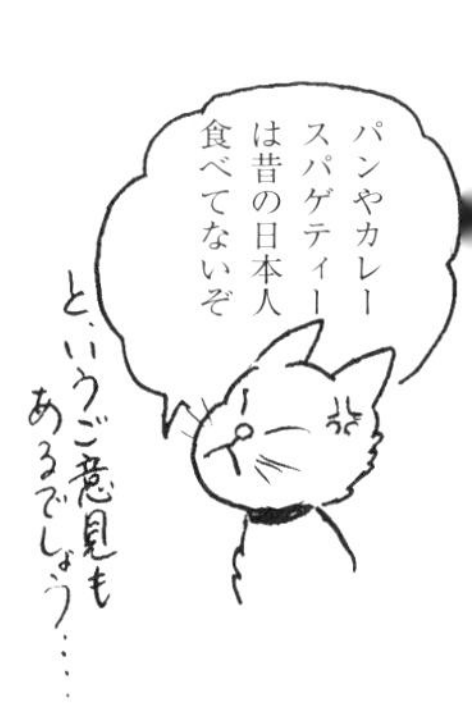
パンやカレー
スパゲティー
は昔の日本人
食べてないぞ
というご意見も
あるでしょう……

このように、同じ〝人間〟と言っても、人種、民族、地域によって全く違う体質を持っているのです。だから、民族食を食べるということは、文化を守るためだけではなく、体質的にも最も適していると言えるのです。

ところが、明治時代以降、欧米の学問や考え方が優位を占め、栄養学上、「日本人が普段食べていた食べ物は栄養がない」「牛乳やバター、肉や卵といった動物性タンパク質を取らないと栄養失調になる」と言われ、同時に主食も「消化のよい食事がよい食事」「玄米より白米、堅い黒パンより白いパンがよい」とされてしまいました。

それに併せて、医療についてもこれまで主流だった東洋医学よりも西洋医学のほうが優れているという考えが定着し、大昔にインドや中国から入ってきて長い年月をかけて日本人の体質にも合うようになっていた東洋医学は「迷信」「気休め」と考える人が増えてしまったのです。

しかし、日本人本来の食べ物を食べることは、健康

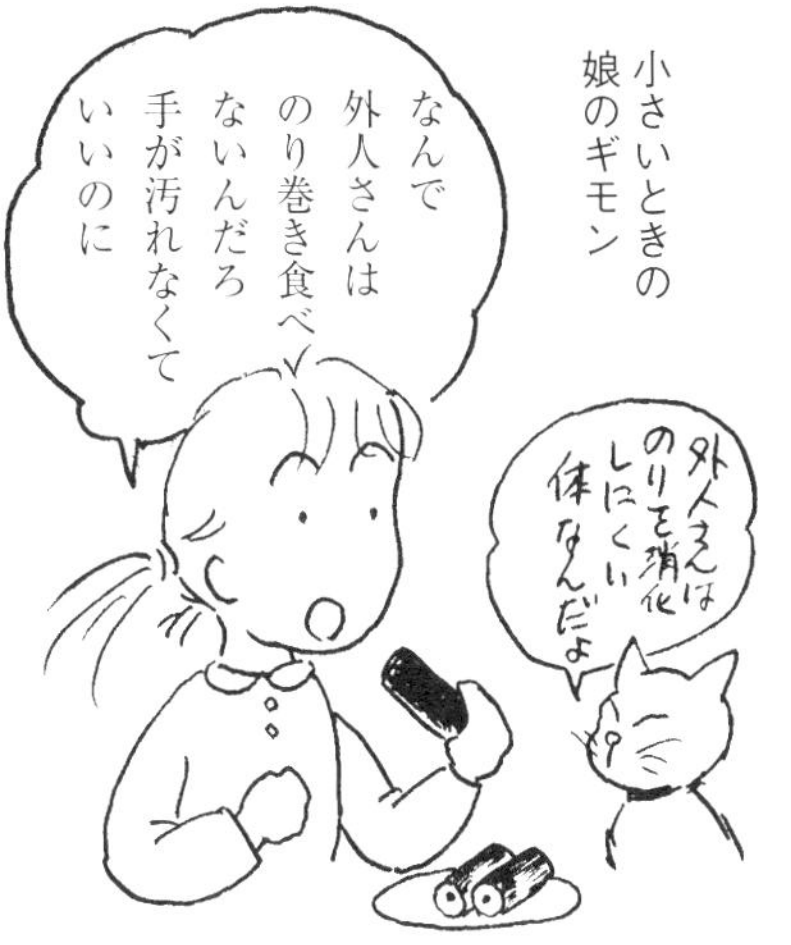
小さいときの
娘のギモン
なんで
外人さんは
のり巻き食べ
ないんだろ
手が汚れなくて
いいのに
外人さんは
のりを消化
しにくい
体なんだよ

のため治病のためになるだけでなく、親から子へ料理方法を伝えることで、その家それぞれのご先祖様から受けついできた様々な知恵を次の代へと伝えることにもなり、また、その土地土地によって多種多様な食材、味付けで調理されたものを食べることは、その地方の産業を守ることにもなります。

住む地域によって人間の体質が変わるのですから、その地域に育っている食べ物、自分が生きている環境と同じ気候風土で育った食べ物を食べることがとても大切で、どこで誰が作ったのか分からないものは食べてはいけないのです。

食事によってアレルギーを治そうと思う方は、どうぞ食べることが人の生活の中でとても大切だということ、だからこそ心を込めて手作りをしなければならないということを理解してください。簡単、便利、らくらく、スピーディなどと、手抜きをして、幸せを手に入れる方法など絶対にないのです。

今回三冊目を出すにあたり、平成二十年に東城百合子先生とご縁を頂き、月刊誌「あなたと健康」を毎月拝読してとても勉強になりました。この場を借りて感謝いたします。

もくじ

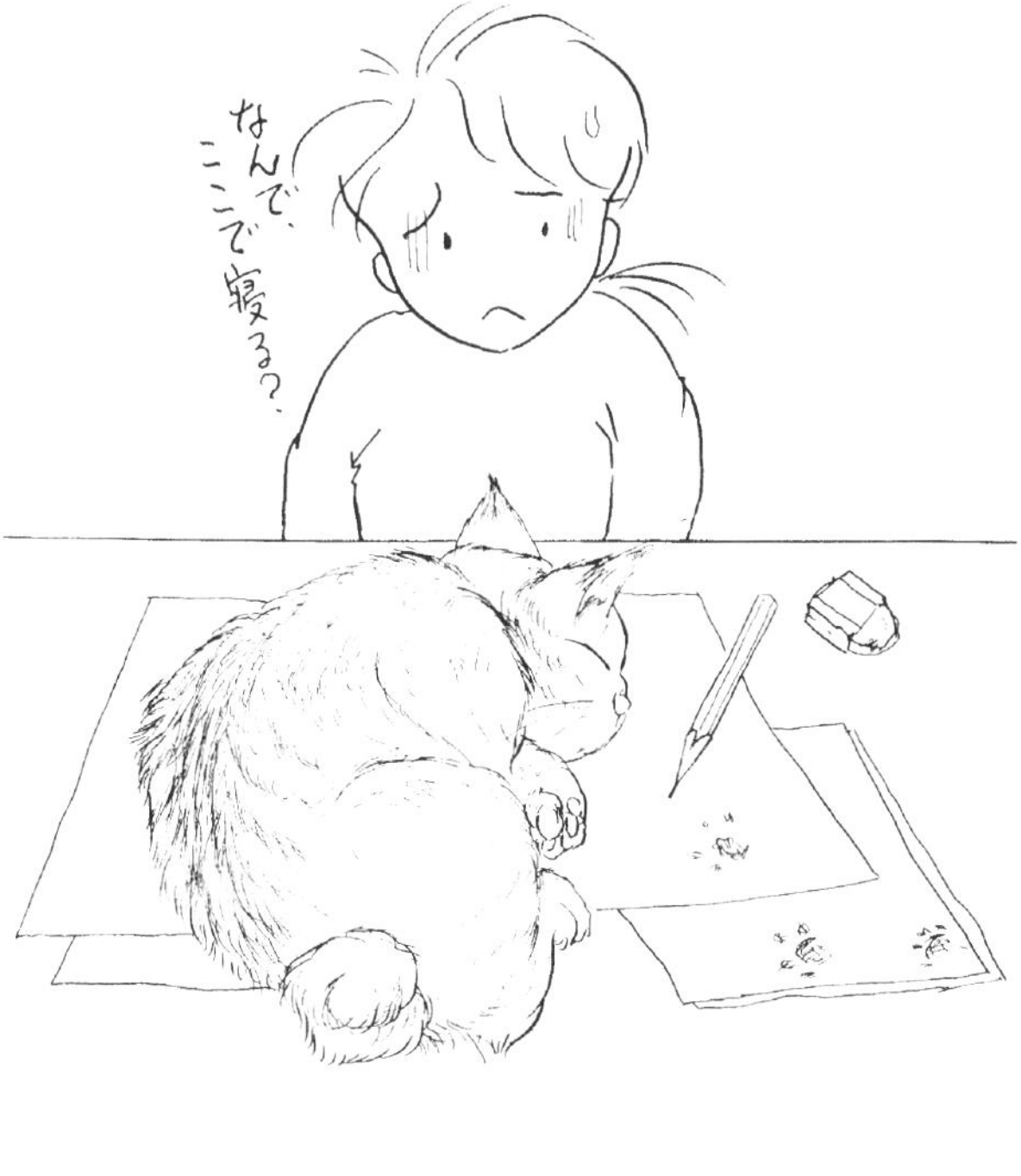

——最高の寝床？——

『アレルギーは自力で治る！　超健康レシピ』もくじ

もくじ

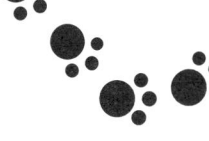

もくじ

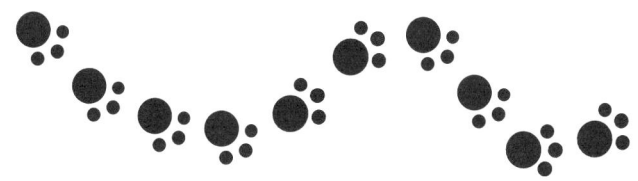

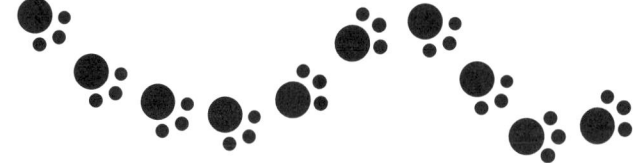

もくじ

第1章

自然療法とは

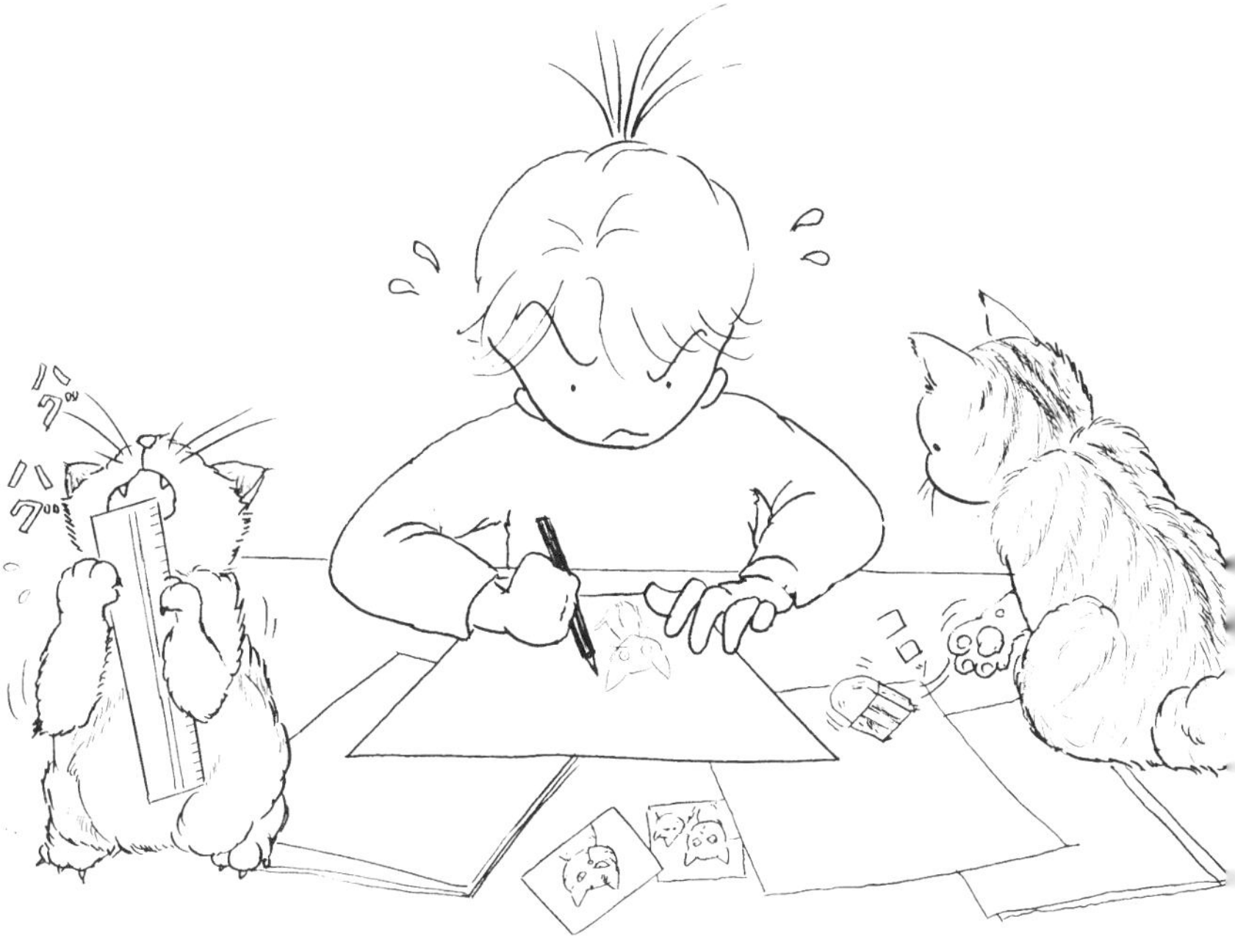

——アシスタント——

私のアレルギーは
こうして治った！

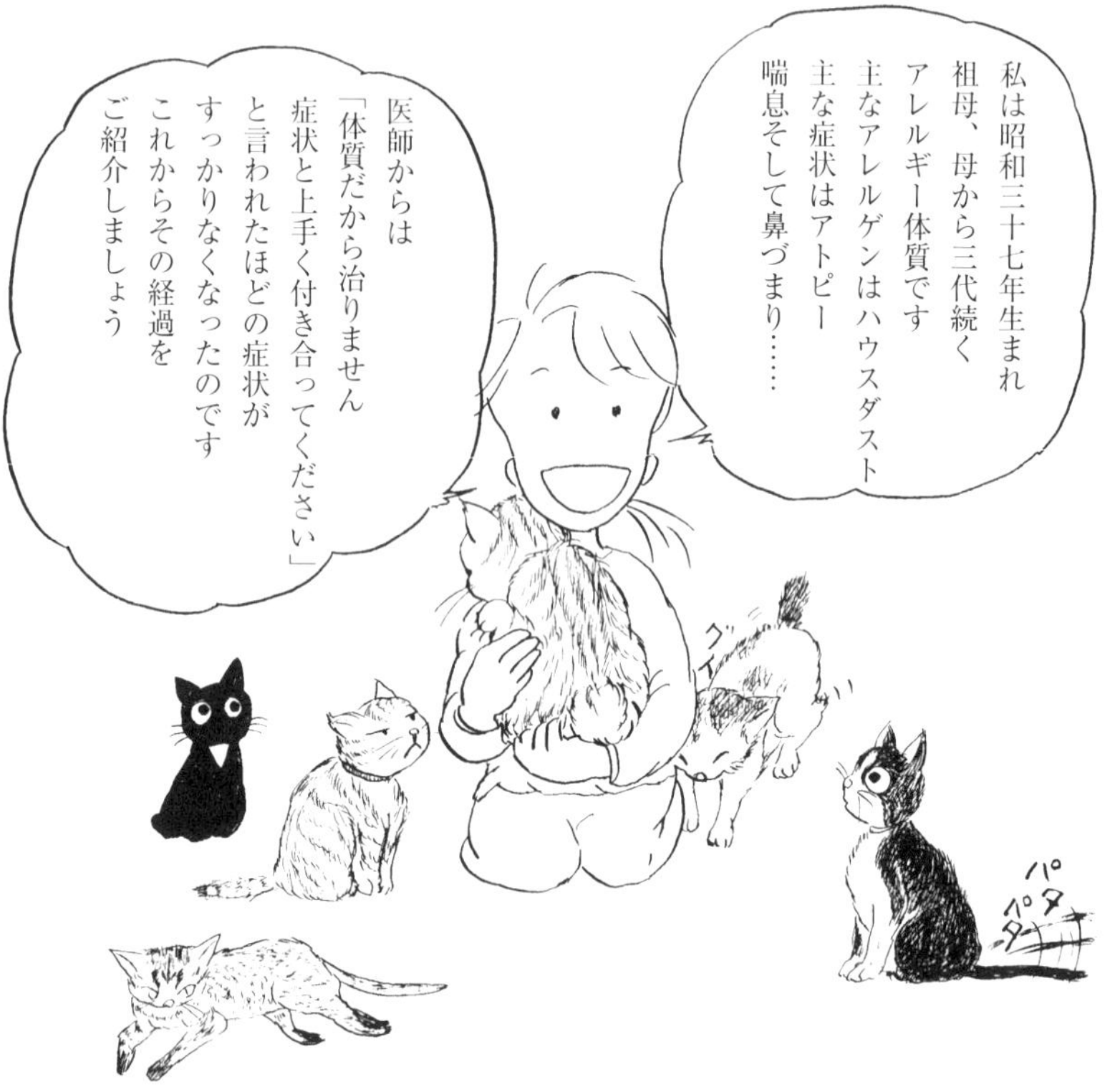

私は昭和三十七年生まれ
祖母、母から三代続く
アレルギー体質です
主なアレルゲンはハウスダスト
主な症状はアトピー
喘息そして鼻づまり……
医師からは
「体質だから治りません
症状と上手く付き合ってください」
と言われたほどの症状が
すっかりなくなったのです
これからその経過を
ご紹介しましょう
パタパタ

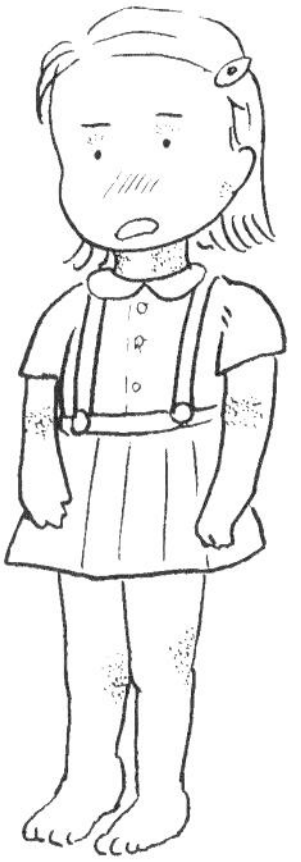

私は、生まれついてのアレルギー体質。物心ついたときには鼻づまりで、口呼吸が当たり前となった日常。首の回り、腕の内側、ひざの裏の汗疹は一年中、汗をかかない冬にもできていました。中学一年の時にやっと、それが汗疹ではなくアトピーという病気だと知り、病院でステロイドの処方を受けるようになりました。

十代になると口呼吸のコツも身につき、耳鼻科通いも年数回に収まり、アトピーも薬を付ければ治まるので、次第に「病院にさえ行けば何とかなる」と病気を侮ってしまいました。

無意識にいつも
どこかを掻いている
他人が見たら「不潔な人」

鼻づまりで口呼吸
なのに四六時中出る咳
ほとんど息が吸えない

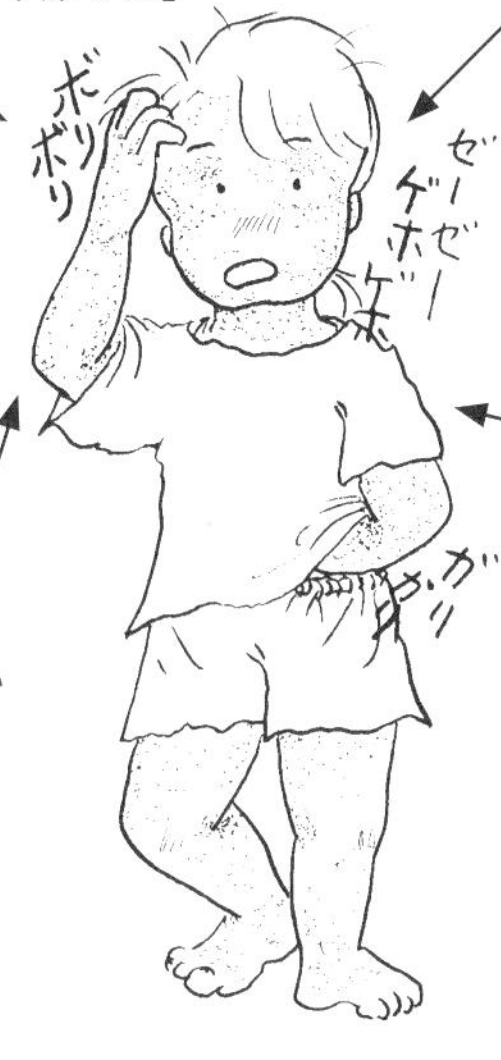

薬でベトベト
掻き壊したアトピーの
出血でいつの間にか
汚れてしまうので
どうでもいいＴシャツ
しか着られない……

踵以外の全ての皮膚に
アトピーの炎症有り
日焼けで症状が悪化するのと
ひどい状態の腕が恥ずかしい
ので夏はどんなに暑くても
長袖しか着られない

――39歳の私――
身長152cm
体重58kg

ところが安定していた症状も三十五才を過ぎた頃からどんどん重くなり、ついに喘息も発症。

薬がますます効かなくなり、喘息の発作は毎朝起こり……。

しかし、当時（今もだけど）裕福でなかった我が家、毎日毎日病院へ行くのもはばかられ……。もっともステロイド系薬の吸引は、症状が治まってもあとの体のだるさ、倦怠感がひどく、一日中寝ているしかなくなることもイヤでした。今から思うと、当時どうやって呼吸していたのか……。

そんな私が一冊の本に出会い、自然療法を実践することで半年で喘息、アトピー、鼻づ

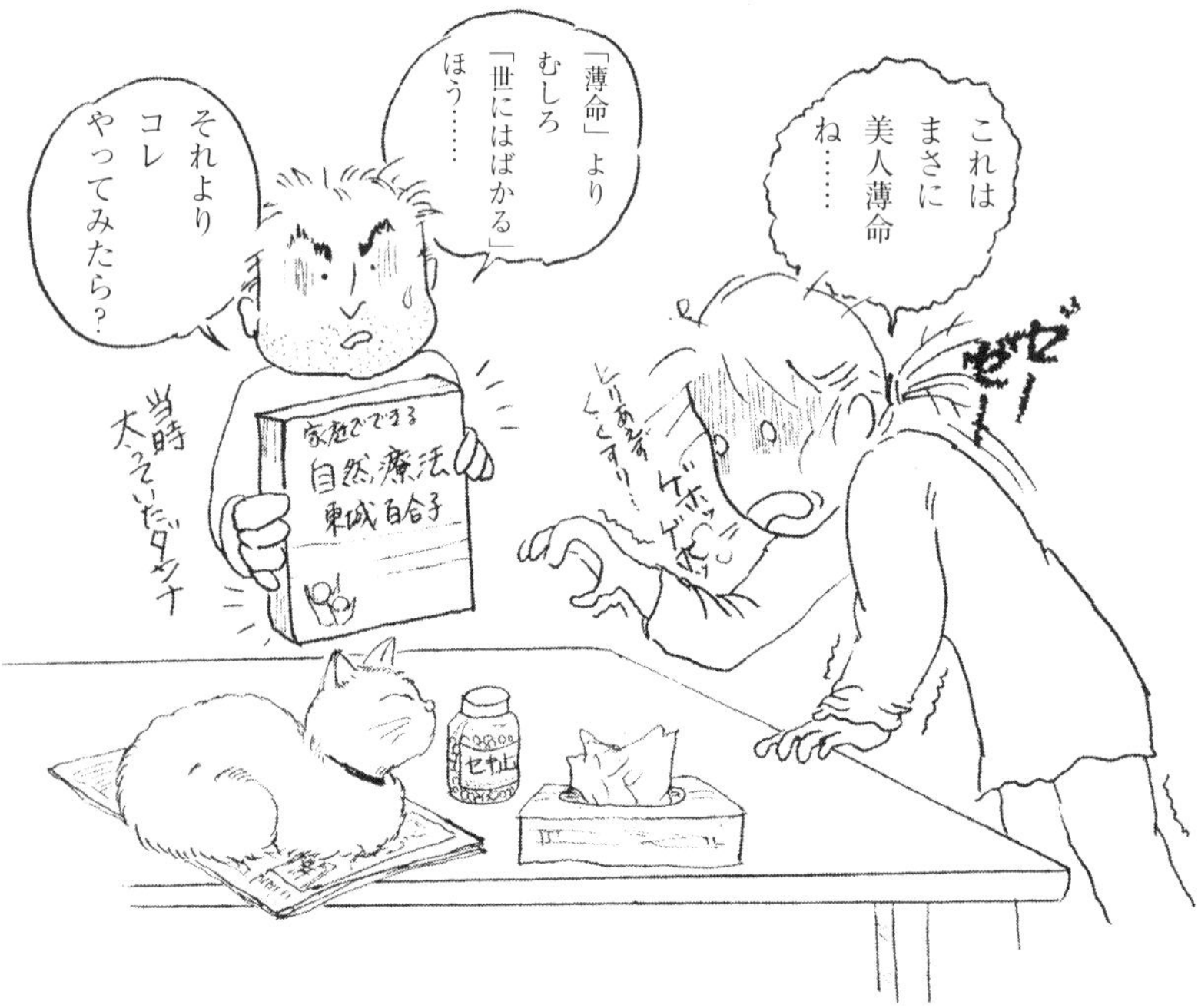

これはまさに美人薄命ね……
「薄命」よりむしろ「世にはばかる」ほう……
それよりコレやってみたら？
家庭でできる 自然療法 東城百合子
当時太っていたダンナ
ゲホッゲホッ
セキ止

まりなど嫌な症状が少しずつ治まり、一年後にはグジュグジュでガサガサだった皮膚もすっかりきれいになって、アレルギーが完治したのです。

食事を玄米を中心とした単純なもの、昔から日本人が食べていた物に戻し、野原に生えている薬草や台所にある身近な物を使った手当てを行い、何かというとすぐ薬を使う今までの不自然な生活を改め、自然に沿った生活を行う。それによって、アレルギーだけでなく、腰痛、生理痛、朝起きられない、疲れやすい、口内炎ができやすい、風邪を引きやすいなど数々の不快症状がすっかり無くなっていたのです。

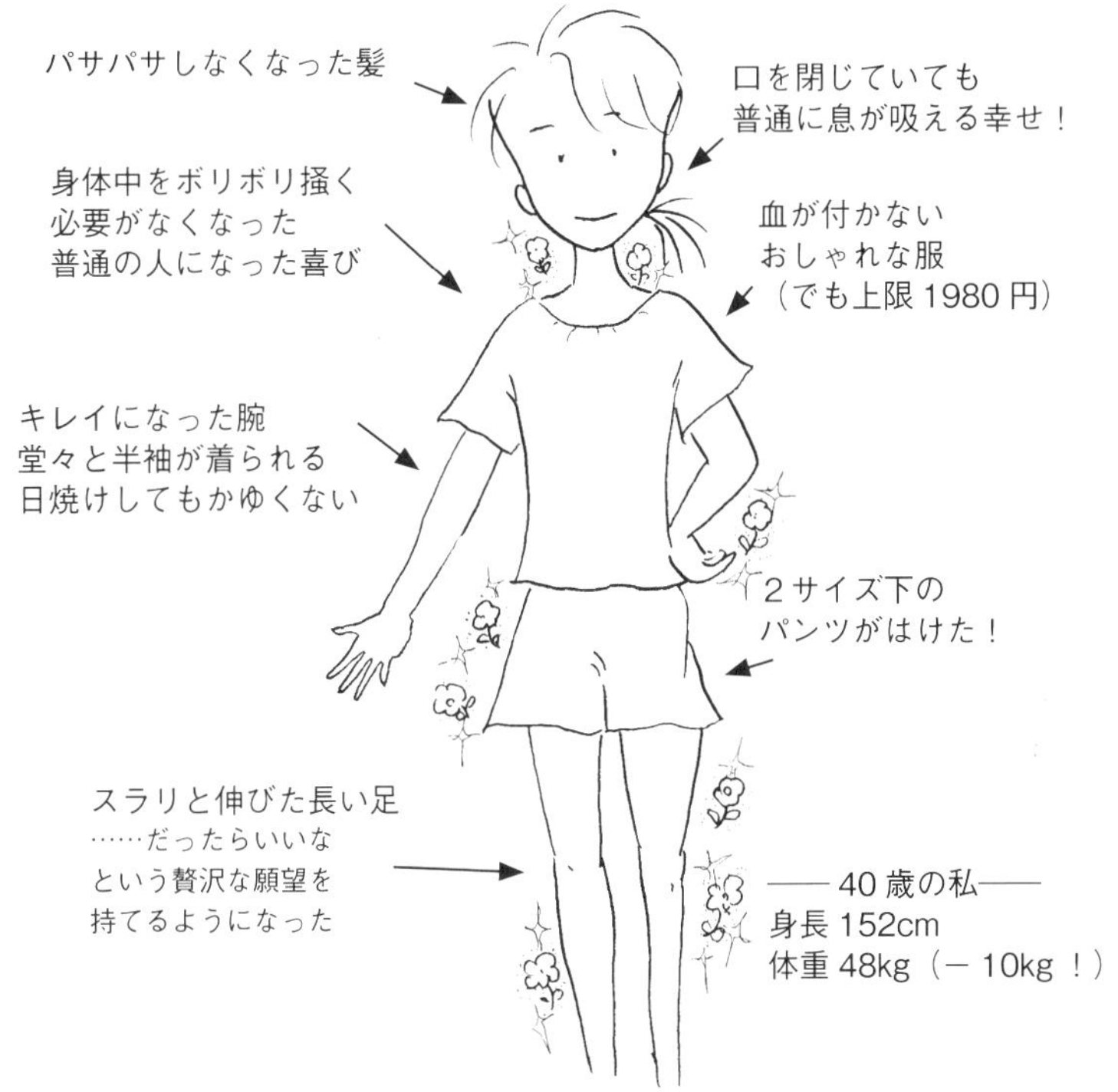
パサパサしなくなった髪
口を閉じていても
普通に息が吸える幸せ！
身体中をボリボリ掻く
必要がなくなった
普通の人になった喜び
血が付かない
おしゃれな服
（でも上限 1980 円）
キレイになった腕
堂々と半袖が着られる
日焼けしてもかゆくない
２サイズ下の
パンツがはけた！
スラリと伸びた長い足
……だったらいいな
という贅沢な願望を
持てるようになった
―― 40 歳の私 ――
身長 152cm
体重 48kg（－ 10kg ！）

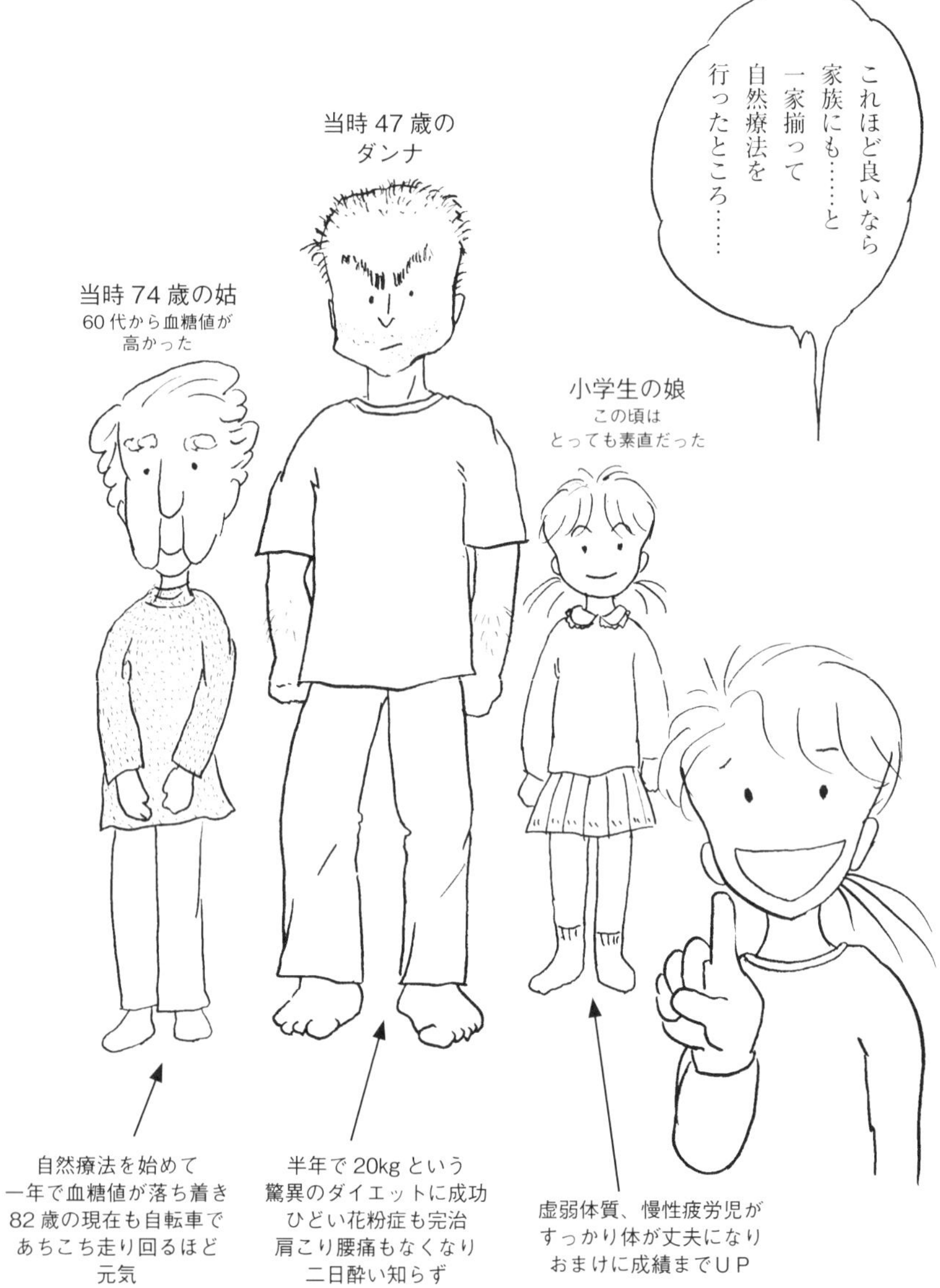
これほど良いなら家族にも……と一家揃って自然療法を行ったところ……
当時74歳の姑
60代から血糖値が高かった
当時47歳のダンナ
小学生の娘
この頃はとっても素直だった
自然療法を始めて一年で血糖値が落ち着き82歳の現在も自転車であちこち走り回るほど元気
半年で20kgという驚異のダイエットに成功ひどい花粉症も完治肩こり腰痛もなくなり二日酔い知らず
虚弱体質、慢性疲労児がすっかり体が丈夫になりおまけに成績までＵＰ

世の中にはアトピー、喘息で苦しんでいる人がたくさんいるのだから、こんなにすごい自然療法を何とか知らせたい。そこでこの経験を書いたところ、無名の素人専業主婦が書いた本にもかかわらず、出版社がきちんとした形で取り上げてくださり、尚かつ多くの人から好評をいただき、なんと続編まで出版することができたのです！

　さて、本を読んだ方からたくさんの、感想や質問をいただきました。中でも「何をどう食べたらいいのですか」「アトピーが治るレシピを教えて」という問い合わせが一番多かったです。そこで三冊目としてそれにお答えするために、自然療法の中でも食事療法だけを取り扱った本書を書きました。

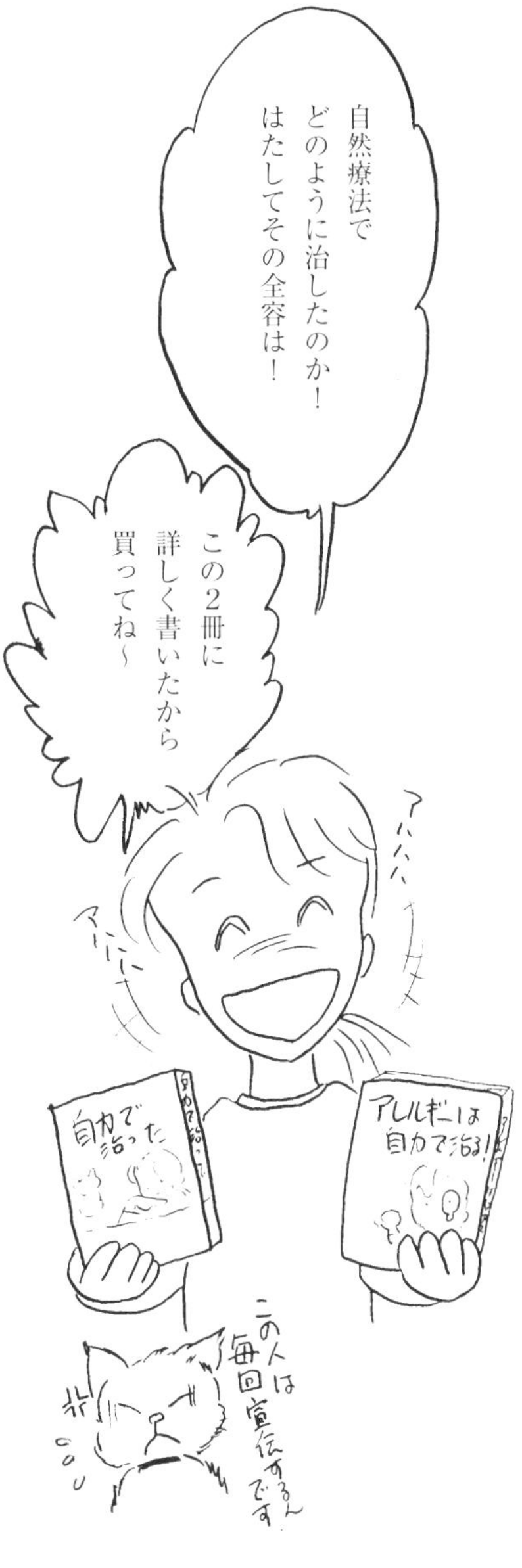
自然療法で
どのように治したのか！
はたしてその全容は！
この2冊に
詳しく書いたから
買ってね～
アハハハ
アーハハ
アレルギーは自力で治る！
自力で治った
この人は毎回宣伝するんです

自然療法の基本

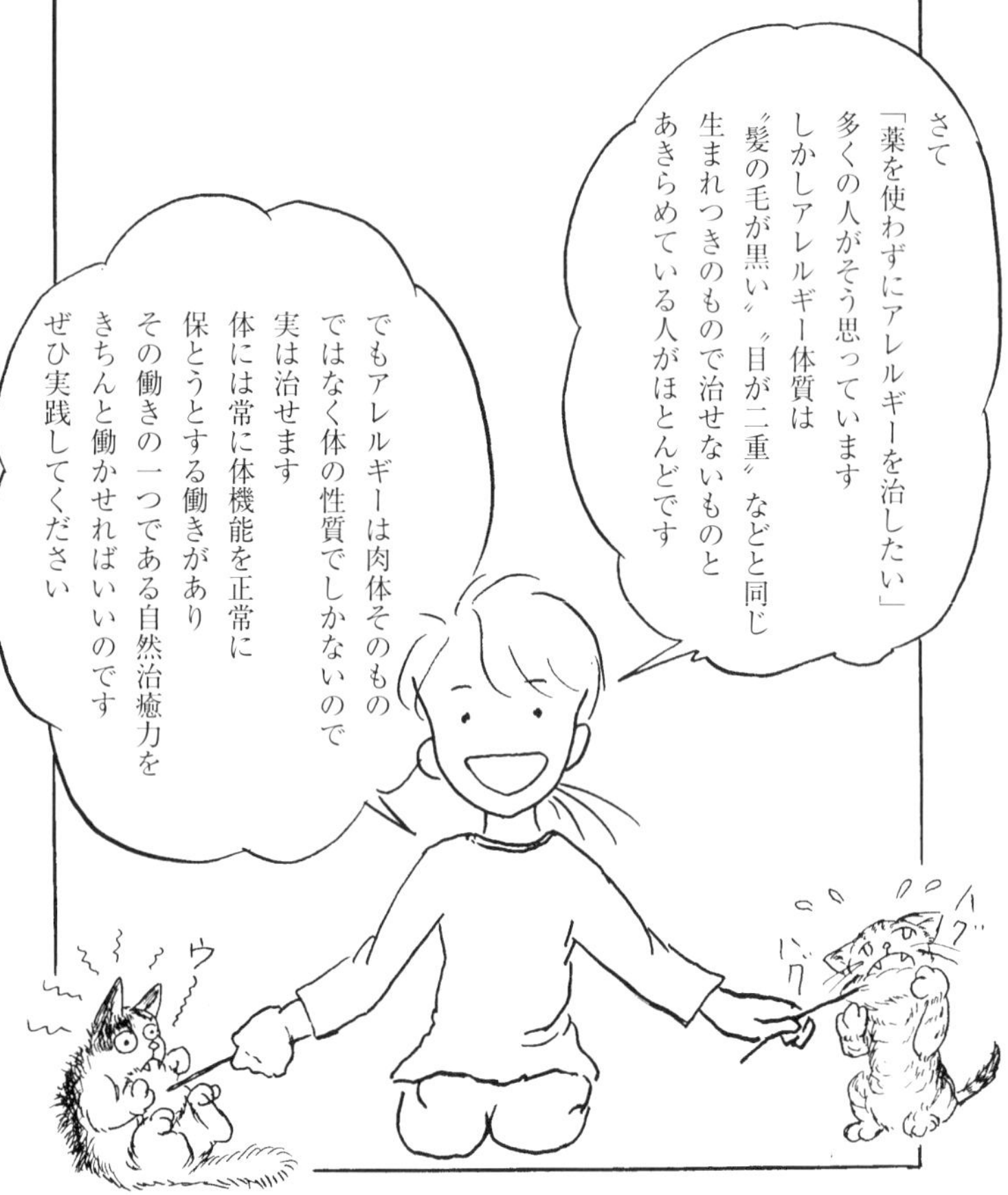
さて
「薬を使わずにアレルギーを治したい」
多くの人がそう思っています
しかしアレルギー体質は
〝髪の毛が黒い〟〝目が二重〟などと同じ
生まれつきのもので治せないものと
あきらめている人がほとんどです
でもアレルギーは肉体そのもの
ではなく体の性質でしかないので
実は治せます
体には常に体機能を正常に
保とうとする働きがあり
その働きの一つである自然治癒力を
きちんと働かせればいいのです
ぜひ実践してください
ハグ
ハグ
ウ

アレルギーとは、体に入った毒のような異物を外に出そうとする、本来は体を守るための反応が異常に強く働いてしまい、体を攻撃することになってしまう反応をいいます。ですから、治療としては、この反応を正常に働くようにすればいいのです。

もともと毒ではないスギの花粉や猫の毛、もともと人間と共生していたダニやカビ、もともと人間が食料としていた米や大豆……これらにアレルギー反応が起きてしまうのは、そもそも体のほうが間違ってしまっているのではないでしょうか？

人は食べ物を食べないと死んでしまいます。ではなぜ死んでしまうかといえば、毎日毎日細胞分裂を繰り返している体は、食べ物からできているからです。つまり、体が間違っているということは、食べ物が間違っているということなのです。

ここでわかること。それは、間違った食べ物を元に戻せば、間違った体は正常に戻るということです。では、何が正しい食べ物なのでしょうか？　それは太古の昔から、日本人が食べていた食べ物です。

自然療法とは、このような〝正しい食べ物〟を食べ、四季折々の豊かな自然を持つ日本の気候風土に沿った生活をすることで、体の悪いところを治していく治療法なのです。

①動物性タンパク質は食べない

肉、卵、牛乳などは、本来日本人が常食してこなかった食材です。ということは、基本的に日本人はこれらを分解する消化酵素を持っていないのです。

とはいえ、人間には体に入った異物に対して害にならないよう代謝する能力がありますから、これらのものを食べてすぐに病気になるわけではありません。ただし、肉などを食べた際に異物を代謝、排泄するための体の負担は非常に大きなものなので、この負担が長い時間をかけて少しずつ体の機能を壊し、病気の体を作っているわけです。

②主食は未精白の穀物を食べる

穀物は植物の種です。次の年に芽を出す種の命となる栄養がたくさん含まれています。しかし、「堅くて食べにくい」「調理がしにくい」といった理由で、種に入っている大切な栄養を全て取り去ったものが、現在主食となっている白米や小麦粉（薄力粉）です。

自然療法の主食としては、これらの栄養が残っている玄米、胚芽米、七分づき米。胚芽米に麦、ヒエ、粟などの雑穀を混ぜたもの。パンにするならふわふわの白いパンではなく、全粒粉パンやライ麦パン。麺類なら全粒粉スパゲティや十割そばなどをいただきましょう。

また現代の食生活では、おかずばかり食べてご飯を食べない人が多くなっています。主食を食べないと免疫力のある丈夫な体は作れません。主食を食卓の中心にしましょう。

③白砂糖、ナトリウム塩は食べない

そもそもサトウキビは日本の本州では栽培できなかった植物ですから、多くの日本人は食べてきていませんでした。また精製された白砂糖は、そこからミネラル類がなくなった加工食品です。

ですので甘みとして摂取するのは、国産ハチミツや黒砂糖など自然の糖分にしましょう。本物の国産ハチミツや黒砂糖は白砂糖に比べてとても高い値段ですが、治病のための使用は少量でよいのです。

また、塩も化学的に作られたナトリウム塩ではなく、ミネラルを豊富に含んだ自然塩にしましょう。

④本物の調味料を使う

味噌、醤油は大豆を発酵させて作る日本の伝統的な発酵食品です。本物の味噌、醤油は

発酵後長い間熟成させることによって生成された、良質な酵素がたくさん含まれています。この酵素には整腸作用があります。

大量生産の化学的に早作りした食品には、良い酵素がきちんと育っていないので、腐りやすく旨味も少ないです。そのため保存料やアミノ酸などの添加物を加えて商品化しています。一方、本物の調味料には、本物の旨味成分、天然のアミノ酸がたっぷり含まれています。きちんと育った酵素が活発に働いてタンパク質を分解してくれるので、添加物を加える必要がないのです。

選び方の目安としては、〝一年熟成〟〝二年仕込み〟などの表記があるもの、原材料が大豆、麦、米、塩……などシンプルな表示で、かつわからない物質名が書いていないものになります。

⑤よく噛み腹八分を心がける

食事を良く噛みゆっくりいただくことで、たっぷり食べなくても満腹になります。一口の目安は四〇回以上が理想です。唾液は最初の消化液です。食べ物に唾液をたっぷり混ぜて飲み込むことで、胃腸への負担を大幅に減らすことができます。

⑥自然のものでないものは食べない

大量生産の加工食品には、ほぼ一〇〇%添加物が入っています。化学物質である添加物は、もともと自然界には存在しないものですから、間違った体を作る原因となります。

また、ハウス栽培などで旬の季節をずらして作られたもの（例えば「春のぶどう」「冬のきゅうり」など）も本来自然界には存在しない不自然な食べ物です。

自分の生活している気候風土と同じ環境で育ったものをいただきましょう。

⑦自分で作れるものは手作りを心がける

例えば、出汁などは煮干しやかつお節、昆布などでキチンと取りましょう。手を抜いて、市販のインスタント出汁などは使わないように。

化学物質による味覚は〝味〟ではありません。舌の細胞組織を刺激しているにすぎないのです。よくある勘違いで、例えばうま味調味料の材料に「昆布」や「かつお節」と表示されているのを見て、体によいものだと思いこんでいる人が多いのですが、粉末や顆粒状、液体濃縮されているものは、どれも化学的に作られた加工食品なのです。

また、体によいからと「おろししょうが」や「練り梅」などチューブ入りの食品を食べる人がいますが、これもいけません。こういった食品のほとんどが工場で大量生産されていますが、その段階で〝色落ち〟〝風味の劣化〟など品質低下を防ぐために保存料や着色料といった添加物が混ぜられているため、自然食品とは呼べないものになっているのです。

漬物や保存食など毎日食べるものは、面倒くさがらずに食べるたびに、できる限りで結構ですので自分で手作りしましょう。

同時に、正月のおせち料理をはじめとした伝統食、行事食や、住んでいる土地に古くから伝わる郷土料理を大切にしましょう。

⑧化学物質である薬を安易に使わない

病気は、基本的に自分の中にある自然治癒力で治せます。例えば発熱は、体内のウィルスや溜まった毒素を燃やして分解しようとする体の正常な反応であり、下痢や嘔吐は有害な菌や異物を体内に吸収させせないようにする反応です。これらの反応を無理に薬で止めないようにしましょう。発熱、痛み、かゆみ、めまいなどを薬で抑えることは、体の正常な反応を抑えることで、かえって自然治癒力を弱めてしまうことになるのです。

また、体によいと信じてサプリメントを常用している人が多いのですが、サプリメントもれっきとした化学物質です。栄養は特定の栄養成分だけではなくたくさんの栄養素が含まれる自然の食べ物から摂取したほうが、体への吸収がよいのです。

ちょっとした不快症状ですぐに薬に頼る生活を改め、自然に沿った生活を心がけてください。

⑨身近なもの（野原に生えている草や台所にあるもの）を使った手当てを行う

〝治療〟とは、「痛い」「かゆい」「苦しい」などという症状を抑えることと思いがちですが、それは間違っています。なぜなら、症状だけ抑えても、病気の根本原因は取り除かれていないからです。

病気を完治させるためには、表面の症状だけでなく、一見関係なさそうな内臓の機能を整える手当てを行うことで、体に備わっている自然治癒力を高めることが重要です。「素人が手当てで内臓機能を向上させることなどできるわけがない」と誰でも最初は思うでしょうが、まずは実行してその効果と化学薬品による症状軽減では決して味わえない全身から元気がみなぎってくる壮快感を体感してください。

本書では具体的な手当法は書きませんが、そもそも「自然療法」とは、「手当て」と本書のメインとなる「食事療法」の二つがセットになっています。手当ての実際については、これ以上ないと思われる参考書、東城百合子・著『家庭でできる自然療法』（あなたと健康社）をぜひお読みください。また拙著『アレルギーは自力で治る！』『自力で治った！糖尿・肥満・虚弱体質』（ハート出版）でも一部紹介してありますので、ご覧頂ければと思います。

第2章

治病のための食事法

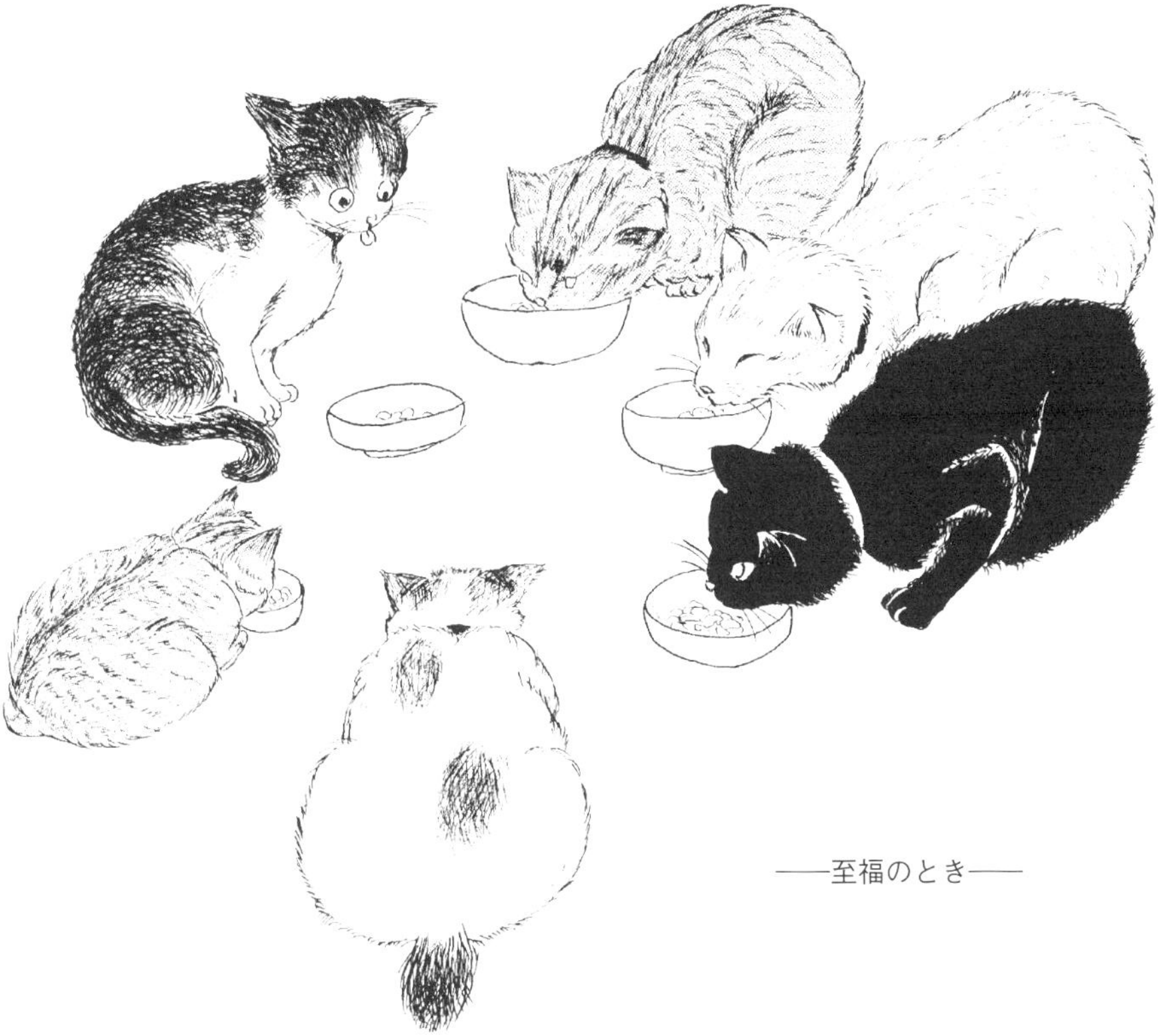

――至福のとき――

食べる前にすること

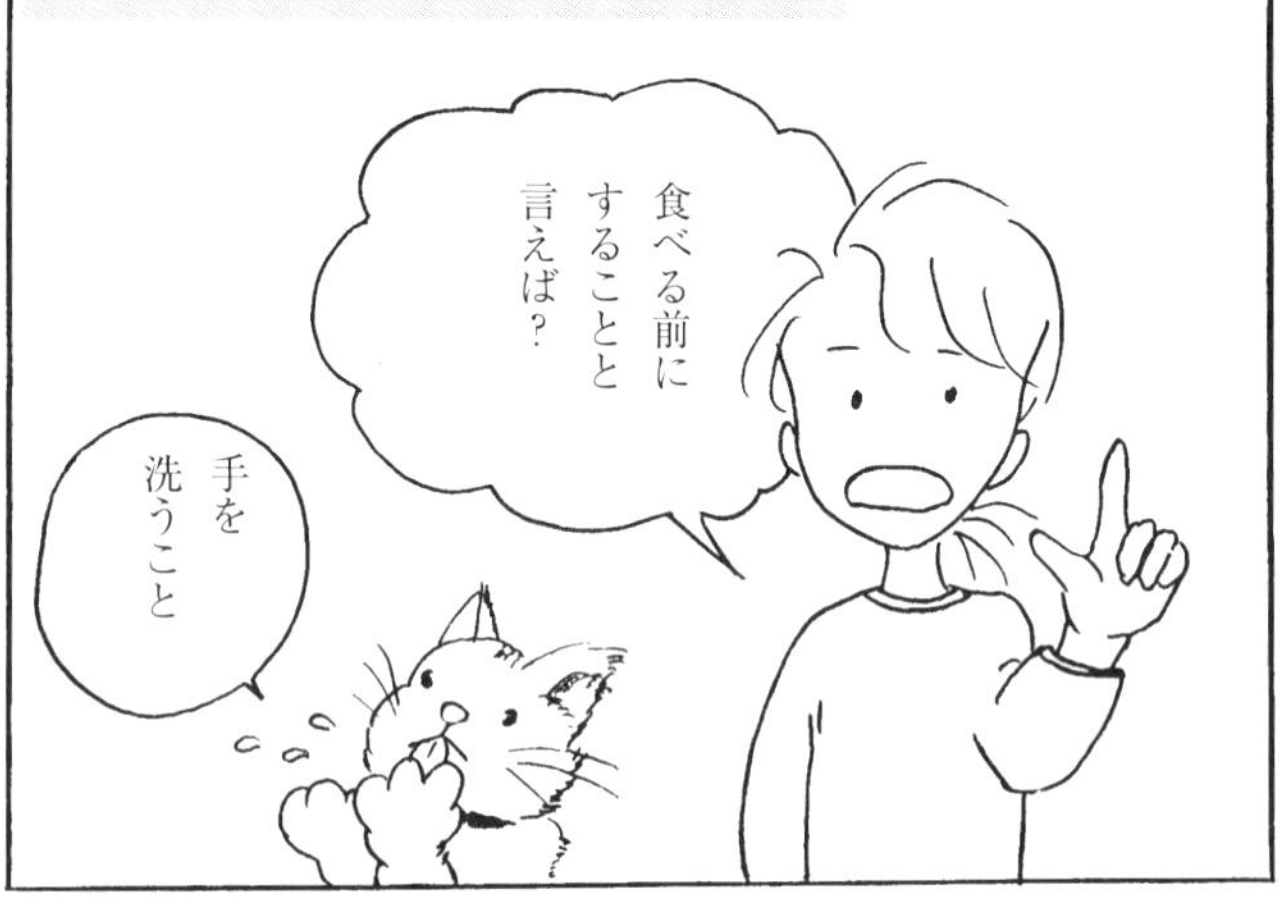
食べる前にすることと言えば？
手を洗うこと

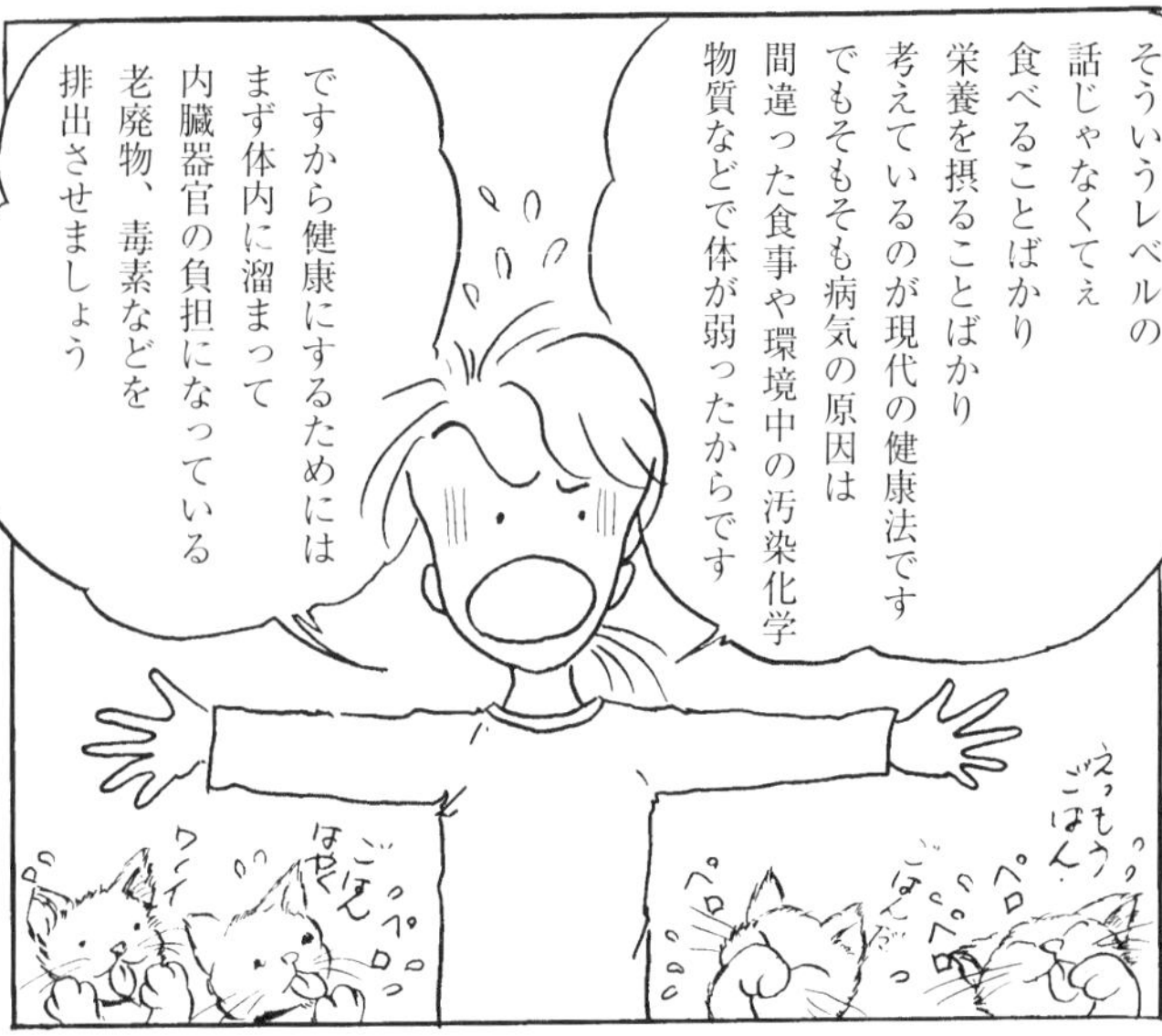
そういうレベルの話じゃなくてぇ食べることばかり栄養を摂ることばかり考えているのが現代の健康法ですでもそもそも病気の原因は間違った食事や環境中の汚染化学物質などで体が弱ったからです
ですから健康にするためにはまず体内に溜まって内臓器官の負担になっている老廃物、毒素などを排出させましょう
えっもうごはん
ペロ
ごはんだっ
ペロ
ペロ
ペロ
ペロ
ごはんはやく
ワーイ

「病気を治すためには何を食べたら良いの？」という質問をよくされます。

　そこでまず知って欲しいのは、現代の病気の多くが、普段摂っている栄養内容が間違っているのが原因となっていることです。

　食品添加物をはじめとするいわゆる化学物質の中には、発ガン性物質といわれるものも少なくありません。これが少量なら体に入っても排出されるのですが、現代生活では意識しないうちに大量に体内に入ってきて、それが溜まってしまっているのです。

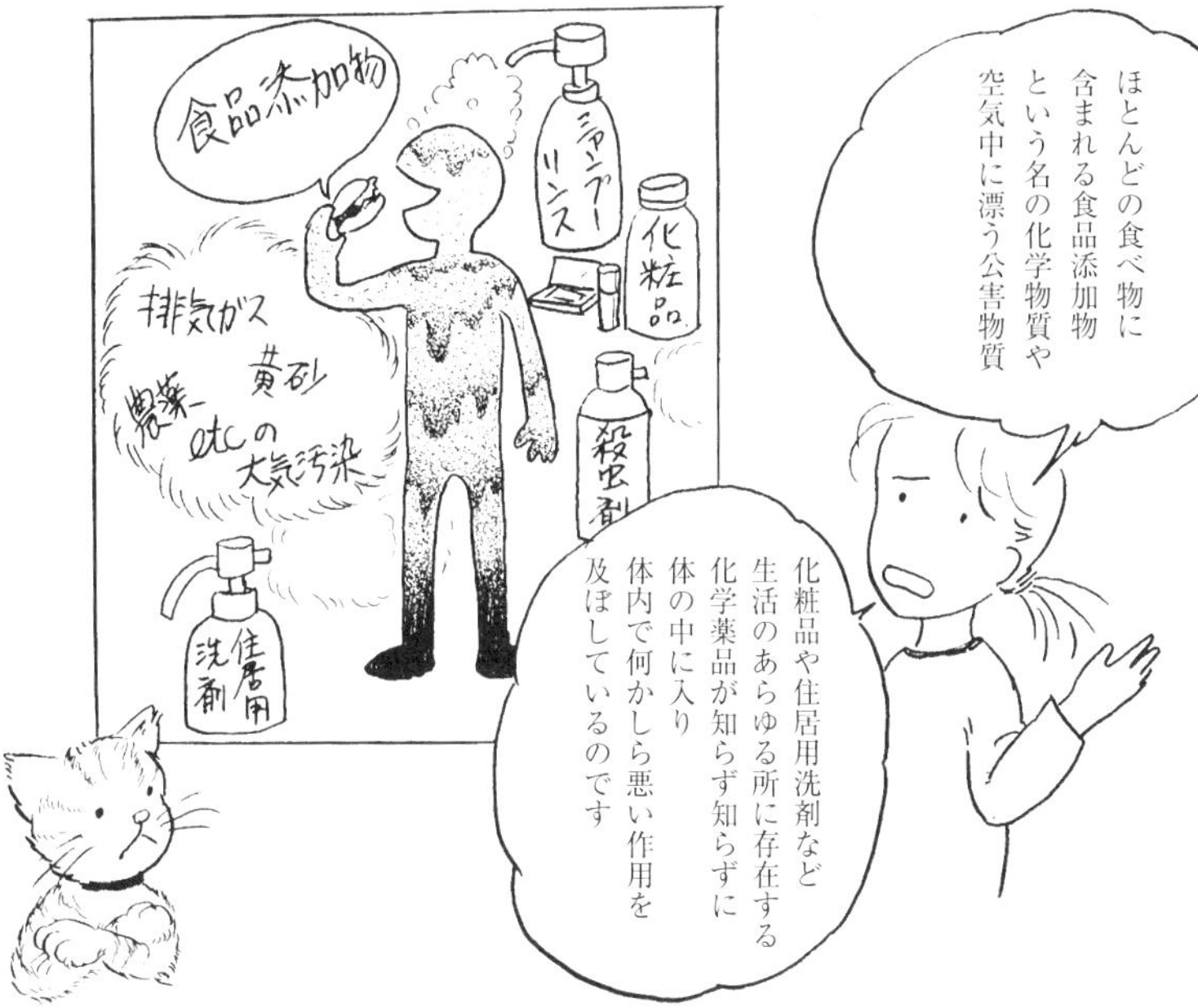
ほとんどの食べ物に
含まれる食品添加物
という名の化学物質や
空気中に漂う公害物質
化粧品や住居用洗剤など
生活のあらゆる所に存在する
化学薬品が知らず知らずに
体の中に入り
体内で何かしら悪い作用を
及ぼしているのです
食品添加物
シャンプー
リンス
化粧品
殺虫剤
排気ガス
黄砂
農薬
etcの
大気汚染
住居用
洗剤

例えばアレルギー反応であるアトピーや喘息は、皮膚や呼吸器が悪いからなるのではありません。これらの病気がなぜ完治できないかというと、表面に出てきた症状だけを問題として本当の原因をわかっていないからです。

ほとんどの病気は、食べ過ぎた間違った食べ物が消化器官の胃や腸を弱らせていまい、消化代謝がうまく働かずに間違った栄養を体に送り出してしまうことで、間違った栄養によって間違った細胞が作られてしまい、間違った細胞による弱い体ができることから始まります。

さらに体内に入ったいろいろな化学物質という毒物が、解毒分解代謝を行う肝臓に多くの負担をかけ弱らせてしまい、毒物を血液中に流します。すると次に、汚れた血液を浄化する腎臓に多くの負担がかかり弱ってしまうのです。体内浄化システムの要である肝臓・腎臓が弱ると、血液中に毒素が常に流れていることになり、代謝排出すべき老廃物も溜まってしまい、それが人それぞれの体質により病気という形で表に出てくるのです。

肝臓・腎臓の濾過システムが十分に機能せず、第一の排泄手段である尿や便としての毒素の排出が十分にできないと、第二の排泄器官・呼吸器の負担が大きくなります。その際、タンやセキで老廃物や毒素を排泄しようとして負担がかかり過ぎたため、炎症を起こし気道が狭くなって呼吸ができなくなってしまったもの――これが喘息です。

内臓が弱り、自然な代謝排出ができなくなっても、溜まった老廃物や毒素も何とかして出さなくてはと体は働きます。そこで登場するのが呼吸器に次ぐ第三の排泄器官・皮膚です。こういった経緯で皮膚の汗腺などから老廃物や毒素が排泄されます。その刺激で皮膚が炎症を起こしたもの――これがアトピーです。

アトピーや喘息は体内の悪い物を排泄しようとする反応の表れともいえるのです。だから、表面に出てきた炎症だけを治療しても根本治癒にはならないのです。

もし体力が衰え、体内浄化システムそのものが働かなくなったら、老廃物や毒素を血液中に流しっぱなしになり、細い血管が集まる脳や心臓に老廃物や毒素が溜まってしまったら、もっと恐ろしいことが起こるかもしれません。体質により、血管が弱い人は血栓や動脈硬化などになり、心臓が弱い人は心臓の血管から老廃物や毒素が取り込まれ心臓疾患に、またまた間違った栄養が間違った細胞を作りそれがガン細胞になる――ということも考えられるのです。

体は全てつながっています。命の元である〝食べ物〟という一つの間違いが、全ての病気の元となっているのです。

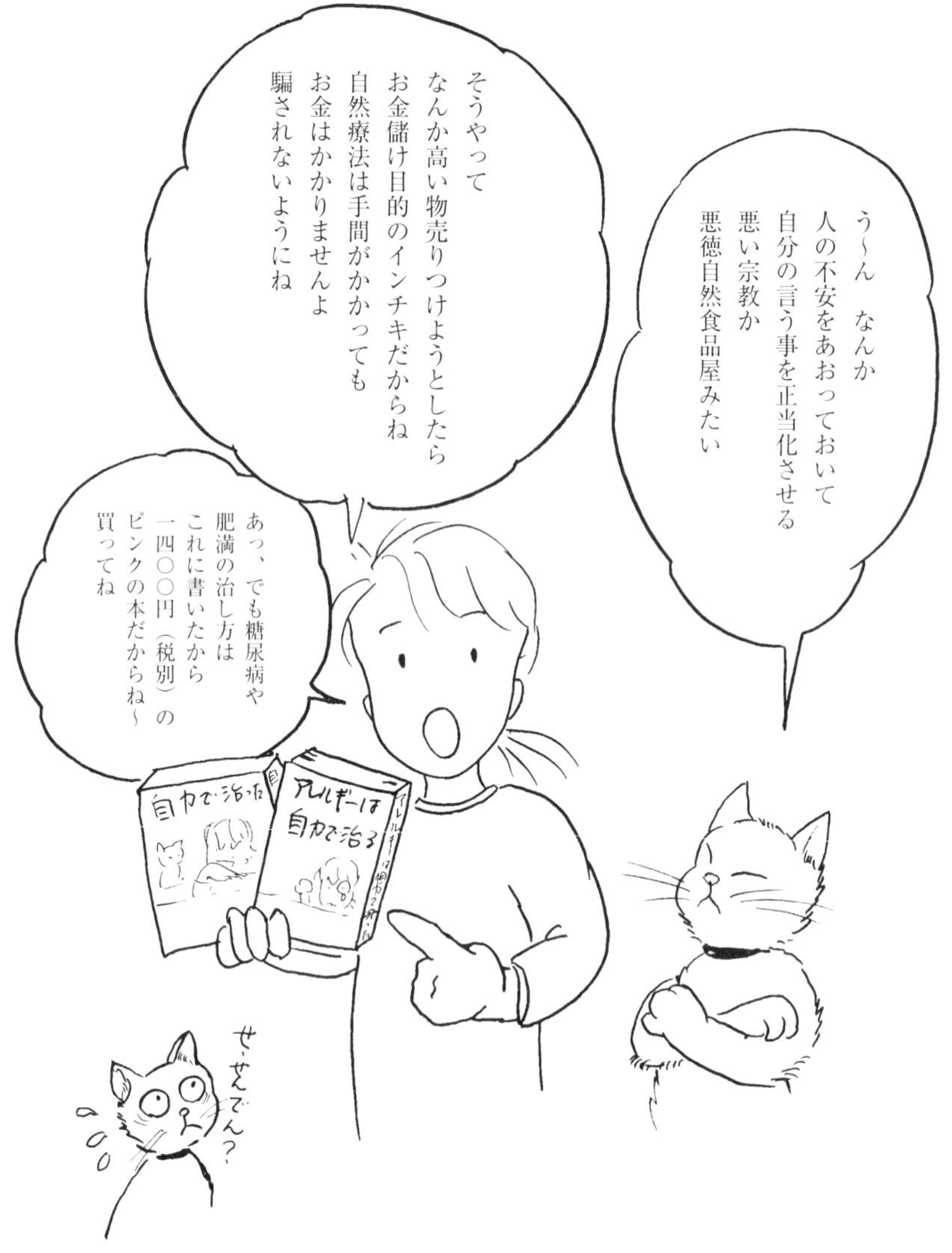
う～ん　なんか
人の不安をあおっておいて
自分の言う事を正当化させる
悪い宗教か
悪徳自然食品屋みたい
そうやって
なんか高い物売りつけようとしたら
お金儲け目的のインチキだからね
自然療法は手間がかかっても
お金はかかりませんよ
騙されないようにね
あっ、でも糖尿病や
肥満の治し方は
これに書いたから
一四〇〇円（税別）の
ピンクの本だからね～
買ってね
自力で治る
アレルギーは
自力で治る
せ、せんでん？

というわけで、病気の体から健康な新しい体を作るには、まずこの体に害を及ぼしている溜まった毒物と老廃物を体内から出さなくてはいけません。と同時に、間違った食事内容で弱った消化器など内臓器官を休ませ、回復させましょう。

そこで、自然療法で治すと決心したのなら、症状を抑えるだけで異物に対する体の自然な反応を弱め、自然治癒力を失わせてしまう化学物質でできている薬は全てやめましょう。そして、毒を出すのですから、新たに入れないようにするためにも二〜三日は今まで食べていた物は、いっさい口にしないようにしましょう。これを「プチ断食」といいます。

おなかが空いたら健康茶を飲むようにして、食事、間食いっさい我慢します。断食後は胃腸の働きが鈍っていますので、養生食から始め、だんだんに普通食に戻していくのです。

太古の昔、食料が少なく人類が飢えていた時代には、体内にある栄養だけで体を維持する機能がありました。この機能を飢餓状態にすることで活性化させると、消化代謝だけに追われていた体機能全般が体を維持するために働き始めます。その結果、弱った所を修復することになり、そこで自然治癒力が発揮されるのです。

体調が悪いとき、食欲がないときは、「栄養を摂らなければいけない」という思い込みを捨て、体を本来の働きに戻すプチ断食を行いましょう。

治癒へのスケジュール

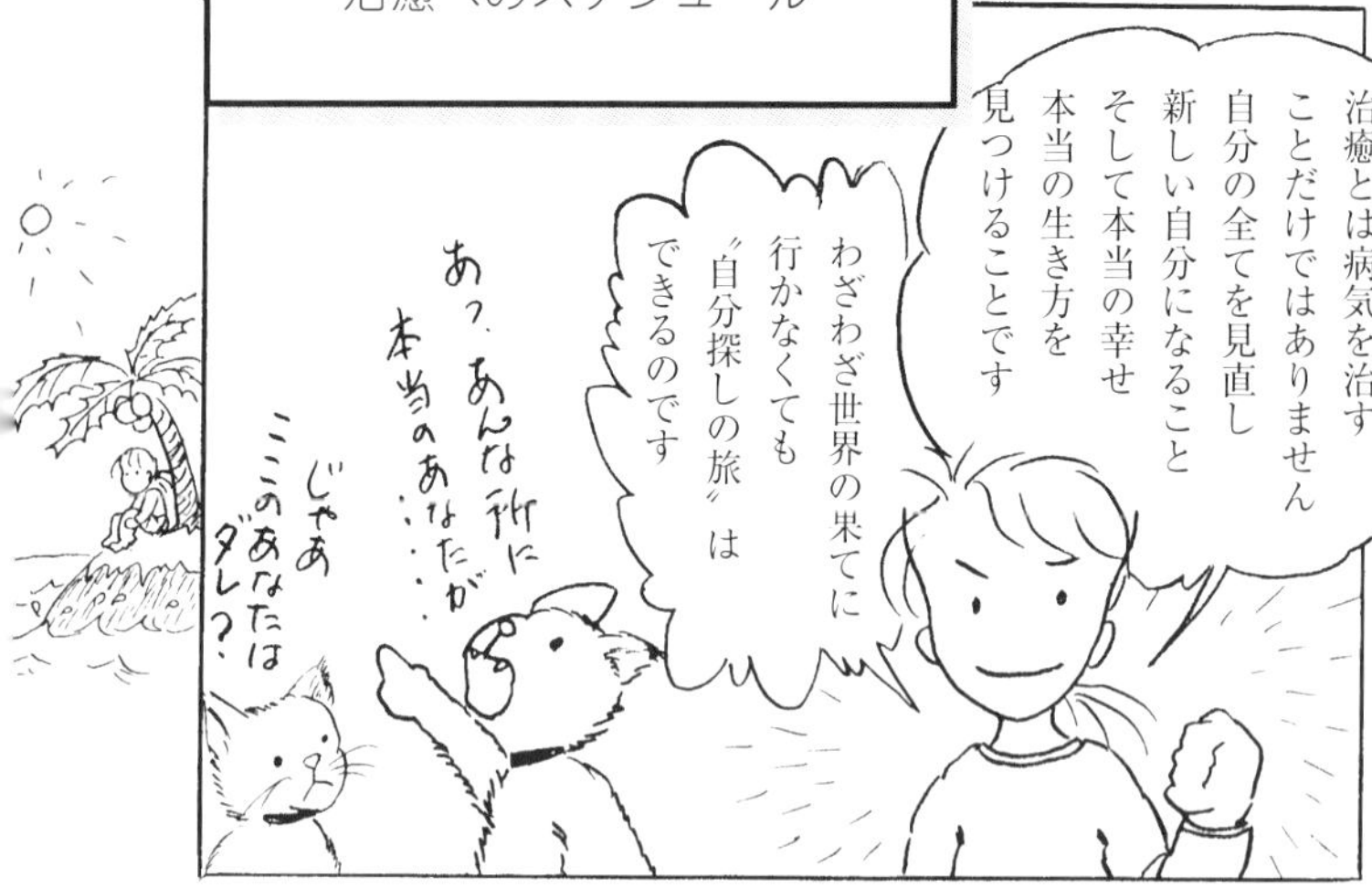
治癒とは病気を治すことだけではありません自分の全てを見直し新しい自分になることそして本当の幸せ本当の生き方を見つけることです
わざわざ世界の果てに行かなくても“自分探しの旅”はできるのです
あっ、あんな所に本当のあなたが……
じゃあここのあなたはダレ？

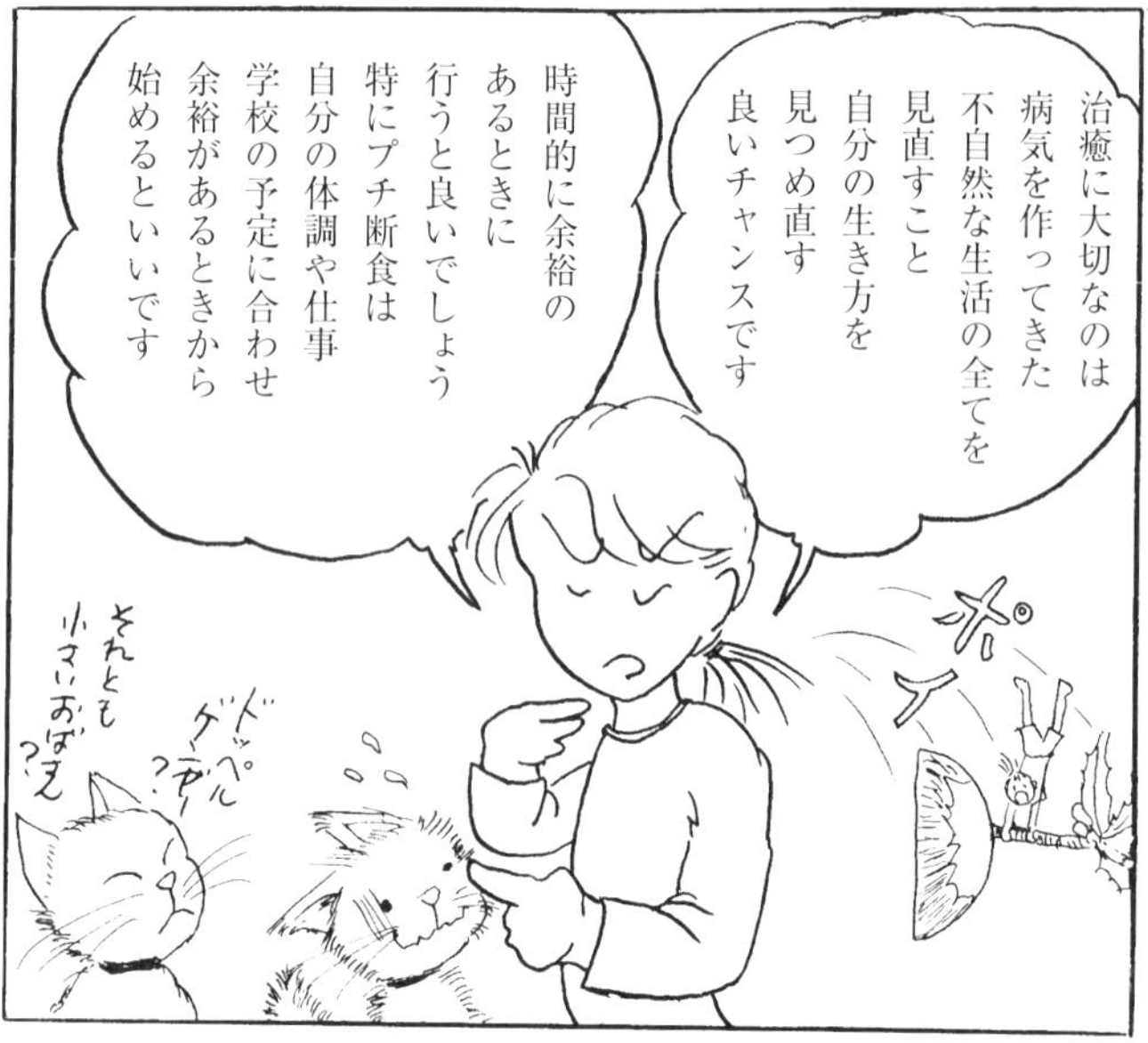
治癒に大切なのは病気を作ってきた不自然な生活の全てを見直すこと自分の生き方を見つめ直す良いチャンスです
時間的に余裕のあるときに行うと良いでしょう特にプチ断食は自分の体調や仕事学校の予定に合わせ余裕があるときから始めるといいです
ポイ
ドッペルゲンガー？
それとも小さいおばさん？

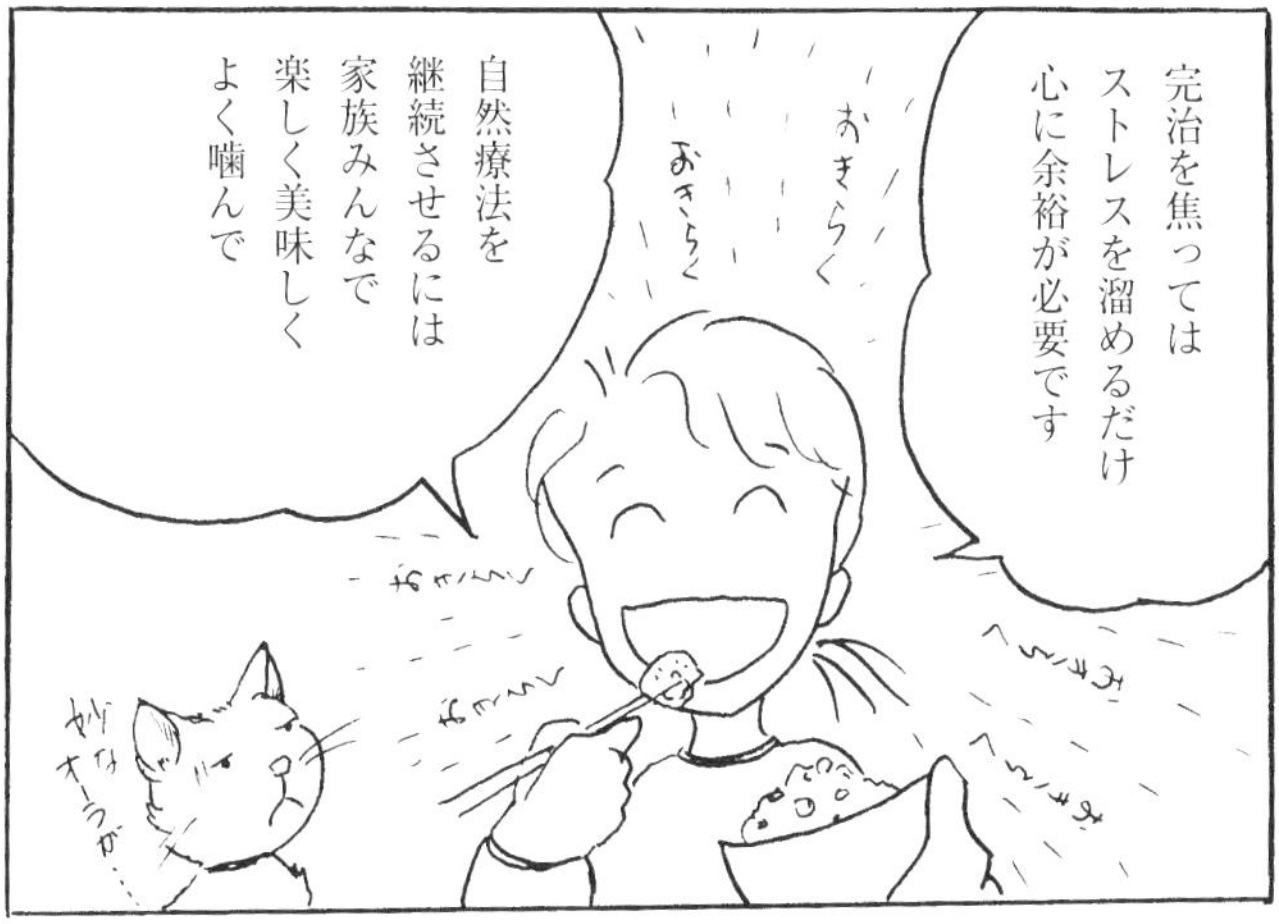
完治を焦っては
ストレスを溜めるだけ
心に余裕が必要です
おきらく
おきらく
自然療法を
継続させるには
家族みんなで
楽しく美味しく
よく噛んで
妙なオーラが…

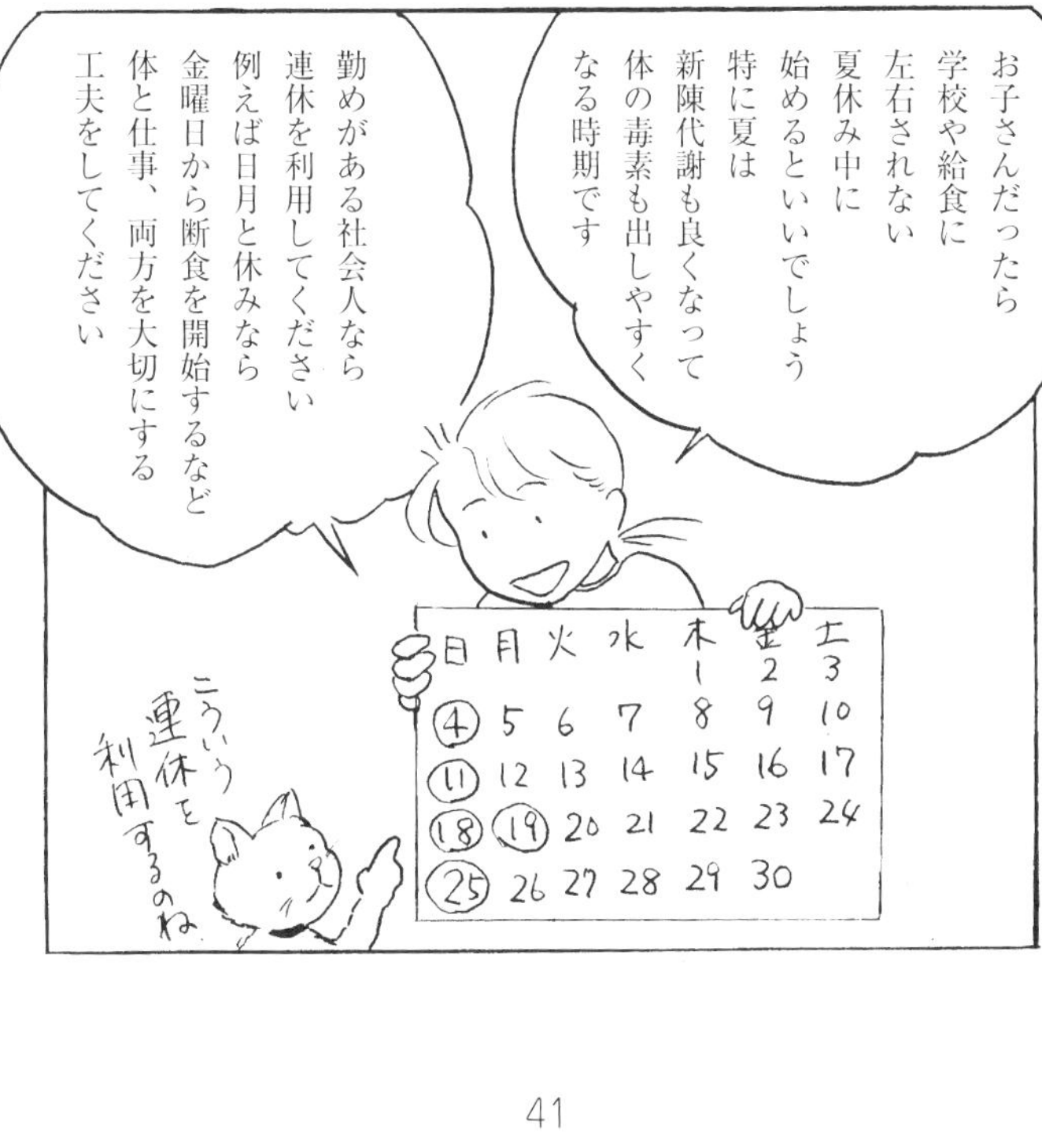
お子さんだったら
学校や給食に
左右されない
夏休み中に
始めるといいでしょう
特に夏は
新陳代謝も良くなって
体の毒素も出しやすく
なる時期です
勤めがある社会人なら
連休を利用してください
例えば日月と休みなら
金曜日から断食を開始するなど
体と仕事、両方を大切にする
工夫をしてください
日 月 火 水 木 金 土
1 2 3
4 5 6 7 8 9 10
11 12 13 14 15 16 17
18 19 20 21 22 23 24
25 26 27 28 29 30
こういう連休を利用するのね

★1～3日目（プチ断食期）

【1～3日目】※手当て＝コンニャク湿布
朝食＝**ゴボウショウガ味噌汁または青汁**
10時＝**梅肉エキスジュース**
昼食＝**ゴボウショウガ味噌汁または青汁**
15時＝**梅肉エキスジュース**
夕食＝**ゴボウショウガ味噌汁または青汁**
※のどが渇いたときは薬草茶

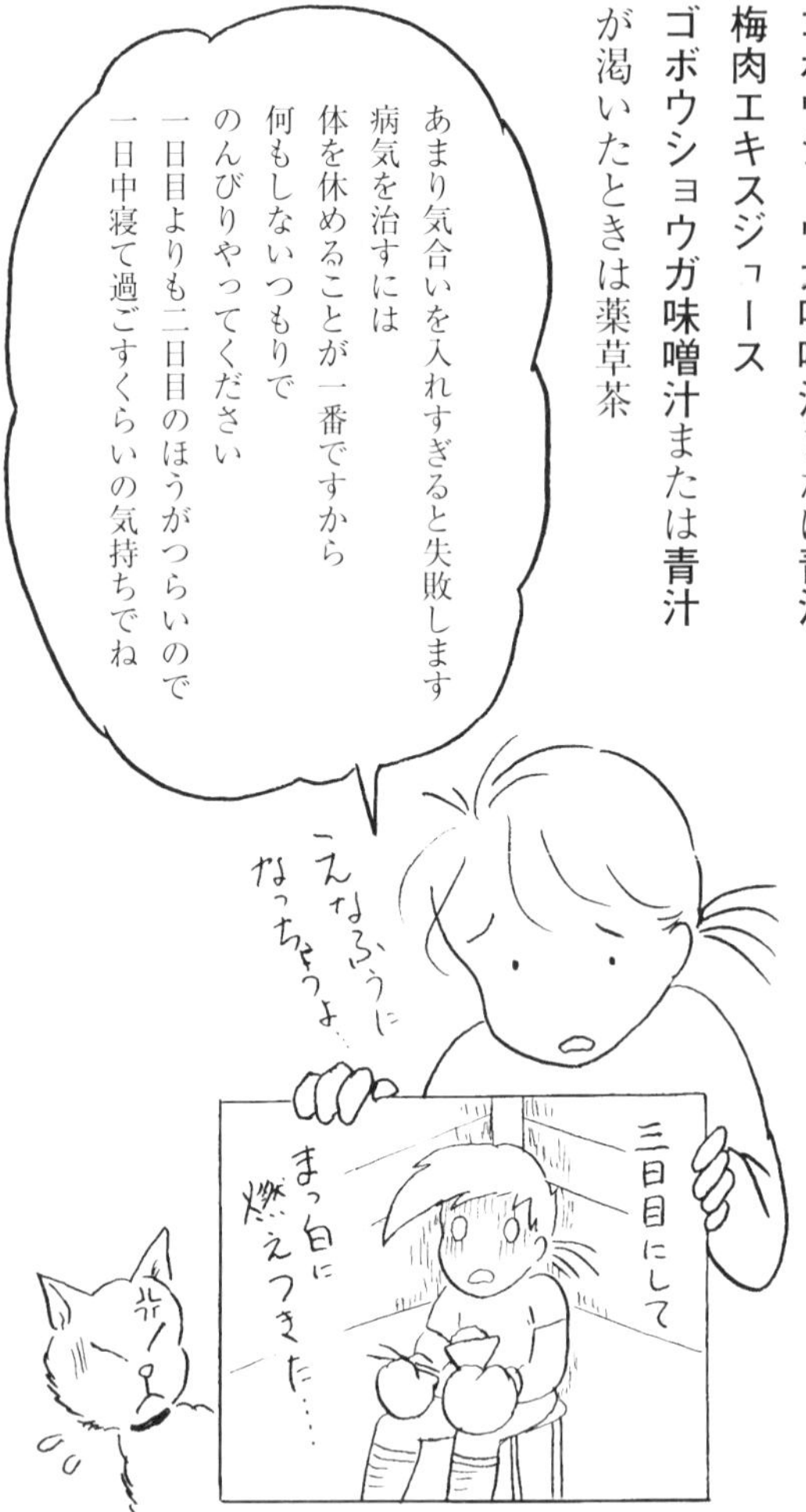
あまり気合いを入れすぎると失敗します
病気を治すには
体を休めることが一番ですから
何もしないつもりで
のんびりやってください
一日目よりも二日目のほうがつらいので
一日中寝て過ごすくらいの気持ちでね
こんなふうに
なっちゃうよ…
三日目にして
まっ白に
燃えつきた…

★４～10日目（養生食期）

【４日目】※手当て＝コンニャクビワの葉湿布
朝食＝**梅干し**（種も食べること）、**番茶または健康茶**
昼食＝**炒り玄米がゆ、梅干し**
夕食＝**野菜ソップ**

【５日目】※手当て＝コンニャクビワの葉湿布
朝食＝**梅干し、番茶または健康茶**
昼食＝**炒り玄米がゆ、野菜ソップ、梅干し**
夕食＝**梅肉エキス**

【６日目】※手当て＝コンニャクビワの葉湿布
朝食＝**梅干し、番茶または健康茶**
昼食＝**野菜ソップ味噌汁**（**玄米餅を入れて**）、**梅干し**
夕食＝**玄米おじや**

【７日目】※手当て＝ショウガ湿布
朝食＝**梅干し、番茶または健康茶**

肉が大好きな人は、三日目～一週間目がとてもつらくなります。

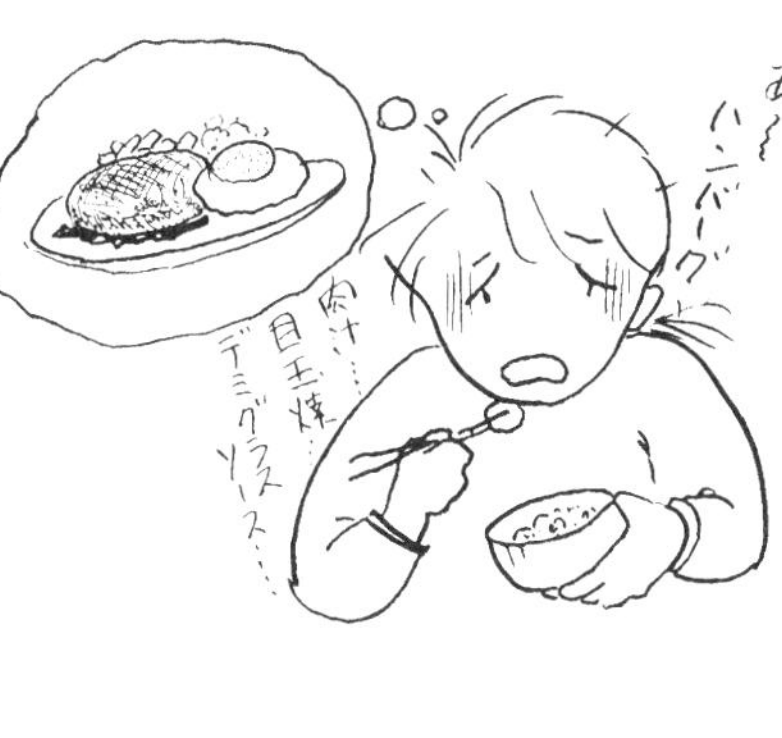

我慢で仕方なく食べる食事は栄養にはなりません。

昼食＝**玄米おじや、すりゴマ、梅干し**
夕食＝**長ネギニラ油揚げの味噌玄米おじや、梅干し、漬物**

【8日目】※手当て＝ショウガ湿布
朝食＝**梅干し、番茶**または**健康茶**
昼食＝**小豆玄米粥、すりゴマ、炒り塩、たくあん**
夕食＝**玄米餅1個入り味噌汁**

【9日目】※手当て＝ショウガ湿布
朝食＝**梅干し、番茶**または**健康茶**
昼食＝**玄米餅**（ショウガ醤油、海苔）2個、**味噌汁、漬物**
夕食＝**野菜豆乳入りおじや**（豆乳を使い切るために、次の日の分も一緒に作ります）

【10日目】※手当て＝ショウガ湿布
朝食＝**梅干し、番茶**または**健康茶**
昼食＝**野菜豆乳入りおじや**（昨日の残りを焦げないように温める）、**すりゴマ、漬物**
夕食＝**けんちんそば**（十割）、**漬物**

私もずっと玄米野菜食ばかりではありませんでした。

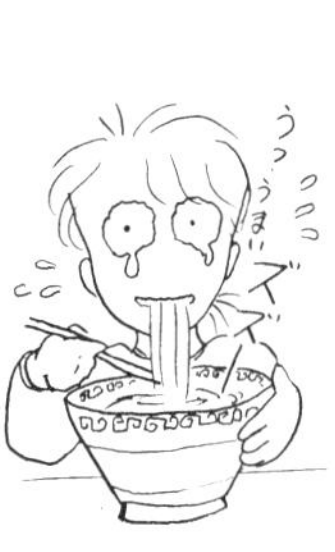

ラーメンってこんなにおいしい物だったんだ！と感動したものです。

★11日目～（健康食期）

【11日目以降】※手当て＝ショウガ湿布

十日で治るわけではありません。この後も体調によりプチ断食、養生食を組み合わせて、自分にあった食事を見つけてください。

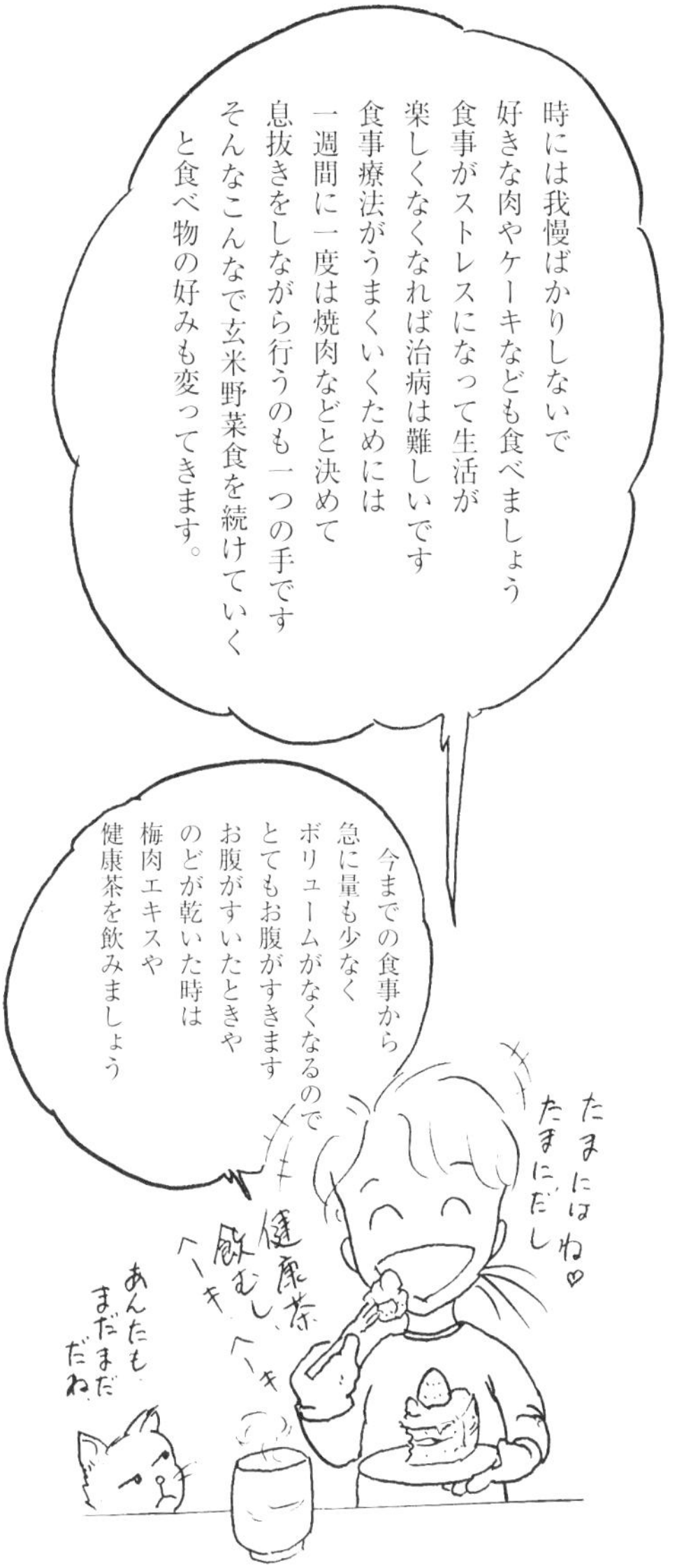
時には我慢ばかりしないで
好きな肉やケーキなども食べましょう
食事がストレスになって生活が
楽しくなくなれば治病は難しいです
食事療法がうまくいくためには
一週間に一度は焼肉などと決めて
息抜きをしながら行うのも一つの手です
そんなこんなで玄米野菜食を続けていく
と食べ物の好みも変ってきます。
今までの食事から
急に量も少なく
ボリュームがなくなるので
とてもお腹がすきます
お腹がすいたときや
のどが乾いた時は
梅肉エキスや
健康茶を飲みましょう
たまにはね♡
たまにだし
健康茶
飲むし
へーキ
へーキ
あんたも
まだまだ
だね.

薬をやめて、食事を変えると必ず体に変化が現れます。これは好転反応、改善反応といわれるもので、今までの悪い食生活によって作られていた悪い体が、人間本来の自然の状態に戻るために体内部で大改造が始まったものです。

早い人で一週間目、遅いと一ヶ月から三ヶ月後に、人によりなんとなくだるいぐらいで済むこともあれば、食欲がなくなり下痢をしたり、皮膚の下を流れる血液の流れが速くなりドキドキしたり、暑くもないのに汗が出たり、時にはカゼでもないのに熱が出たりします。

そのような時もあわてず、悪い体を壊して良い物に作り変えるために体の機能が働きだしたのだと考えましょう。食欲がないのは、消化代謝まで体の機能が回らないいんだと考え、胃腸には負担をかけないよう食事は梅肉エキスを飲むだけにして様子を見ましょう。「朝昼晩規則正しい食事が健康だ」と杓子定規に考えてはいけません。柔軟に考え、体と相談し、お腹がすいていなければ食べるのはやめましょう。お腹がすいてから食べるという体の自然な反応に即した行動を行えば、体機能も正常に働きだします。

なお今までの悪い食生活で溜まった何年分もの毒素や老廃物はいっぺんに出せる物ではありませんので、改善反応は何度か繰り返します。病歴や体質によって違いますが、三ヶ月、半年、と一時的に具合が悪くなることがあるかもしれませんが、それでも改善反応が収まると以前より体調が良くなっていて、気が付くといつのまにか完治してしまうことでしょう。

ただし自然療法の本には体質改善が完了するには七年かかるとあります。ちょっと良くなったからといってまた以前と同じ我儘な食生活に戻らないように気をつけてください。

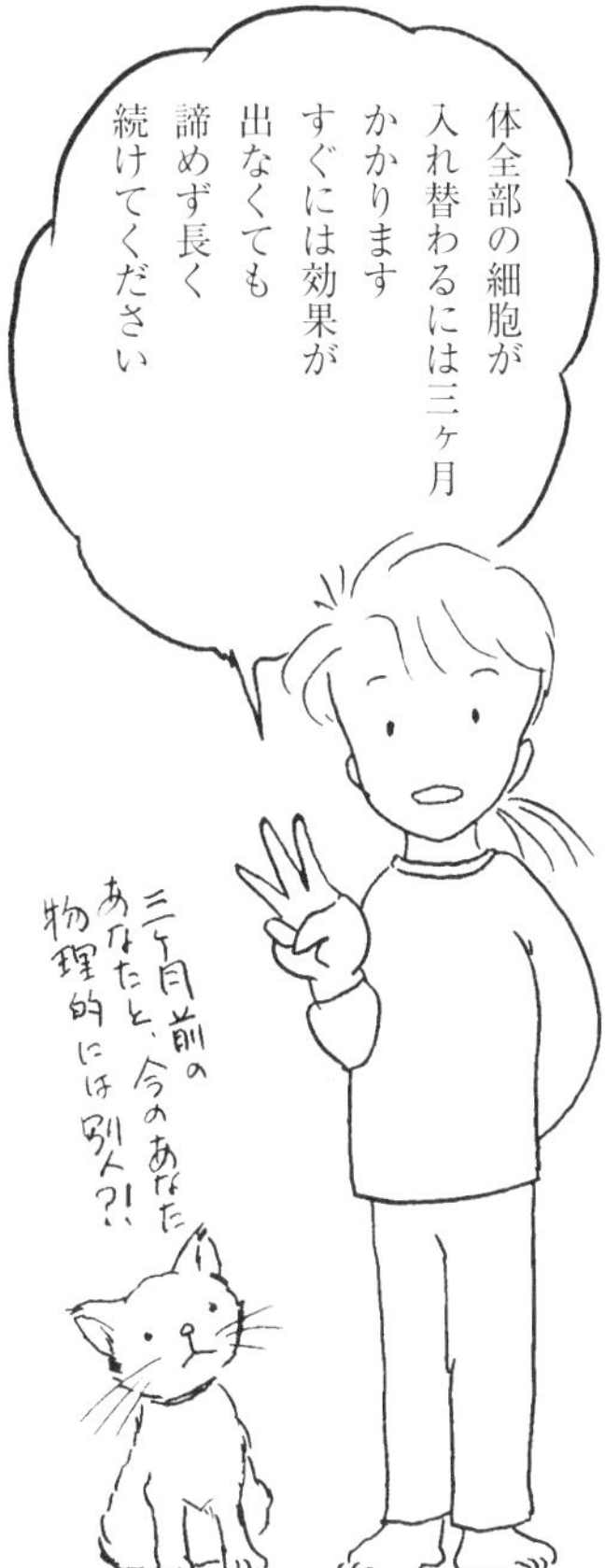
体全部の細胞が
入れ替わるには三ヶ月
かかります
すぐには効果が
出なくても
諦めず長く
続けてください
三ヶ月前の
あなたと、今のあなた
物理的には別人?!

【コラム】よく噛んでダイエット

一口を五〇回以上噛むだけで、一〇キログラムのダイエットに成功した人がいます。

唾液は化学物資でもある程度分解することができ、良く噛むことは第一段階の消化になるので胃腸の負担は大変軽くなります。また良く噛むとおでこの横コメカミの部分が動き脳へも良い刺激を与えることになります。消化機能への負担がなくなったことと脳へのほどよい刺激が体機能を自然な状態に戻してくれるので、代謝能力を高め、食欲も自分の体格にあった量がわかるようになり、たくさん食べなくても腹八分目で満足感が出てくるのです。

ただし今までせいぜい五～八回ぐらいしか噛まないで飲み込んでいた人はいきなり玄米を噛むことは難しいです。噛むことが大変だと美味しいと感じなくなってしまうことにもなり、そうなると食事療法が大変で嫌なものになってきます。お粥などの軟らかいものからよく噛む練習をし、よく噛むことを習慣として身につけましょう。

お箸を持ったままですといつもの習慣でつい食べ物を次から次に口へ入れたくなってしまうので、慣れるまではおはしを離し、手を膝の上に置き噛む回数を数えましょう。口の中で唾液と食べ物が良く混ざり合うことを確認できれば今までの食べ方が固形のままでどんなに胃腸に負担がかかっていたか実感できるはずです。

『プチ断食』中のメニュー

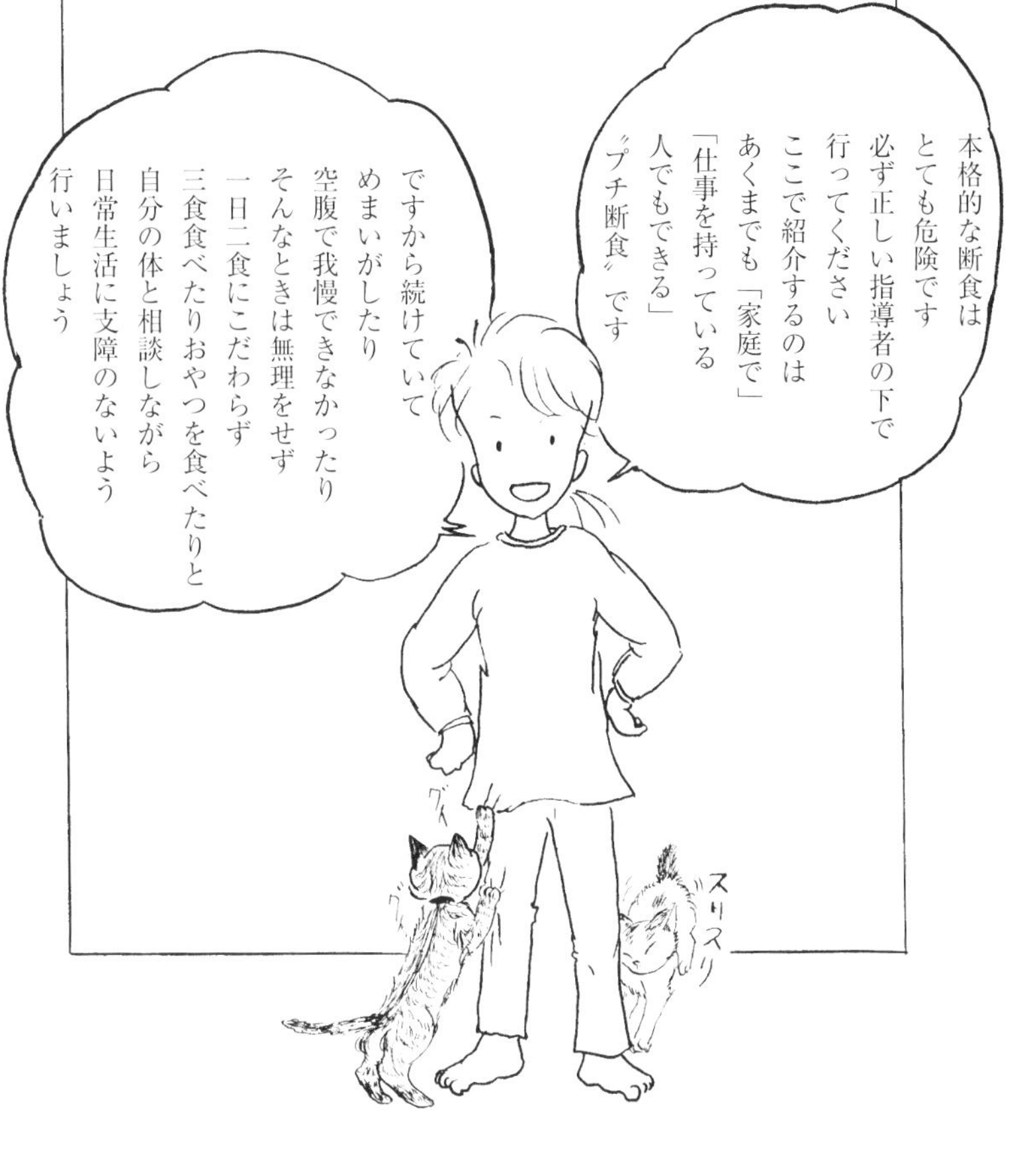
本格的な断食は
とても危険です
必ず正しい指導者の下で
行ってください
ここで紹介するのは
あくまでも「家庭で」
「仕事を持っている
人でもできる」
〝プチ断食〟です
ですから続けていて
めまいがしたり
空腹で我慢できなかったり
そんなときは無理をせず
一日二食にこだわらず
三食食べたりおやつを食べたりと
自分の体と相談しながら
日常生活に支障のないよう
行いましょう
グイ
スリスリ

〈ゴボウショウガ味噌汁〉

下腹が出ているポッコリお腹の人、主食よりおかずを、ご飯より甘い物を良く食べる人、時々便秘気味と下痢気味を繰り返す人、ちょっとしたことでお腹の調子が悪くなる人などにおススメです。

皮膚トラブルは腸に原因があると自然療法では考えられており、実際「アトピーは腸をきれいにすれば治る」と東西の自然療法の本には書いてあります。

この〝ゴボウショウガ味噌汁〟は、腸の中の大掃除をしてくれます。早い人で三日目の朝に、遅い人でも一週間後には宿便が出ると思います。宿便が出るときには、なんとなくお腹がシクシクと痛んだり、いつもと違う感覚があり、たくさん食べていないのに便が大量に出たりしました。宿便が出るときの症状は人それぞれなので、心配な方はいろいろな本を読み参考にしてください。

宿便は一度出れば後は大丈夫、というものではありません。お腹が重い、調子がおかしいなどと感じたら、ゴボウショウガ味噌汁で腸の掃除をしましょう。健康な人でも、一年に一度は心がけて出すようにしましょう。普通に食事をしながらゴボウショウガ味噌汁を朝だけ一週間食べて、ポッコリお腹が治ったという人もいます。

[レシピ1]

ゴボウショウガ味噌汁

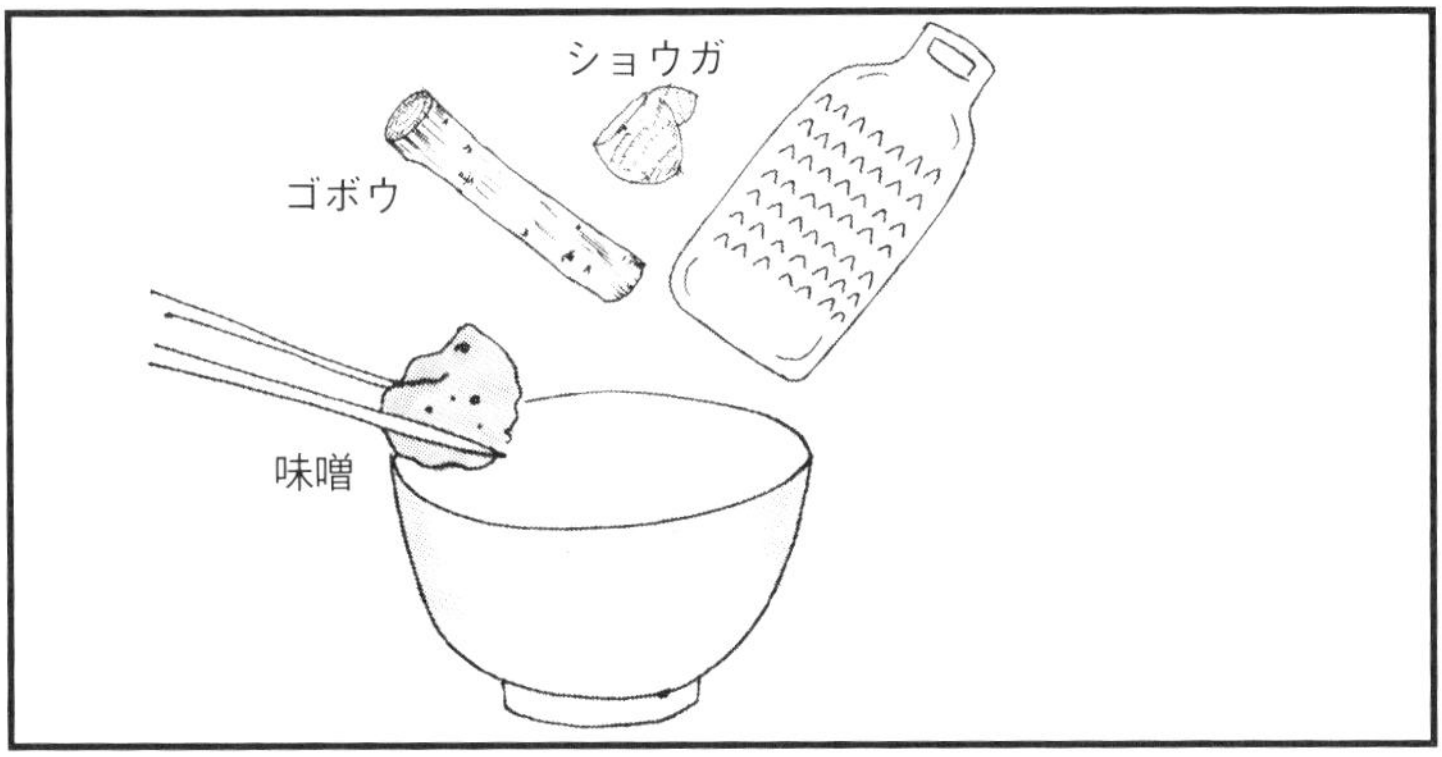

[材料]

ゴボウ30ｇ（約5～10ｃｍ）、ショウガひとかけ、味噌（お椀一杯分濃さはお好みで）

[作り方]

ゴボウ、ショウガを皮のままお椀にすりおろし、味噌（お椀一杯分濃さはお好みで）を入れ熱いお湯を注ぎます。

[一口メモ]

・出汁の入っていない味噌汁なんて不味そうと思いましたが、純良の自然醸造の味噌はとても美味しくいただけました。自分の体調、仕事の予定に合わせて、食事抜きで2～3日間続けて朝晩飲むと効果的です。

・養生食を始めてからは、朝食代わりに飲みましょう。梅肉エキスや健康茶と組み合わせてください。

・もちろん手抜きせず、味噌は天然醸造、ショウガもパックやチューブ入りではない、本物を使ってください。

【コラム】治病食①風邪からアレルギーまで

◇**梅干し**

自然のクエン酸がカルシウムの吸収を助けるほか、酸性体質からアルカリ体質に変えてくれます。とにかく万能健康食品です。好き嫌い言わず必ず食べるように。ただし最近は甘味を加えたり軟らかく舌触りがよくなる添加物が入っている物が多いです。塩だけで天日干しした本物の梅干しにしてください。

◇**ゴマ**

黒ゴマのほうが薬効成分が高いといわれています。炒ってすり鉢ですり、フタ付き容器に入れておいていつでも食べられるようにしましょう。カルシウム、ビタミンが不足といわれる日本人です。健康な人も日常的に食べると良いものです。

◇**しょうが**

抗炎症作用があります。アレルギー体質は冷え体質でもありますが、しょうがには体を温める成分があります。おろししょうがにして味噌汁に入れれば美味しく摂れます。

加工食品やチューブ入りではなく、必ず食べる度に自分でおろすようにしましょう。また、皮に薬効成分が多いので、皮ごとおろしましょう。

※梅干・すりゴマ・オロシショウガは三点セットにして食卓に常備しましょう。

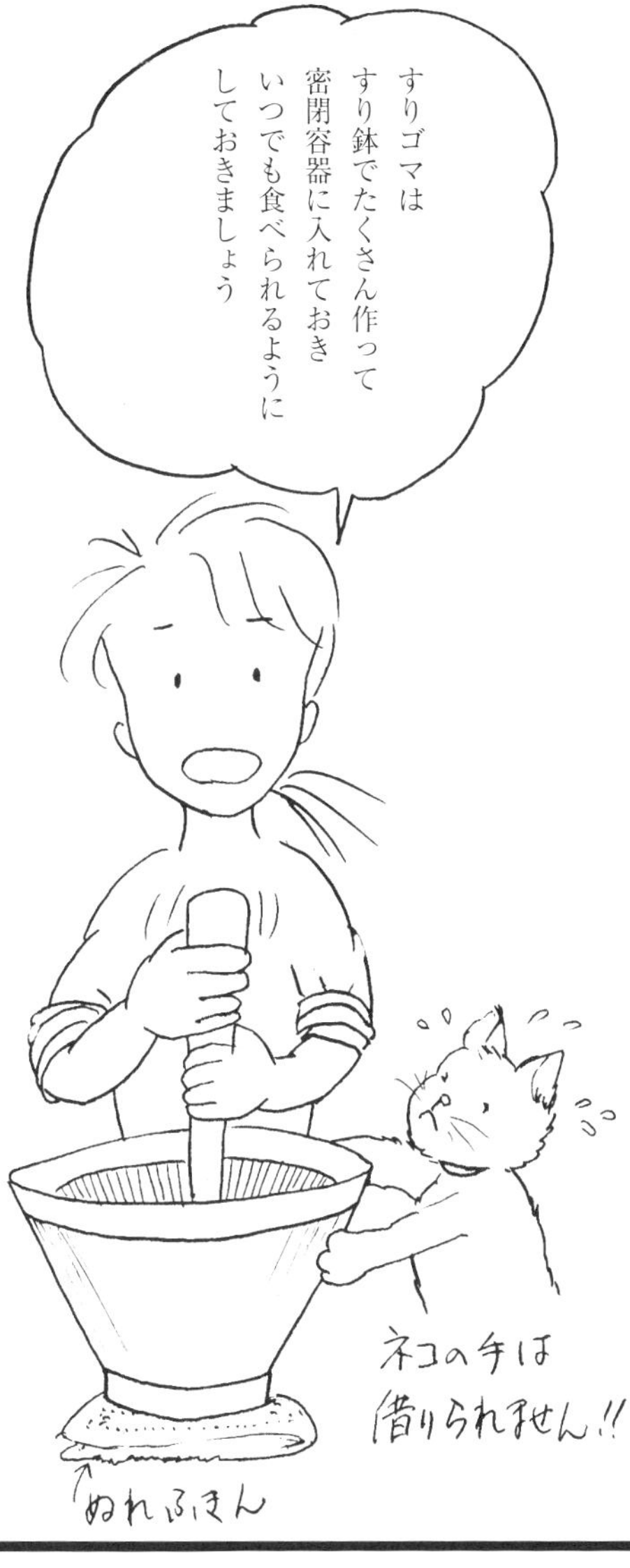
すりゴマは
すり鉢でたくさん作って
密閉容器に入れておき
いつでも食べられるように
しておきましょう
ネコの手は
借りられません!!
ぬれふきん

お子さんにすり鉢を押さえてもらったりして、親子仲良く作りましょう。
ぬれふきんをすり鉢の下に置いておくと、一人でもすることができます。

〔野草の青汁〕

特に今まで肉中心の食生活をしていた人におススメ。血をきれいにしてくれます。

青汁は必ず飲むたびに自分で手作りしましょう。野菜に含まれるビタミンなどの栄養分は、切ってしまうと時間と共にどんどん少なくなっていくそうなのです。例えばサラダにするため生野菜を洗って切るのは食事時間の直前がいいのです。青汁の薬効成分も時間と共に少なくなってしまいます。

手間暇かけるその行為一つ一つが、面倒くさがる気持ちを諫め、今までの手抜き・ワガママな食生活を改めさせる、病気を治すための大事なステップになるのだと思います。

市販の青汁は、自然食品、健康食品とうたっていても、大量生産し加工する工程で、もうすでに自然の物ではなくなっています。治病にはおススメできません。

また体に良い物ならと大量に飲む人がいますが、「過ぎたるは及ばざるが如し」で、野草にはシュウ酸など体に悪い成分も多く含まれています。摂り過ぎには注意してください。

[レシピ2]

野草の青汁

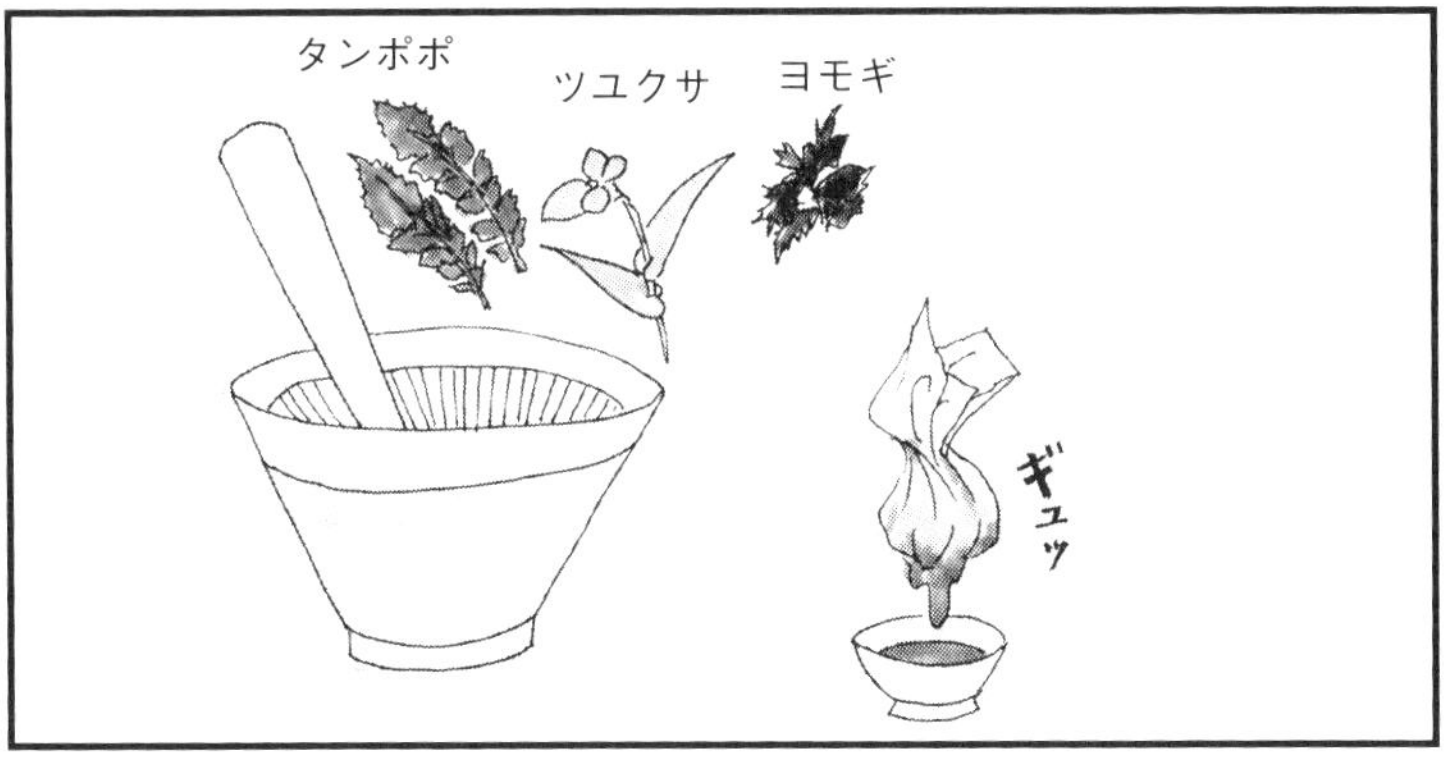

[材料]

小松菜などの青菜1把（シュウ酸が多いほうれん草はアク抜きが必要なので生食は不可)、ヨモギやハコベ、ツユ草、タンポポの葉などの野草

[作り方]

青菜と野草をすり鉢ですり、綿の布でギュッと搾ります。
包丁で細かく刻んでも良いですが、搾るときにちょっと力がいります。

[一口メモ]

・搾ったものをぐい飲みに一杯ほど朝食代わりに朝一杯、昼と夜の食事前に飲むと効果的です。昼夜の食事は養生食の玄米重湯にしてください。
・青汁が得意な方は野草だけで作ったほうが良いようです。

〈梅肉エキス〉

梅肉エキスには強い殺菌力と浄血作用があり、抗生物質よりも体に優しく作用します。ショウガ味噌汁や薬草茶と交互に一日二〜三回飲むといいでしょう。梅肉エキス小さじ三分の一とハチミツ少々をお湯で溶くと美味しい飲み物になり、冷たくすればジュースのようにも飲めますので、小さなお子さんでも大丈夫です。

ドラッグストアで売っていますが、原材料が青梅だけのものを選んでください。また出来上がるまで何日もかかるのでとても大変ですが、自分で作るのもよいと思います。自分で作った物は市販品より甘味があり、とても美味しかったです。

アトピー、喘息の治病だけでなく、カゼ、発熱、のどの痛み、中耳炎など細菌性の病気、下痢、便秘、胃腸の調子がおかしいとき、車酔いなど日頃から身近に活用してください。インフルエンザの季節に常飲すれば予防にもなります。ワクチンのような副作用は絶対ありません。小さなお子さんの具合が悪いとき、ちょっとした症状ですぐに混んだ病院に連れて行って長時間待たされるよりも、まず梅肉エキスを飲ませて静かに休ませ様子を見ましょう。

[レシピ3]

梅肉エキス

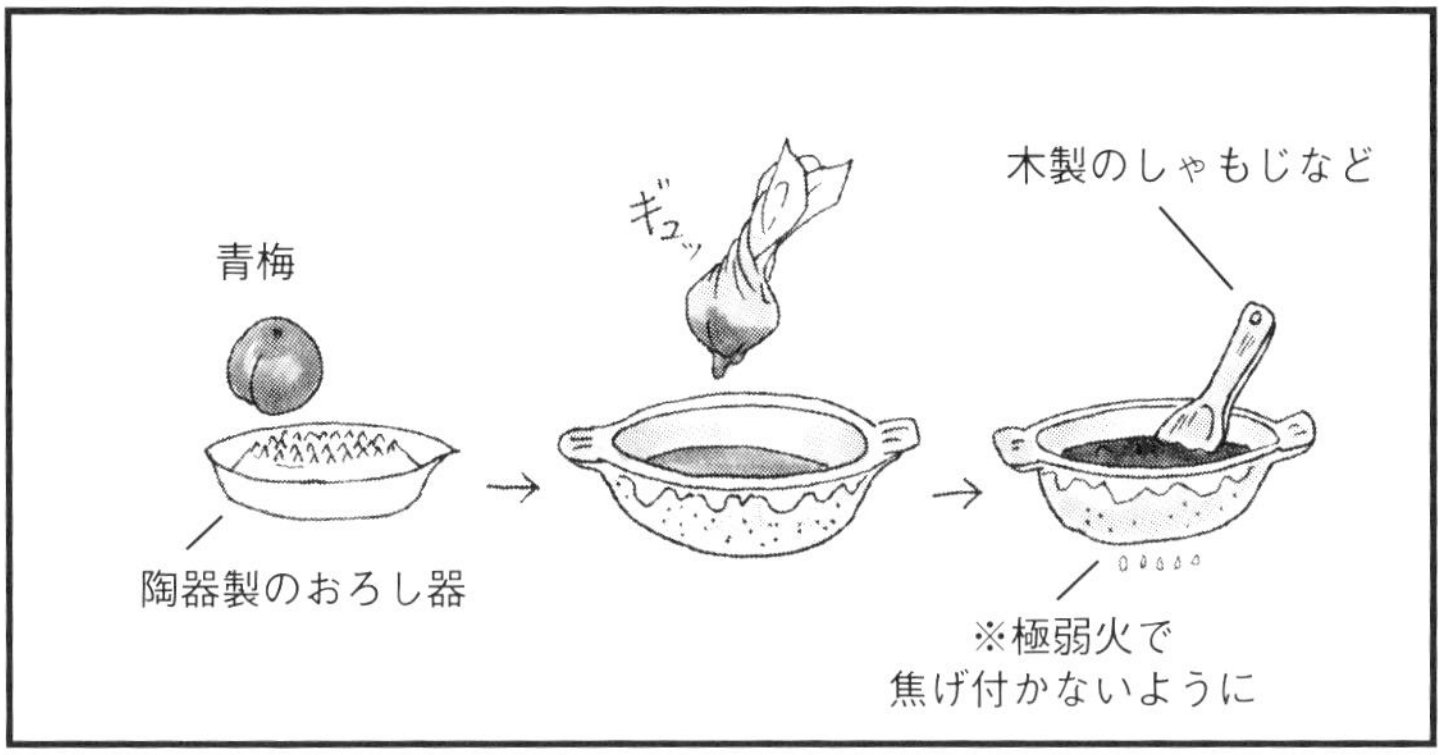

[材料]
青梅2kg

[作り方]
①青梅2kgをすりおろす。(金属製のおろしがねは不可)
②すりおろした梅を木綿の布(手ぬぐいなど)でギュッと搾る。
③絞った汁は土鍋にいれ、ゴミ等が入らないように工夫しながら天日に干し、水分をとばす。
④青梅が出回る季節はちょうど梅雨時なのでお日様の出ない日が多く、梅絞り汁の水分をうまくとばせません。カラッと晴れた日を2〜3日選び干したら、コンロの火にかけ水分を飛ばします。濃い茶色のドロドロになるまで、ブクブク出てきたアワを取りながら弱火で焦げ付かないように手を抜かず木杓子でかき混ぜてください。

[一口メモ]
・青梅2kgで大さじ6〜7杯ぐらいできました。小さなガラスの蓋付きのビンで保管してください。
・搾りかすは捨てずに、ハチミツ大さじ3、白ワイン(なければ水でも可)1カップで火にかけジャムにしてください。
・アトピーの痒みのひどい人は搾ったかすをその布ごと紐で縛り、お風呂に入れて入浴剤にしてください。梅の殺菌力で、梅雨時のグジュグジュしがちの皮膚の不快感を軽減させてくれます。入浴後は風呂釜が傷みますので、すぐに洗ってください。

〔ミックス健康茶〕

ビワの葉、ヨモギ、スギナ、ケツメイシ、柿の葉など身近な薬草をいろいろ入れた健康茶です。お腹がすいてくると、何か食べ物を口に入れてしまいそうになるので、そんなときにすぐに飲める状態にしておくと便利です。スギナやケツメイシなど一つ一つは慣れるまで飲みにくいと感じる人もいますが、いろいろ混ざるとかえって飲みやすいものです。のどが渇いたときやお茶の時間に、刺激物のカフェインが多く体を冷やす緑茶やコーヒーの代わりにこれを飲むようにしましょう。外出時には水筒で持ち歩くとよいです。

ケツメイシ（決明子）は、昔から目や脳の薬といわれています。腸の働きを整え、便秘を改善します。口内炎、歯茎の炎症の時に一分以上口に含んでいると痛みも治まります。

ビワの葉にはビタミンB17という抗がん作用があると注目される物質が、スギナには生物の細胞形成に不可欠なケイ素という物質が含まれているということですし、ヨモギには浄血作用、柿の葉にはビタミンがとても多く含まれています。その他薬草にはまだ今の科学では検出できない物質がたくさん含まれているようで、それが自然の不思議な力なのだと思います。

[レシピ4]

ミックス健康茶

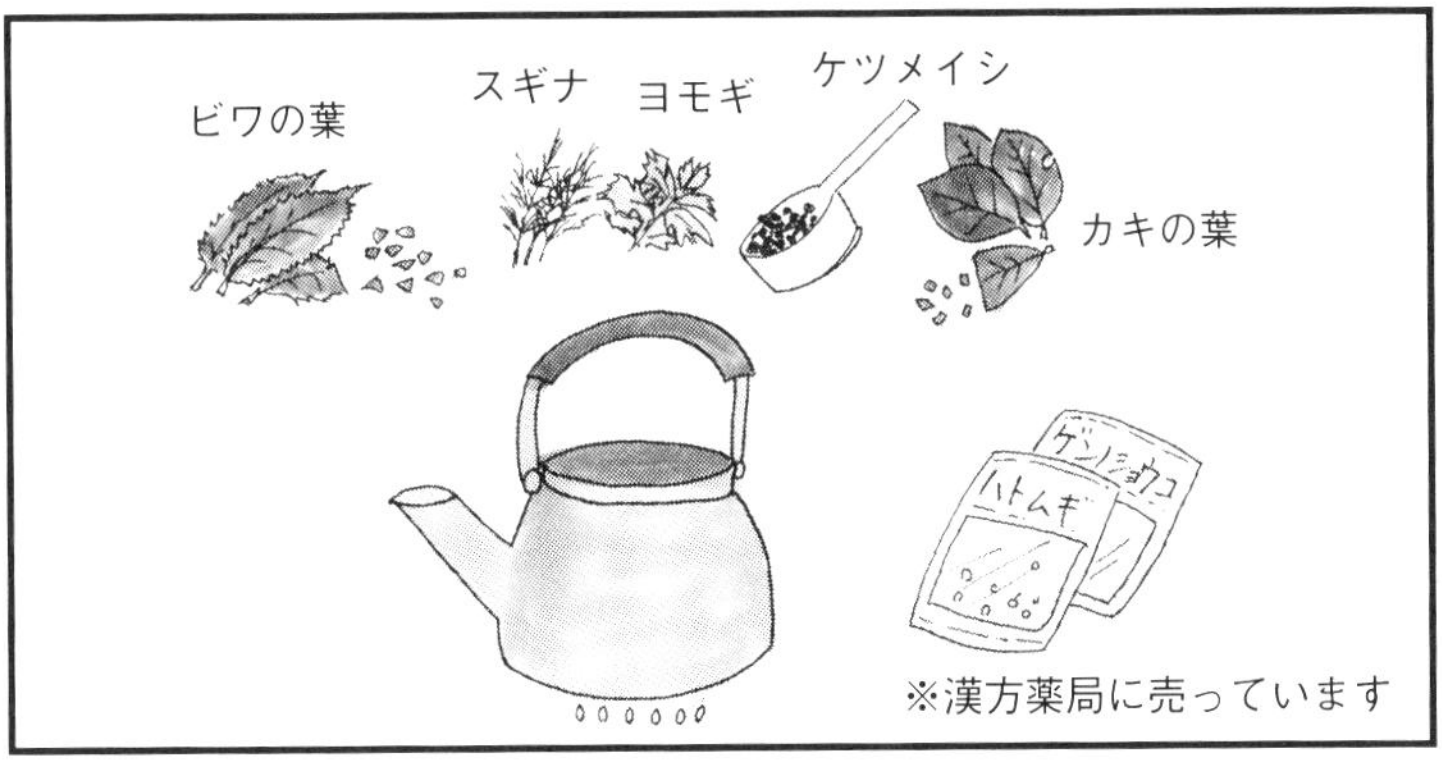

[材料]
ビワの葉3〜4枚
乾燥スギナとヨモギそれぞれ一つまみ
ケツメイシ大さじ1
柿の葉6〜8枚
そのほかお好みでハトムギやゲンノショウコなど

[作り方]
5ℓぐらいの大きなやかんに水と上記の材料を入れ、弱火でじっくり煮出してください。

[一口メモ]
・冬はストーブの上に置いておくと良いです。
・成分が濃すぎると体にきつく、苦味渋みが出て飲みにくくなるので何度か温めなおす時は水を足し、美味しく飲める濃度ですと子供でも大丈夫です。
・明け方の喘息発作の時に、ビワの葉湿布をしながらこのお茶を飲むと、とても気持ち良く治まりました。

養生食のメニュー

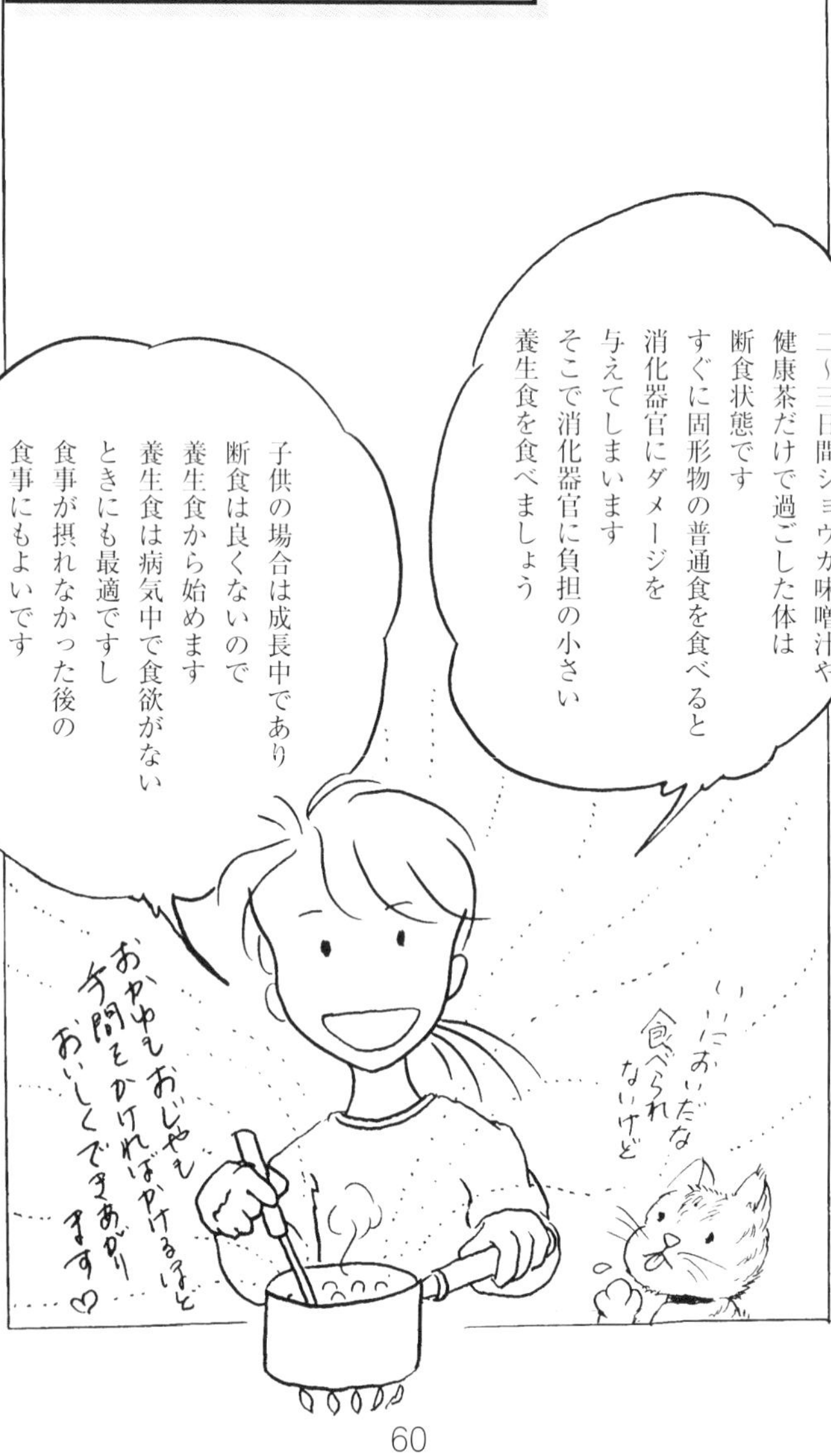
二〜三日間ショウガ味噌汁や健康茶だけで過ごした体は断食状態です
すぐに固形物の普通食を食べると消化器官にダメージを与えてしまいます
そこで消化器官に負担の小さい養生食を食べましょう
子供の場合は成長中であり断食は良くないので養生食から始めます
養生食は病気中で食欲がないときにも最適ですし食事が摂れなかった後の食事にもよいです
いいにおいだな 食べられないけど
おかゆもおじやも手間をかければかけるほどおいしくできあがります♡

[レシピ5]

梅干し番茶

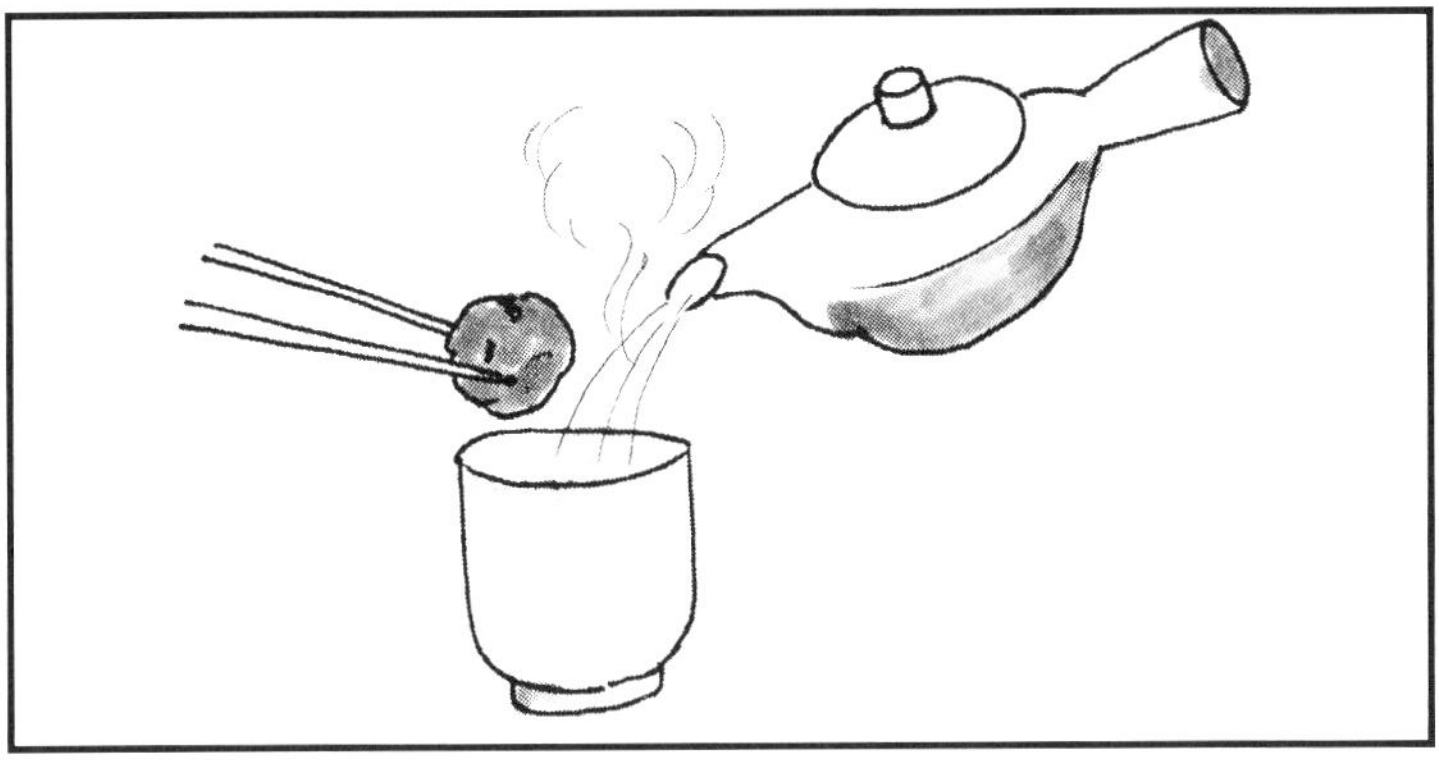

[材料]

梅干し１個（“塩辛い”“酸っぱい”が苦手な人は、梅肉½〜⅓と種からはじめてください）、番茶（無農薬のもの）

[作り方]

①大きめの湯飲みに梅干しを入れ、熱々の番茶をたっぷり注ぎます。
②梅肉を番茶に良く溶かして飲みましょう。

[一口メモ]

・血行をよくし、老廃物を出して疲れを取ります。
・腹痛にもよく、胃腸を整える作用もあります。
・熱いお茶をすぐに飲まないでください（熱いものは体に毒です）。
・熱いお茶の中に梅の全体、種からも薬効成分がしみ出してきます。しばらく待って、少し冷めたところでゆっくり飲んでください。
・種の中身（梅核）には、ビタミンB_{17}（抗酸化作用が大きくガンの特効薬になるのではないかと注目されている物質）が多く含まれます。殻が硬いのでクルミ割りで割って、中身を捨てずに頂きましょう（歯で割るのは危険です）。
・ショウガを少々入れて、梅ショウガ番茶。下痢、胃腸障害によいです。

〈野菜ソップ〉

越川禮子・著『商人道〝江戸しぐさ〟の智恵袋』（講談社＋α文庫）によると、〝大根、人参、ゴボウ、レンコン、ねぎ等の根菜類、シイタケなどのきのこ類、を親指の頭ぐらいの大きさに切りそろえ、昆布の出汁でゆっくり、ほほえむように（けっして強火にしない）、時間をかけてことこと煮込む。ほほえむように煮れば、温かい湯の中で気持ちよくなった野菜たちが、大地で十分に吸収した恵み（エキス）を静かに吐き出してくれるといいつたえられてきた。〟と書いてあります。昔は野菜ソップを貴重な薬のように扱ったそうです。

町内の人々が材料を出し合い大鍋で作り、病人だけでなく、行き倒れ、火事で焼け出された人などにふるまったそうで、お互い助け合い、いたわりあって暮らしていこうという江戸の人々の共生の考え方が現れています。野菜ソップは薬と同じなので塩は入れず、野菜の味だけですがとても美味しく体に染み渡ります。野菜ソップを飲んでグッスリ眠ると、次の日の体の軽さに驚くほどで、これが「滋養がつく」ということなのだとわかります。

なお家では大きめのお鍋で作り、スープを飲んだら、次の日は残りに味噌を少々入れ味噌汁にして具も全部いただきましょう。出汁をとった昆布は細かく刻んで味噌汁で一緒にいただいてもいいし、冷凍しておいて、量がまとまったら佃煮にしてもいいでしょう。

[レシピ6]

野菜ソップ

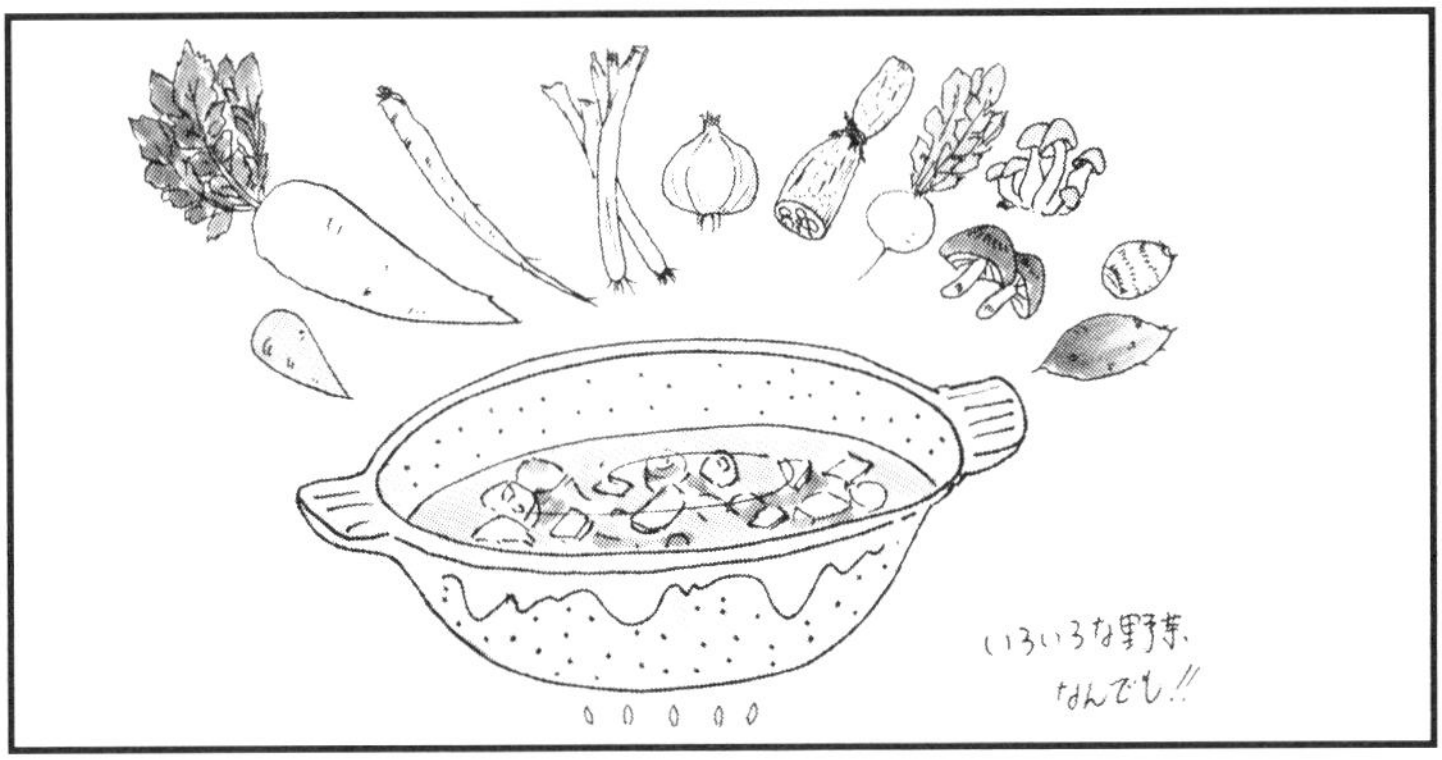
いろいろな野菜
なんでも!!

[材料]

大根 ¼ 本、人参½本、ゴボウ½本、レンコン（細いもの）１節、タマネギ½個、長ネギ½～½本、しいたけ３～４個、しめじ½～１パック、生姜１切、昆布20 ㎝（※あくまで目安であり、冷蔵庫の残り物で十分です）

[作り方]

①材料は皮をむかず、汚れをよく取ってください。アク抜きは不要です。
②材料を細かく切って、水が２リットル以上入った大きな鍋に入れ、火を付けます。
③弱火より小さな蛍火で一時間半以上、沸騰させずに煮るとアクが出ません。
④環境があるなら、ガスよりも炭火で煮たほうがよいです。

【コラム】「江戸しぐさ」

「しぐさ」とは「仕方、振舞い」という意味ですので、「江戸しぐさ」というと江戸時代の行動のエチケットやマナーと思われていますが、そのような行為のことだけを言うのではありません。

〝「江戸しぐさ」の基本となるのは健康、つきあい、平和の三つの教え。元気が人間のもともとの状態であり、健康とはじねん（自然）にいきること。〟〝人間は皆、仏様、ご先祖様に見守られながら生きている。だからだからお互い助け合い、いたわりあって暮らしていこう。〟（越川禮子・著『商人道〝江戸しぐさ〟の智恵袋』（講談社＋α文庫）より）というように、江戸の人々の思想哲学であり、人はいかに生きるべきかという先人の智恵が「江戸しぐさ」なのです。

まさに自然療法の〝自然療法とは病気治しではない。自然に帰る一つの道、よき運命と幸せを呼ぶ。体の健康だけではない、心の健康。運命の健康を呼ぶ道。〟（東城百合子・著『自然療法』（あなたと健康社）より）と同じことのように思います。

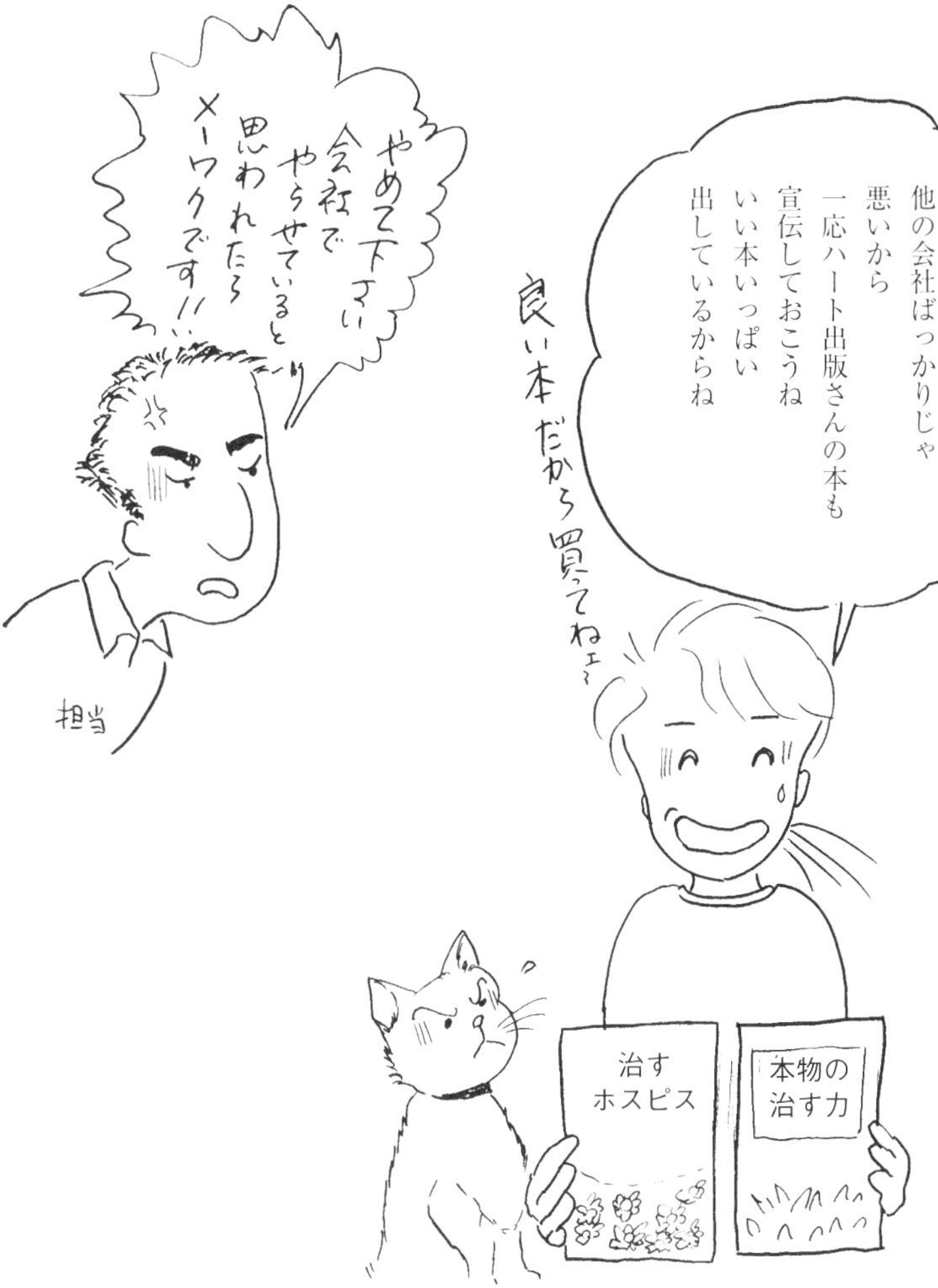
他の会社ばっかりじゃ悪いから一応ハート出版さんの本も宣伝しておこうねいい本いっぱい出しているからね
良い本だから買ってねェ〜
治す ホスピス
本物の 治す力
やめて下さい 会社でやらせていると思われたらメーワクです!!
担当

◇レンコン

冬が旬の根菜です。粘膜を整え正常化させるほか、セキ、鼻づまり、風邪にも効き、止血作用もあります。のどの粘膜に炎症のある喘息の人や、鼻の粘膜に異常のある鼻炎の人は特に日頃からキンピラ、天ぷら、サラダなどでいただきましょう。皮をむいたりアク抜きする必要なく食べられます。

また止血作用もあるので生理がある女性は特に常食したほうがよいです。特に節の部分が薬効が高いので捨てずに細かく刻み調理してください。セキの激しいときにはレンコンの絞り汁を盃一杯ぐらい飲むと良いです。レンコンに含まれる豊富な食物繊維とビタミンCが、腸内活動を活発にし抗炎作用があるのでアトピーにも良いです。

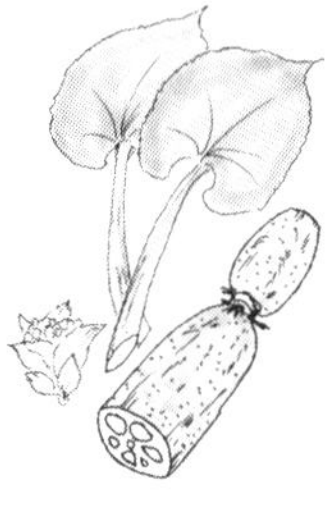

◇フキ

昔からセキ止めや痰きり、のどの薬といわれています。毒消し作用もあります。水煮加工されビニールに入った物には薬効は期待できません。フキの出回る季節、葉のついた物を買ってきて自分で調理し、煮物などで食卓に必ず出すようにしてください。まだ厳しい寒さが残る早春に土の中から顔を出すフキノトウは特に薬効があります。天ぷらもいいですが、フキ味噌にすれば密閉容器に入れて三ヶ月〜半年はもちますので、セキの発作が出た時に食べるように、保存食にすると良いです。

人間は冬の間、寒さに耐えるため体に脂肪を溜め込むようにできています。そのため代謝が弱まり体内に毒素と老廃物も溜まっています。春のアクの強い野菜、山菜には、冬の間に溜まった毒素や老廃物を体外に出す働きがあるのです。これこそ自然の不思議な力です。小さなお子さんですとフキが苦手と言って食べてくれないとよく聞きますが、お母さんはこのような自然の不思議なお話をお子さんにしてあげて、「人間への、やさしい自然からの親切な贈り物なんだからそれを受け取らないのは失礼でしょ。チョッとだけでも食べてみましょう」と語りかけてみてください。ただし日頃から甘いお菓子や食品添加物の〝おいしい〟と感じさせる舌への刺激に慣れてしまっていると自然の味がわからなくなります。気をつけてください。

◇ゴボウ

ゴボウは、皮や根に薬効成分があります。そのせいか、ヨーロッパの民間療法では利尿薬として利用され、漢方では種、葉、根を薬剤として使い、食用にはしません。食用としているのは日本だけです。

また、豊富な食物繊維が整腸効果をもたらし、それ以外にも腎機能を高めることで利尿排毒効果、さらに消炎、止血、抗菌作用を持つなど、あらゆる薬効があります。

ゴボウの皮をむいて白くキレイな状態で食べるとアレルギー性皮膚炎を起こすといわれているので、皮はむかずアク抜きもしないでいただきましょう。

◇その他

ゴボウだけでなく、大根、山芋などの根菜類には酵素やミネラルが多く含まれるうえ、土の中に埋まっていたので大地の栄養を吸収しながらも土壌内のバイ菌に負けない力を持っています。ですから、皮をむいたり、根や葉を捨てたりせずに、全てをいただくようにしましょう。

わかめ、ひじき、昆布などの海藻は、カルシウム、ヨード、ミネラルが多く含まれます。色の濃い野菜、にら、小松菜、カボチャ、人参にはビタミンが多く、また、こんにゃくは昔から「お腹の中のすす払い」と言われています。特殊酵素が含まれていることを昔の人はわかっていたのでしょう。食物繊維が豊富なので、腸をきれいにしてくれます。

【コラム】手当て――こんにゃく湿布

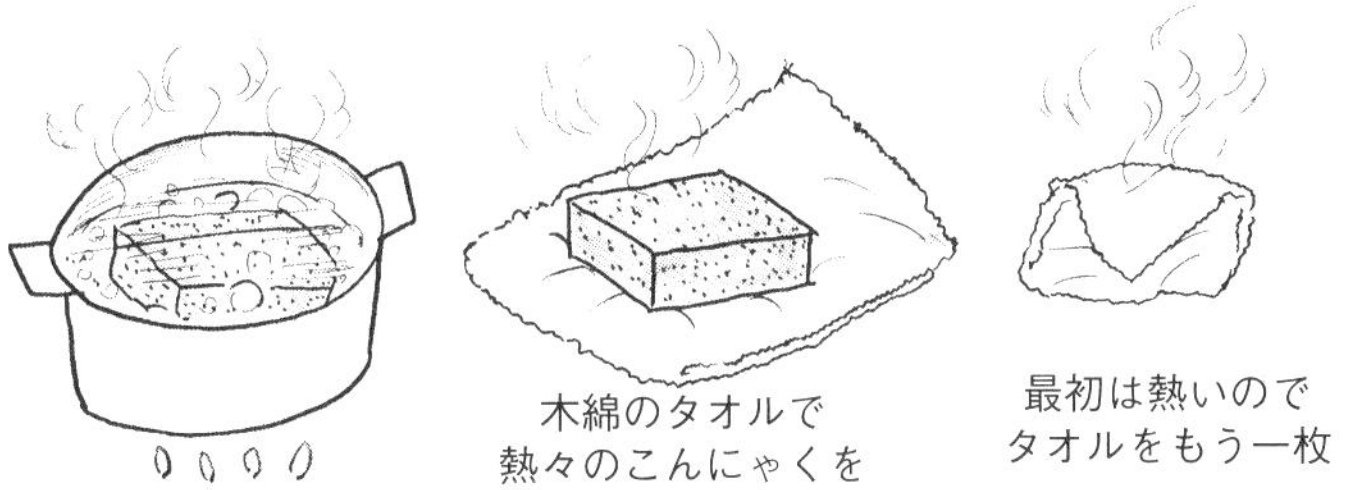

こんにゃくをお湯で煮る

木綿のタオルで
熱々のこんにゃくを
包む

最初は熱いので
タオルをもう一枚

※このタオルで包んだこんにゃくを患部にあてます。肩こり、腹痛、腰痛などに効果があります。
※喘息の発作のときに胸にビワの葉（ツルツルのほうを肌につける）とこんにゃくをあてるビワの葉こんにゃく湿布はとてもよく効きます。

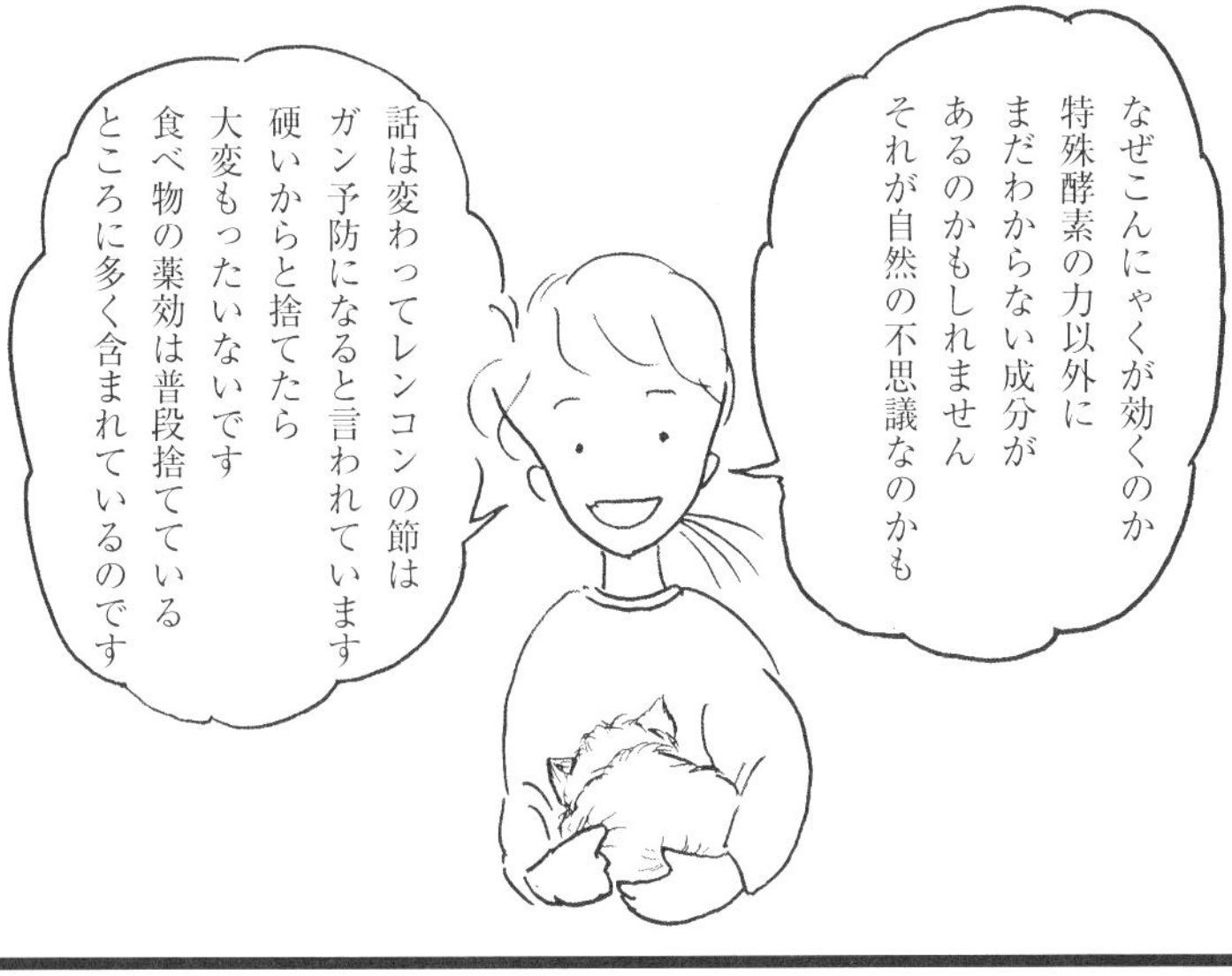
なぜこんにゃくが効くのか
特殊酵素の力以外に
まだわからない成分が
あるのかもしれません
それが自然の不思議なのかも
話は変わってレンコンの節は
ガン予防になると言われています
硬いからと捨てたら
大変もったいないです
食べ物の薬効は普段捨てている
ところに多く含まれているのです

〔炒り玄米がゆ〕

ザルでサッと水洗いししばらく置いてよく水切りした玄米半カップを、フライパンで弱火にして炒ります。こげると苦くなるので、丁寧に菜ばしでかき混ぜながらじっくり炒りましょう。玄米が狐色になりポンとはぜて小さなポップコーンのような物が一〜二粒できたら炒りあがりです。

これを水カップ二杯と土鍋に入れ弱火にかけて煮ます。小さくても深い土鍋で炊くと吹きこぼれが少ないです。

炒り玄米は白米と同じように炊飯器でも軟らかく炊けるので、初めて玄米を食べる人におススメです。軟らかいからといってすぐ飲み込まず、この軟らかいお粥で良く噛む練習をして普通食までに一口四〇回に慣れておきましょう。

梅干しと一緒に口に入れると、炒り玄米の芳ばしさと甘味がいっそう引き立ち美味しいです。

[レシピ7]

炒り玄米がゆ

ポン
ポン
※フライパンを振りながら
菜箸でかき混ぜる

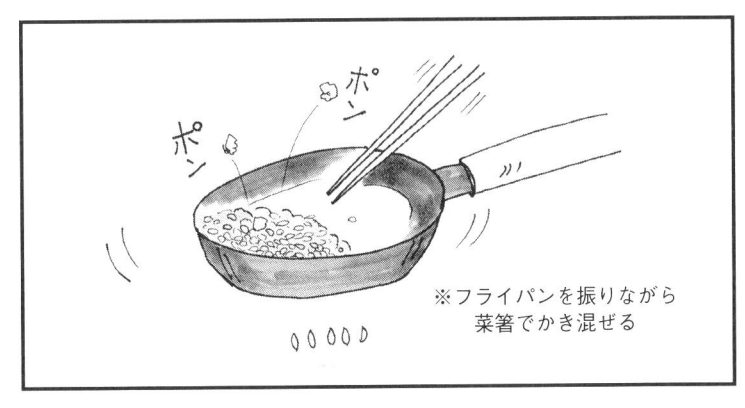

[材料＝１人分]
玄米 ½ カップ、水２カップ、

[作り方]
①ザルでサッと水洗いし、よく水切りした玄米を弱火で炒める。
②玄米がきつね色になり、小さなポップコーンのようなものが１～２粒できたら炒り上がり。
③土鍋に炒った玄米と水を入れ、弱火で煮る。

[一口メモ]
・炒った玄米は白米と同様に炊飯器でも炊けます。
・「玄米食にしたい」と考えてはいても、いきなり玄米は不安だという場合や、炊飯器に玄米設定がない場合は、炒り玄米を白米と混ぜて試してみるのもいいでしょう。
・研いだ白米二合に炒り玄米半合を混ぜ、水を二合半より少し多めに入れて炊飯器のスイッチを入れてください。

〈玄米おじや〉

玄米一合はゴミを取り除く程度にザルで洗い、ぬるま湯四カップに三時間以上漬けておいてから、弱火で炊きましょう。火にかけ三〇分ぐらいたったらかき混ぜ、銀杏切り大根四分の一本、細切り人参三分の一本、一口大に切った里芋二～三個を入れ蓋をします。時々焦げ付かないようにかき混ぜ、水分が少なそうなら少しづつ足します。野菜が柔らかくトロリとなったら、縦半分にして細切りにした油揚げ一枚、細切りタマネギ四分の一個、一口大に切った小松菜三～四把、ハチミツ小さじ四分の一杯（ハチミツにはデンプンの甘味を引き立てる酵素が含まれているそうで、ほんの少し入れることで食べ物の旨味が出てきます）を入れ火が通ったら醤油大さじ三～四杯で味付けできあがり。

〈バラエティおじや〉

小豆や黒豆半合を玄米と一緒に煮れば「**小豆玄米おじや**」「**黒豆玄米おじや**」。

食用ハトムギ半合と玄米を一緒に煮れば「**ハトムギ玄米おじや**」。

水を半分にして玄米を炊き、最後に豆乳と味噌を入れ一煮立ちさせると「**豆乳入り味噌玄米おじや**」。

[レシピ8]

玄米おじや

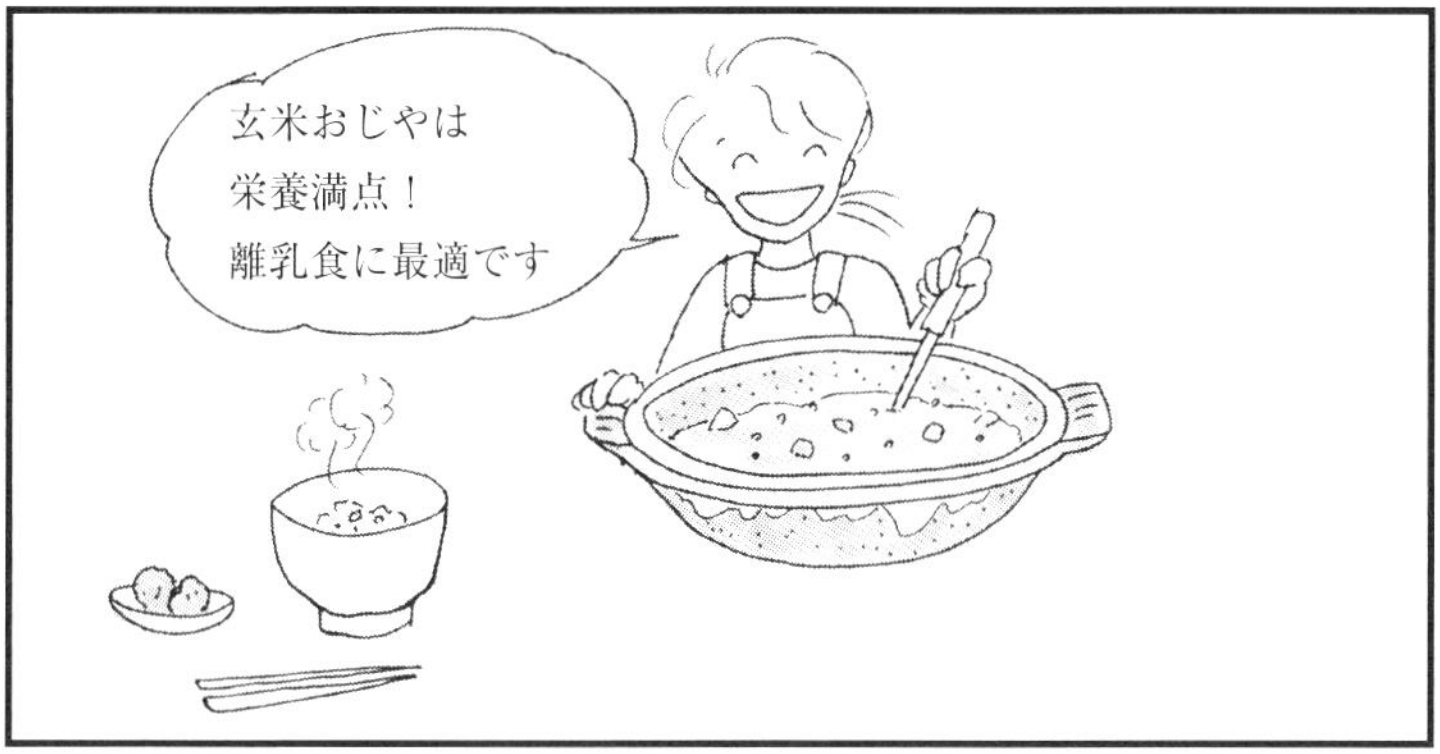
玄米おじやは
栄養満点！
離乳食に最適です

[材料＝３～４人分]
玄米１合、大根 ¼ 本、人参 ⅓ 本、里芋２～３個、油揚げ１枚、タマネギ ¼ 個、小松菜３～４把、ハチミツ小さじ ¼ 杯、醤油３～４杯

[作り方]
①大根は銀杏切り、人参、タマネギ、油揚げは細切り、里芋、小松菜は一口大に切る。
②玄米を軽くザルで洗い、ぬるま湯４合に３時間以上付けた後、弱火で炊く。
③ 30 分くらい経ったらかき混ぜ、大根、人参、里芋を入れて蓋をする。
④ときどき焦げ付かないようにかき混ぜ、水分が足りなくなったら少しずつ足していく。
⑤野菜がとろりと柔らかくなったら油揚げ、タマネギ、小松菜、蜂蜜を入れる。
⑥火が通ったら醤油で味付けして出来上がり。

[一口メモ]
大根の他にサツマイモ、ゴボウ、レンコンなどの根菜や小松菜、セリなどの季節の葉野菜、長ネギやニラなどを入れても美味しいです。鍋に入れるのは、根菜は③、葉野菜などは⑤のタイミングで。

【コラム】治病食③体の掃除！

◇はと麦

体のいらないもの、異物を外に出す働きや、美肌効果があるといわれています。アレルギー体質には特によい食べ物です。米に混ぜて炊いて、はと麦ご飯にして普段からいただくようにしましょう。漢方薬ではイボ取りとして有名ですが、妊娠初期には飲んではいけない種類もありますので漢方薬屋さんで相談し、食用にもなるはと麦（ヨクイニン）を買ってください。玄米または胚芽米二合に対しはと麦半合で炊くとよいでしょう。

◇黒豆・小豆

黒豆の煮汁はセキ、声がれに効くと言われています。黒豆、小豆共に高い解毒作用と利尿効果もあるので体内に溜まった毒素、老廃物を出してくれます。サポニンと食物繊維により便秘、むくみ、疲労に効きます。治病のためには甘い味付けはいけないので主食の玄米と一緒に炊き、黒豆ご飯、小豆ご飯でいただくと食べやすく成分全ていただけます。

[レシピ9]

玄米餅

[材料]
玄米餅米５カップ

[作り方]
①玄米もち米を水４カップで２時間ふやかす。
②そのまま圧力釜でごはんを炊くと、少しかためのごはんになります。
③すり鉢とすりこぎは熱湯につけておく。
④すりこぎをきねにして、②のごはんをすりばちでつく。温かいうちにつくとつぶつぶのない美味しいお餅になるので、冷めないようにすりこぎは湯でぬらすようにする。
※東城百合子『家庭でできる自然療法』（あなたと健康社）より

[一口メモ]
・電機餅つき器は電熱で成分が壊されてしまうことがあるので、病人には手でついた餅がよいです。
・醤油やすりゴマ、おろし生姜をつけ、海苔を巻いていただきます。
・一口大に切って、味噌汁などに入れて柔らかく煮ても良いです。

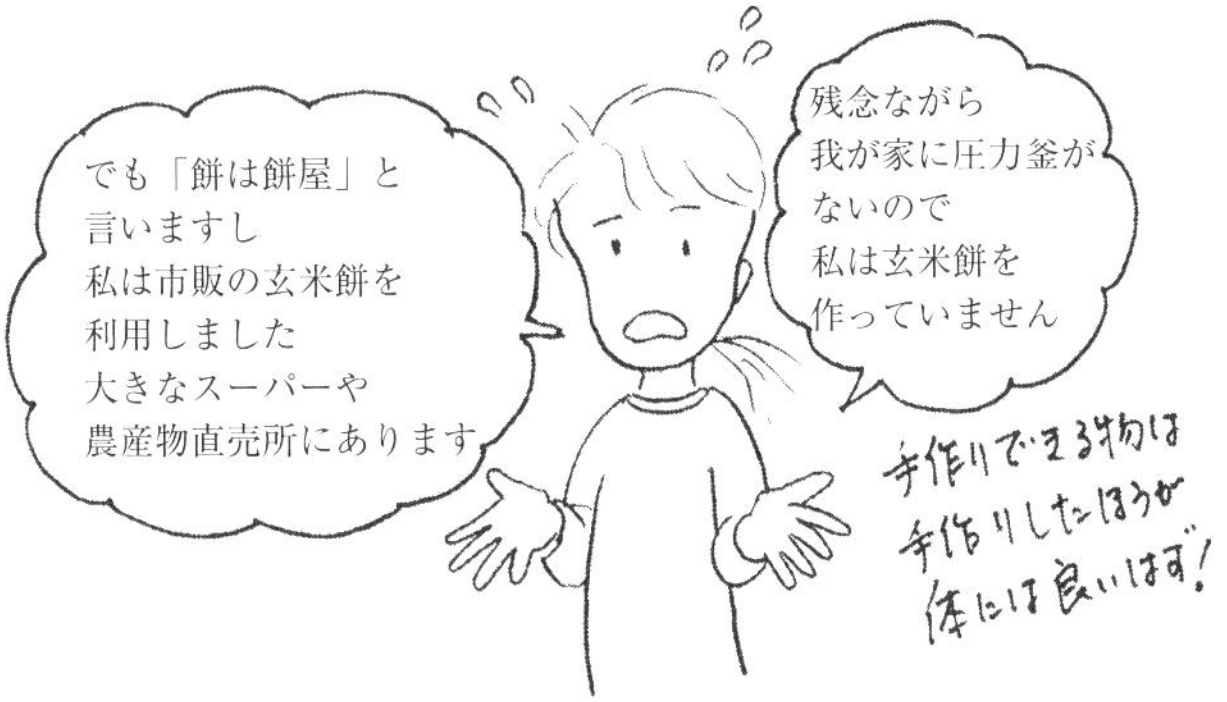
でも「餅は餅屋」と言いますし私は市販の玄米餅を利用しました大きなスーパーや農産物直売所にあります
残念ながら我が家に圧力釜がないので私は玄米餅を作っていません
手作りできる物は手作りしたほうが体には良いはず！

食べてはいけないもの

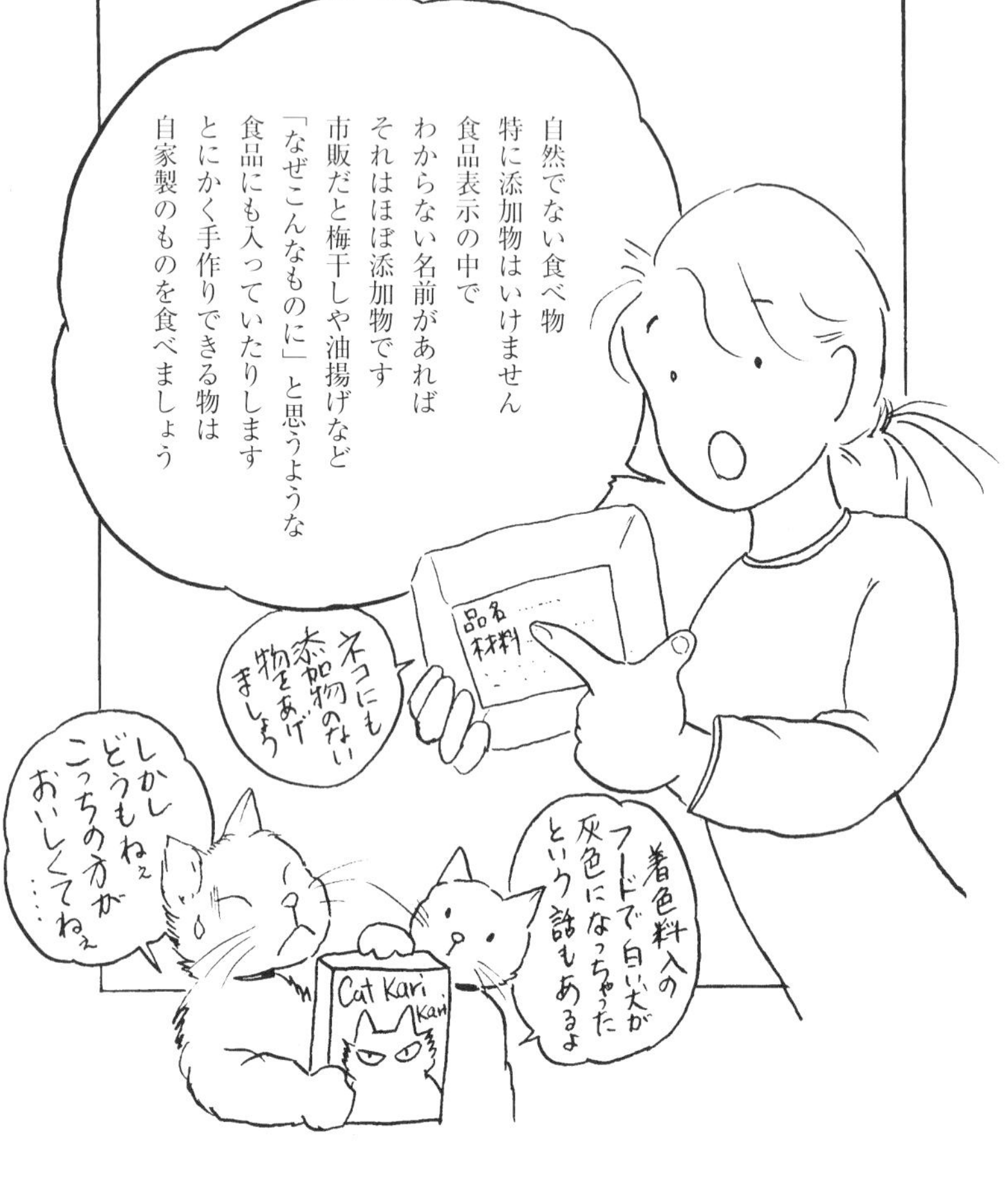
自然でない食べ物
特に添加物はいけません
食品表示の中で
わからない名前があれば
それはほぼ添加物です
市販だと梅干しや油揚げなど
「なぜこんなものに」と思うような
食品にも入っていたりします
とにかく手作りできる物は
自家製のものを食べましょう
品名
材料
ネコにも添加物のない物をあげましょう
着色料入のフードで白い犬が灰色になっちゃったという話もあるよ
しかしどうもねぇこっちの方がおいしくてねぇ……
Cat Kari Kari

体の栄養になったり薬になる食べ物があれば、逆に体にとって害になる食べ物もあります。それは、もともと日本人が食べてこなかった食べ物、自然でない加工された食べ物などです。

たとえ特定保健用食品や自然食品、健康食品という表示があっても、それが化学的に作られている物、工場で大量生産されている物であれば自然の食べ物とはいえず、治病のためにはおススメできません。

◇白米などの白い食べ物

お米に白で粕（カス）。お米に健康の康で糠（ヌカ）。お米の栄養分を削り取って白いカスにしてしまった白米では健康になれないということです。白米に限らず白く精製されている物全般、小麦粉、工場で大量生産の食パン、うどん、ラーメン、スパゲティーなども同様です。もし、白米を食べるときはすりゴマをタップリかけるようにすれば、ミネラルなどの微量栄養素を補えます。

ただし、ＴＰＯはわきまえて。「白米は絶対に食べない」などと必要以上にこだわってみせると、外食もできず人間関係が悪くなる恐れがありますので注意してください。

◇肉・卵・牛乳

日本人の食性ではない動物性タンパク質なので消化代謝に大変時間と負担がかかるため、食べると腸内で醗酵し（いわゆる〝腐る〟ということ）悪い腸内細菌が増殖してしまいます。そして血液を酸性にし、肝臓や腎臓を弱らせ、その結果、体全体が弱ってしまうのです。

◇加工した油

油、脂肪とは脂肪酸の混合物であり、物理的化学的な性質により「飽和脂肪酸」「不飽和脂肪酸」などに分けることができます。

飽和脂肪酸は室温で固まる油で、動物性油脂とココナッツ油、ヤシ油などです。不飽和脂肪酸は室温では液体である植物油などを言います。

動物性油脂の取りすぎは健康リスクが高いということはよく知られていますが、植物性油脂なら安全だと思っている人が結構多いようです。しかし植物性油脂でも、非天然、人工精製による不飽和脂肪酸、つまりマーガリンや固形植物油（ショートニング）などの健康リスクは、動物性油脂と同等であるということは意外と知られていません。

さらにもっと重大なことは、不飽和脂肪酸は熱処理、化学溶剤処理、漂白処理をされると、大変毒性の強いトランス脂肪酸に変わりやすく、市販されている大量生産による油脂のほとんどが、石油系溶剤により抽出され、漂白、精製されているのです。

原料にどんなに良質の油を使っていても、またたとえ「特定保健商品」という表示があっても、化学的、人工的に作られた油は食べてはいけないのです。

◇大型の魚（鮪、ぶり、鮭、マスなど）

昔エンジンつきの船がない時代には大型の魚を捕るとは命がけの仕事でした。運よく網にかかったり、ときたま沿岸近くに鮪の群れがやってきたり、鯨やイルカが入江に迷い込んだり、だから大きな魚はご馳走でめったに食べられるものではありませんでした。「日本人は昔から魚を食べていた」というのは小さな魚のことです。また食べ物は捨てることなく全部いただくことが基本です。食べるのは頭から尾までいただける小魚にしましょう。

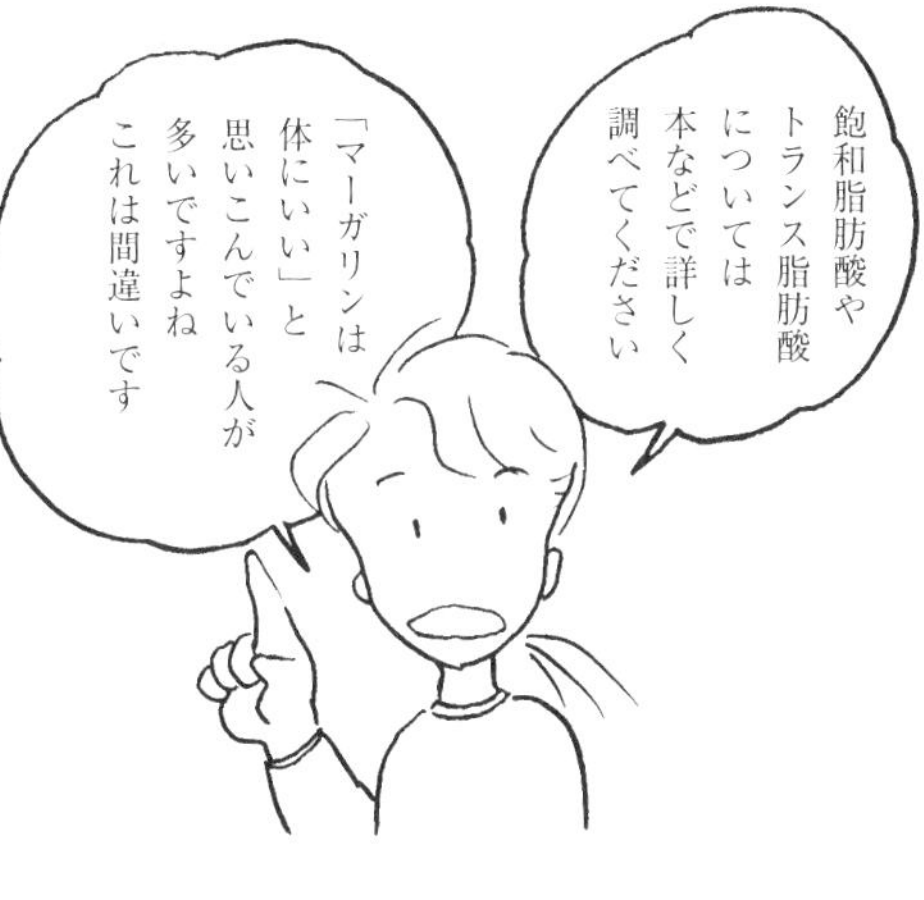
飽和脂肪酸や トランス脂肪酸 については 本などで詳しく 調べてください
「マーガリンは 体にいい」と 思いこんでいる人が 多いですよね これは間違いです

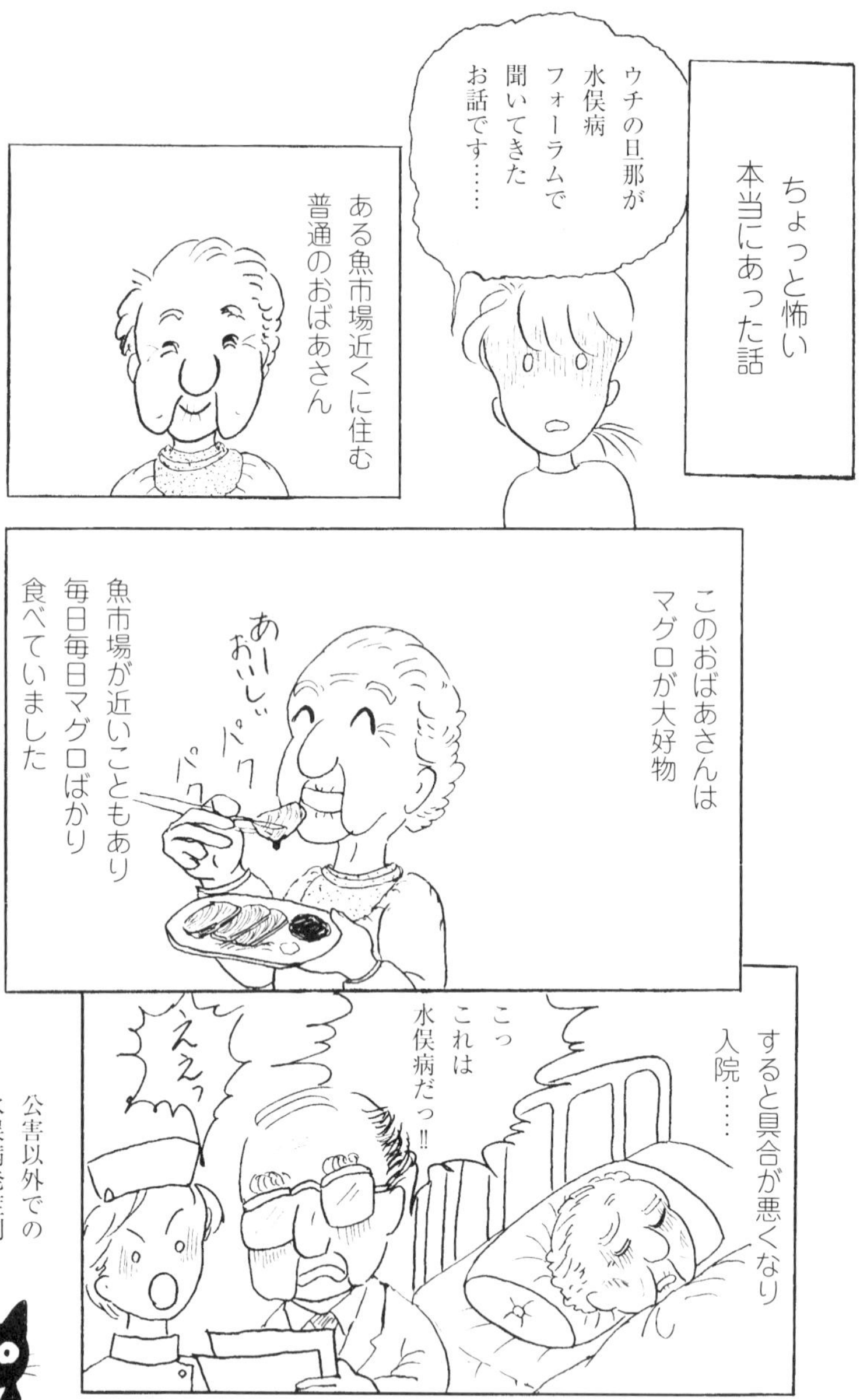
ちょっと怖い本当にあった話
ウチの旦那が水俣病フォーラムで聞いてきたお話です……
ある魚市場近くに住む普通のおばあさん
このおばあさんはマグロが大好物
あ〜おいしい
パクパク
魚市場が近いこともあり毎日毎日マグロばかり食べていました
すると具合が悪くなり入院……
こっこれは水俣病だっ!!
ええっ

公害以外での
水俣病発症例
有名な話です

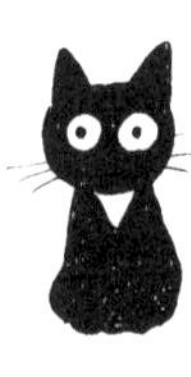

◇白砂糖を使った甘いお菓子、飲み物

元来日本人にとって一番甘い食べ物は干し柿だったのですから、治病のためにはこれより甘い物を日常的に食べてはいけません。普段の食事の味付けで砂糖を控えると、素材の持つ甘味、旨味がわかるようになります。

◇白餅

アトピーがある炎症体質の人は食べてはいけません。食べるなら玄米餅、または皆さんのお住まいの地方で伝統的に作られているキビ餅、アワ餅、トチ餅（観光土産用等に甘く食べやすく加工されたものはダメです。昔ながらの製法で作られた物）などにしましょう。

◇果物

「果物はビタミン・ミネラルの宝庫」という

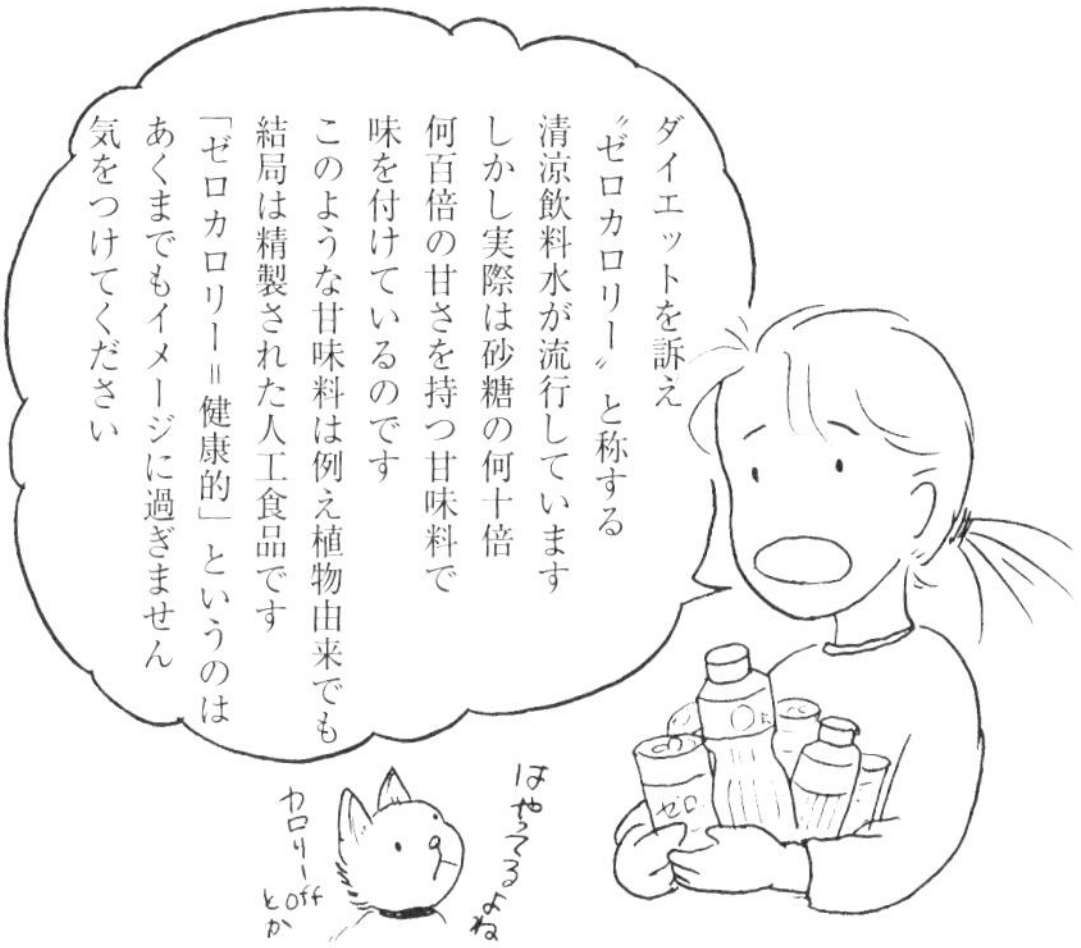
ダイエットを訴え
〝ゼロカロリー〟と称する
清涼飲料水が流行しています
しかし実際は砂糖の何十倍
何百倍の甘さを持つ甘味料で
味を付けているのです
このような甘味料は例え植物由来でも
結局は精製された人工食品です
「ゼロカロリー＝健康的」というのは
あくまでもイメージに過ぎません
気をつけてください
はやってるよね
カロリーoffとか
ゼロ

のは昔の話。現代の果物は季節先取りのため、自然の恵みとは言えない温室の中、石油暖房で育ったうえ農薬漬けとなっています。また甘い果物がよいとされ品種改良を重ねた結果、糖分が多すぎて消化代謝に負担がかかってしまうのです。自家製の自然の果物ならよいでしょう。

◇アルコール

炎症体質の人は飲まないほうがよいです。ただし我慢してストレスがたまってしまうなら、多少は飲むこともしかたありません。酒は元来百薬の長ですから、大量生産でない、添加物（亜硝酸塩、醸造用アルコールなど）の入っていないものなら大丈夫です。原材料を見て日本酒なら米と米麹、ビールなら麦とホップだけのシンプルな表示のものを選びましょう。昔ながらの蔵元で作られた地元の良いお酒を一日一合を越えないように楽しみながら飲んでください。

◇刺激物

その他、辛いもの、冷たすぎるもの、熱すぎるもの、カフェインの多いもの（コーヒー、紅茶、上等な緑茶など）など、体に刺激を与える食品は控えましょう。

食材の選び方

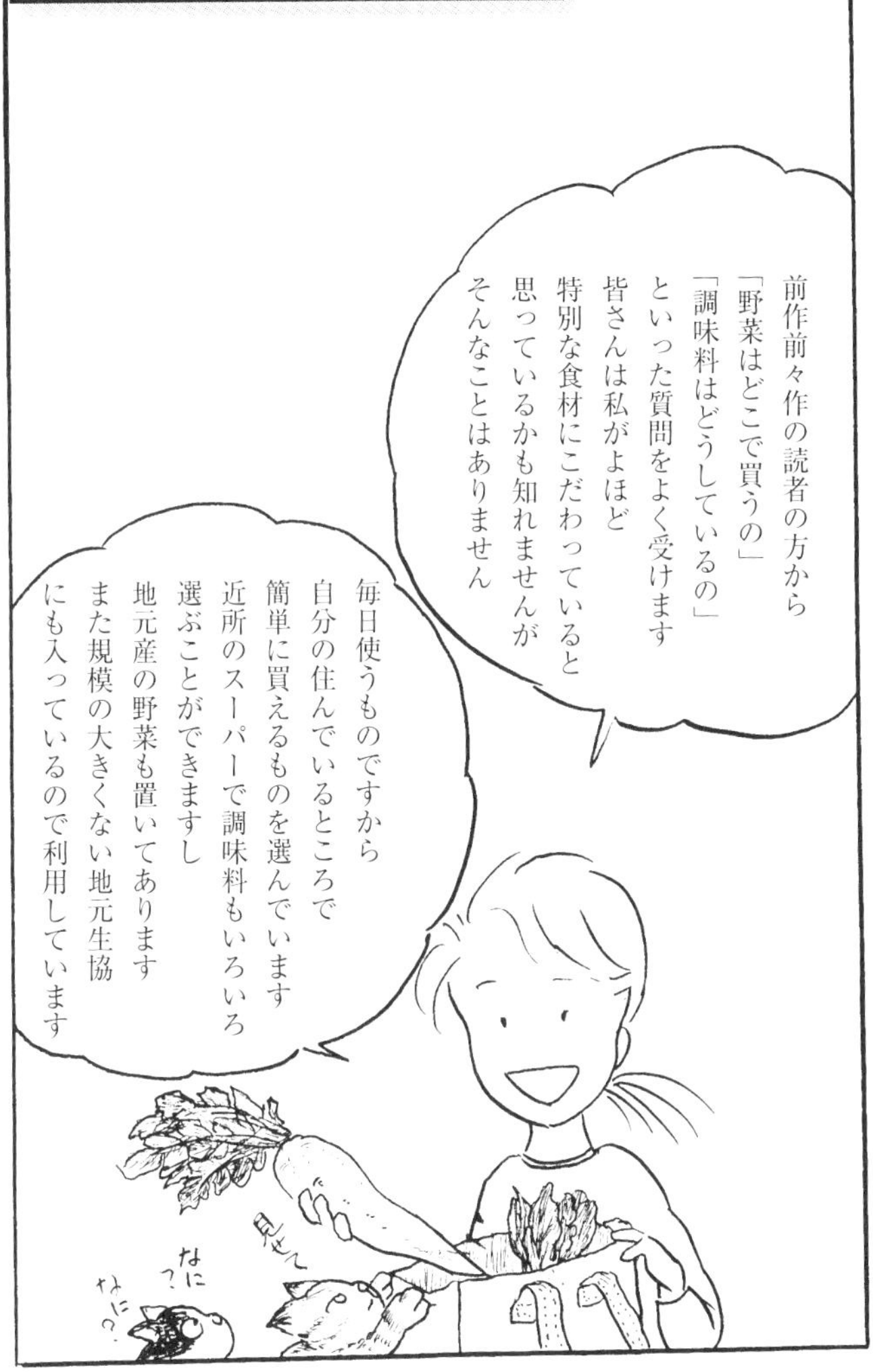
前作前々作の読者の方から「野菜はどこで買うの」「調味料はどうしているの」といった質問をよく受けます　皆さんは私がよほど特別な食材にこだわっていると思っているかも知れませんが　そんなことはありません
毎日使うものですから　自分の住んでいるところで簡単に買えるものを選んでいます　近所のスーパーで調味料もいろいろ選ぶことができますし　地元産の野菜も置いてあります　また規模の大きくない地元生協にも入っているので利用しています
なに？
なに？

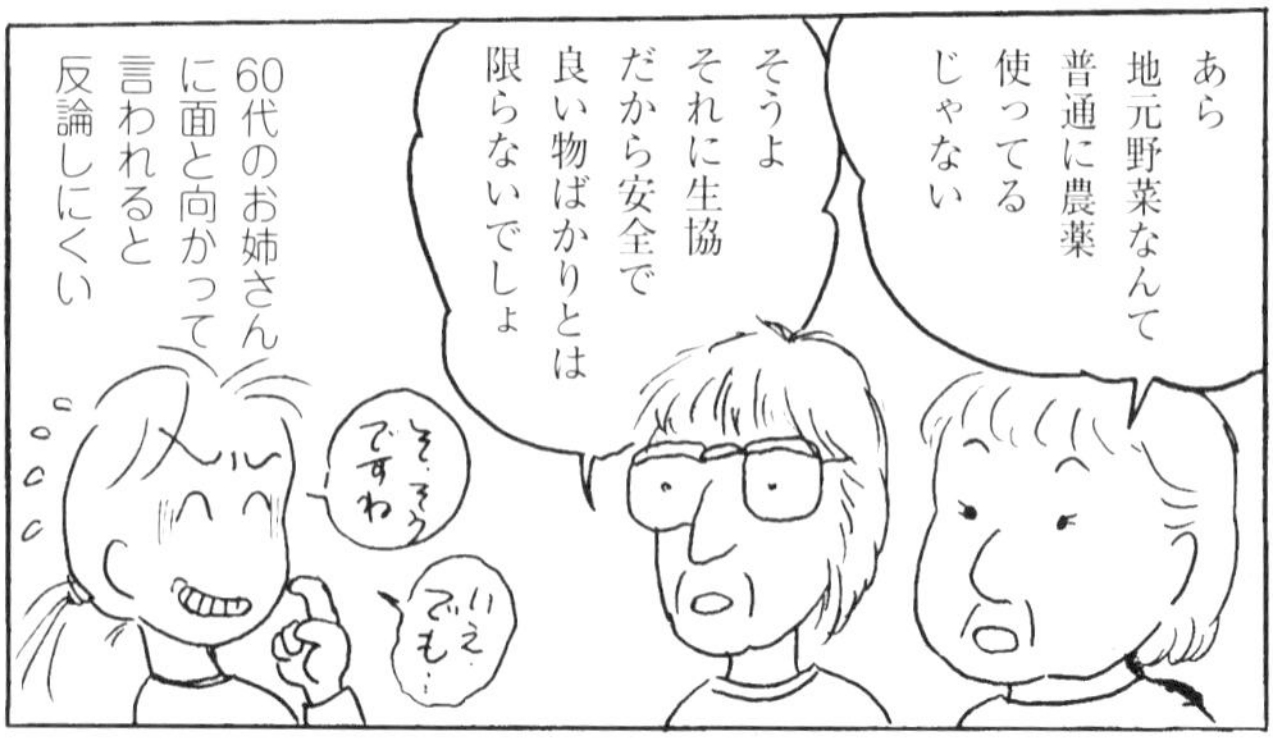
あら
地元野菜なんて
普通に農薬
使ってる
じゃない
そうよ
それに生協
だから安全で
良い物ばかりとは
限らないでしょ
そ、そう
ですわ
いえ
でも…
60代のお姉さん
に面と向かって
言われると
反論しにくい

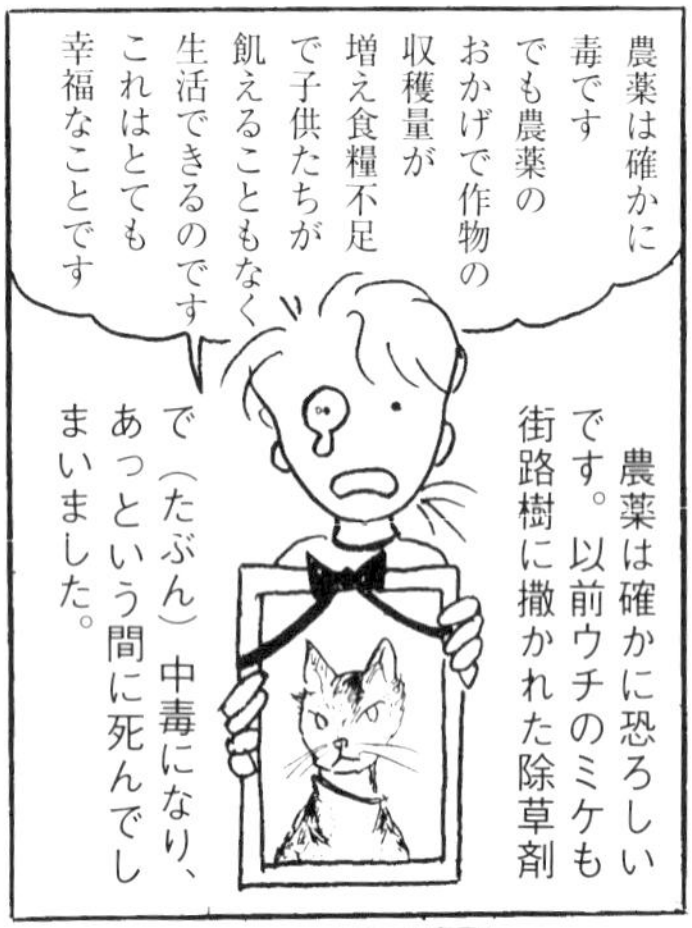
農薬は確かに
毒です
でも農薬の
おかげで作物の
収穫量が
増え食糧不足
で子供たちが
飢えることもなく
生活できるのです
これはとても
幸福なことです
農薬は確かに恐ろしい
です。以前ウチのミケも
街路樹に撒かれた除草剤
で（たぶん）中毒になり、
あっという間に死んでし
まいました。

それと同時にキレイすぎる野菜ばかりを欲してきた消費者が、農薬の使いすぎを生んだことを忘れないでください。

手間を掛けず、便利でしかも安価な生活が良い生活なのだという世の中の風潮が、農家の人こそ吸わないとか触らないなど細心の注意が必要な毒薬である農薬を、簡単手軽に使わせてしまったということ……。このことを考えてみてください。

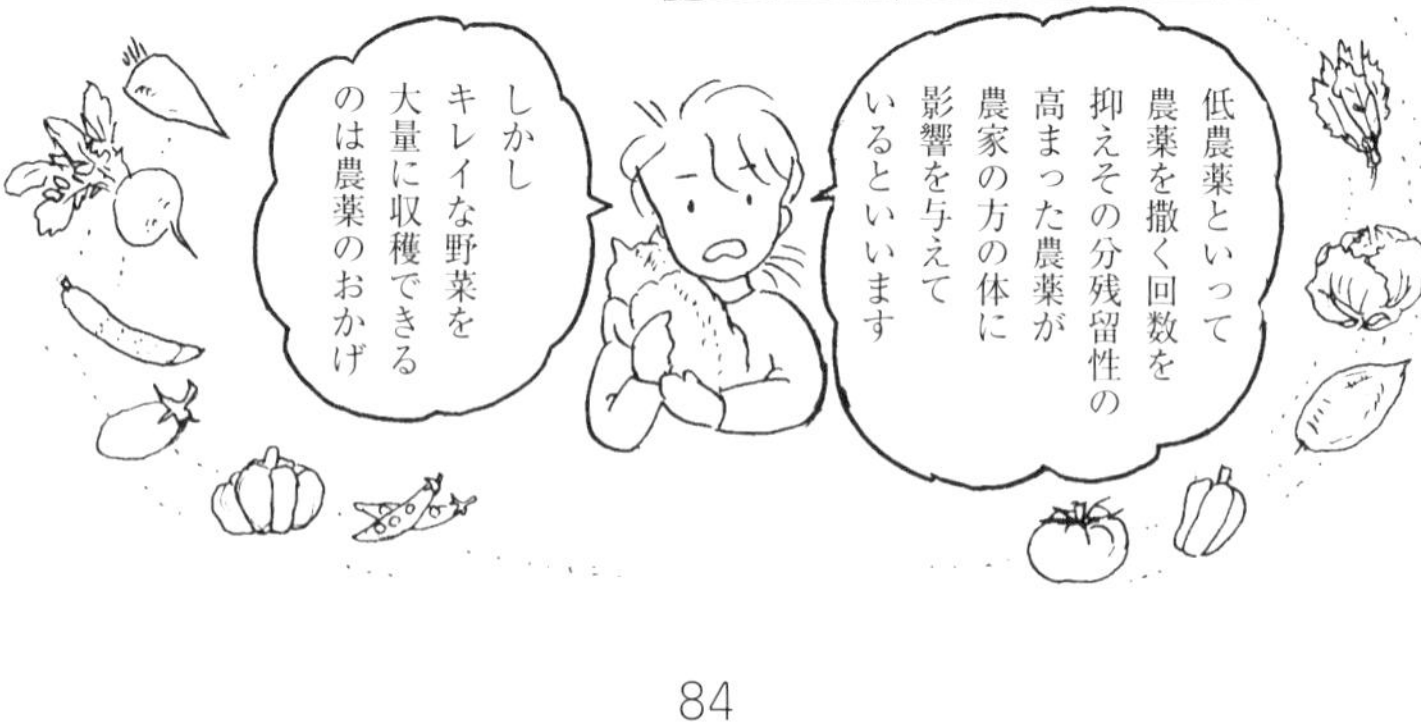
低農薬といって
農薬を撒く回数を
抑えその分残留性の
高まった農薬が
農家の方の体に
影響を与えて
いるといいます
しかし
キレイな野菜を
大量に収穫できる
のは農薬のおかげ

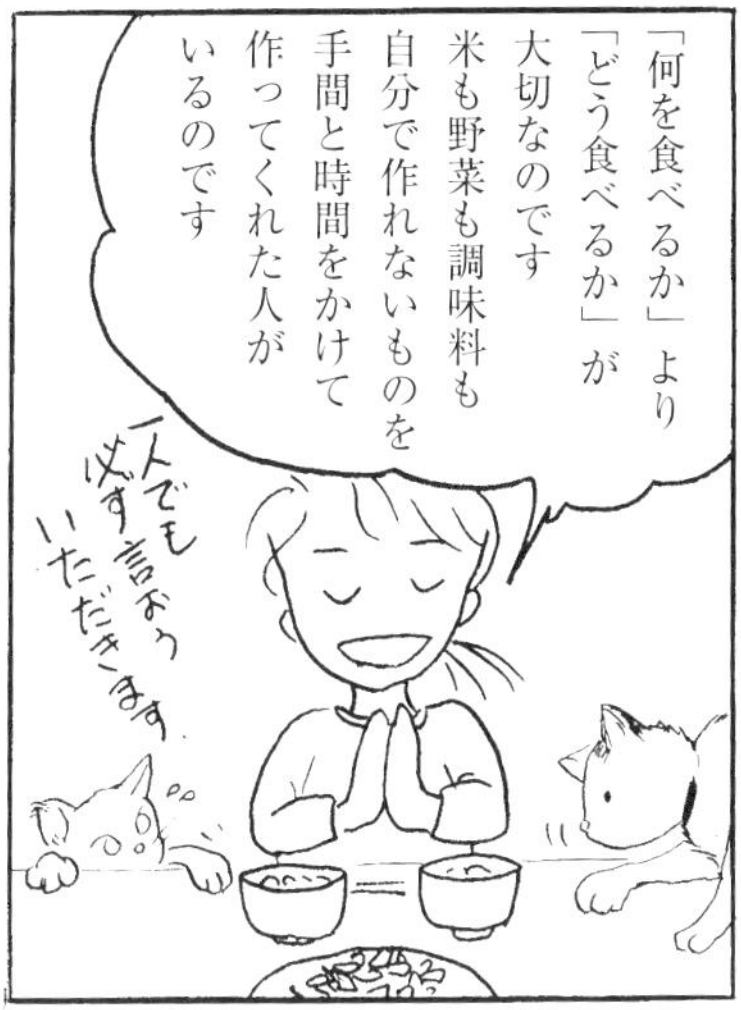
「何を食べるか」より
「どう食べるか」が
大切なのです
米も野菜も調味料も
自分で作れないものを
手間と時間をかけて
作ってくれた人が
いるのです
一人でも
必ず言おう
いただきます

一人一人が無農薬野菜を買うように努めればそれが売れ筋となり、結果的に農薬を使わない野菜を作ってくれる生産者の方が増えてくれるので、それは大切なことです。しかし無農薬野菜にこだわりすぎてしまうと、それが手に入らないときや、手に入れるのに苦労したときにそれがストレスになり、治病には逆効果になります。

とにかくこだわりを捨て、大らかな気持ちで自分の住んでいる地域の良い販売所、共同購入グループ、地元酒造や醸造所を探してみてください。

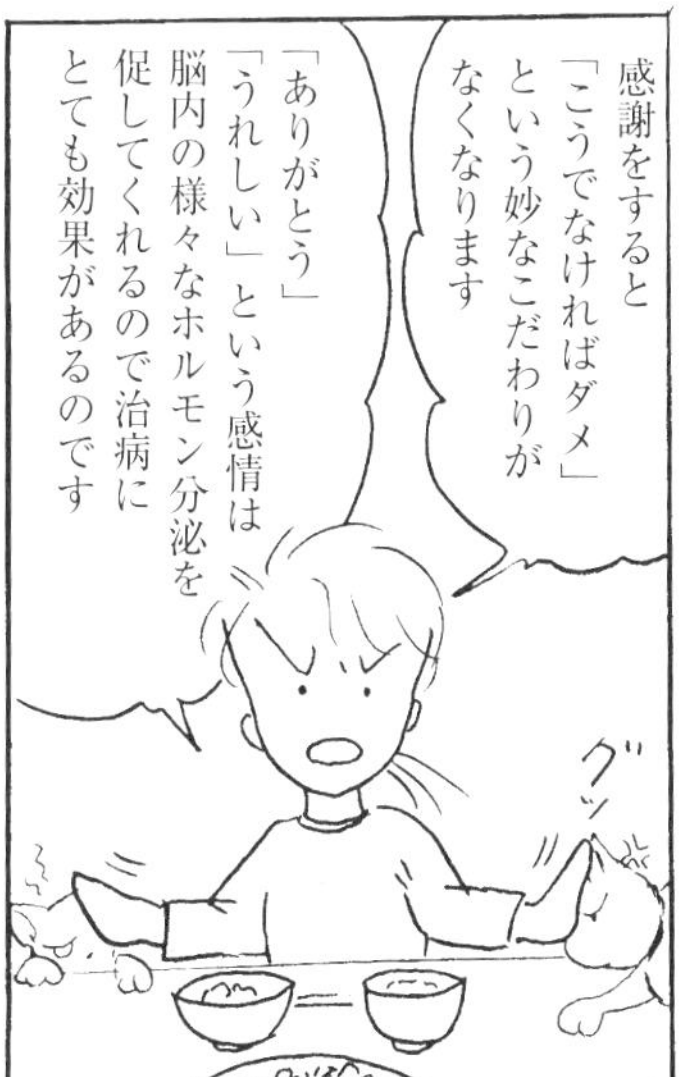
感謝をすると
「こうでなければダメ」
という妙なこだわりが
なくなります
「ありがとう」
「うれしい」という感情は
脳内の様々なホルモン分泌を
促してくれるので治病に
とても効果があるのです
グッ

「きれいで美味しくて無農薬の野菜が欲しい」と、今までの自分たちを反省せず、ただ〝良いもの〟だけを追い求めるのはただのワガママです。農薬は確かに毒ですが、それを〝良いもの〟として長年使ってきたのは、他ならぬ我々なのだという意識を持ちましょう。〝良いもの〟の裏には必ず〝悪いもの〟があり、手間を掛けず安くて便利な生活には、必ず〝悪〟の部分があるのです。

「自分の体の具合が悪い、だから体に良いものだけを食べたい」と思ってしまうのは仕方のないことですが、見方を変えてみると、それは自分の食べたいものだけを食べるワガママな姿になります。この病気の体は、あくまでも自分のワガママな生活が作ってきたものであって、〝悪い食べ物〟が病気の原因ではありません。ですから、ただ食べ物を変えれば病気が治るというわけではなく、病気を作ってきたこれまでの生活を反省し、見直したところから治病の第一歩が始まるわけです。

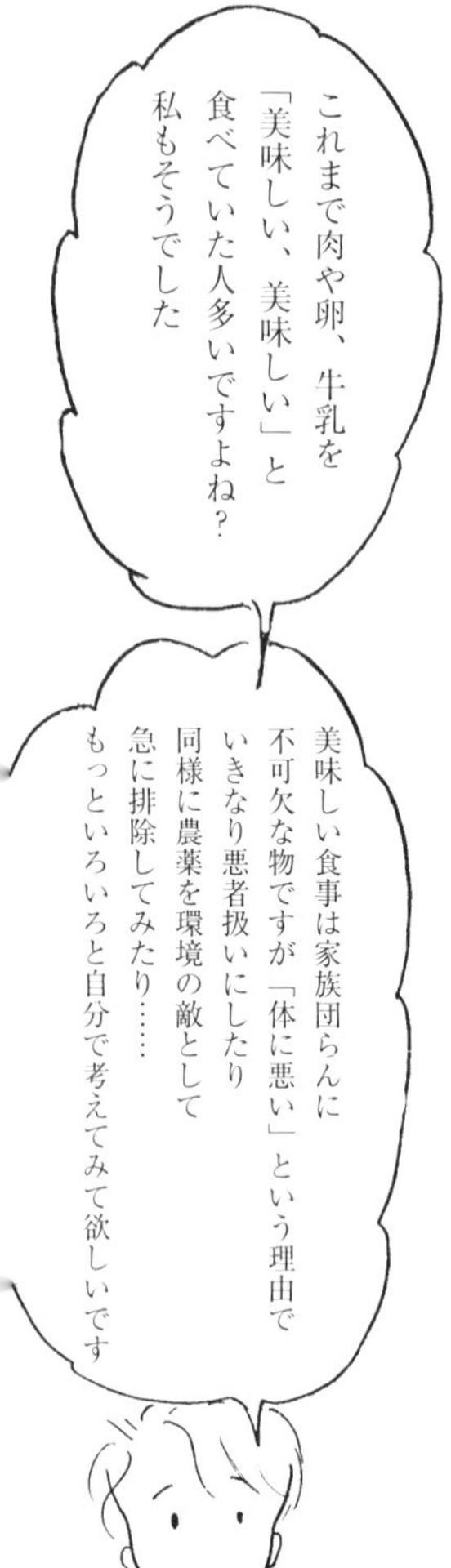
これまで肉や卵、牛乳を「美味しい、美味しい」と食べていた人多いですよね？私もそうでした
美味しい食事は家族団らんに不可欠な物ですが「体に悪い」という理由でいきなり悪者扱いにしたり同様に農薬を環境の敵として急に排除してみたり……もっといろいろと自分で考えてみて欲しいです

【コラム】実際に我が家で使用している調味料・食材ほか

◆砂糖＝「素温糖」８００グラム（約３８０円）
（製造元＝株式会社けんこう舎　東京都調布市富士見町4-32　TEL 042-488-1851）

◆酢＝「富士酢」５００ミリリットル（約６００円）
（製造元＝株式会社飯尾醸造　京都府宮津市小田宿野373　TEL 0772-25-0015）

◆醤油＝「金笛醤油」１リットル（約７００円）
（製造元＝笛木醤油株式会社　埼玉県比企郡川島町上伊草660　TEL 049-297-0041）

◆味噌＝「やまこみそ」１キログラム（約６３０円）
（製造元＝有限会社やまこ味噌　茨城県守谷市大山新田166　TEL 0297-48-5255）

◆ソース＝「ウスターソース」「とんかつソース」各２００ミリリットル（約３００円）
（製造元＝株式会社ポールスタア　東京都東村山市久米川町3-28-2　TEL 0120-5971-10）

◆おでんの練り製品・揚げ物
（製造元＝株式会社マルト高橋徳治商店　宮城県石巻市川口町2-1-35　TEL 0225-95-2262）

◆石鹸歯磨き・シャンプー・リンス
（製造元＝太陽油脂株式会社　神奈川県横浜市神奈川区守屋町2-7　TEL 045-441-4951）

※表記されている情報は執筆当時（平成22年9月現在）のものであり、製品情報、製造元の連絡先など変更されることがあります。

【コラム】役立ち健康食品のお店紹介

◆株式会社創健社

(住所＝神奈川県横浜市神奈川区片倉2-37-11　TEL 0120-101702)

添加物なしの調味料やお菓子、アレルギー対応品など。健康食品店で購入できます。通販もできるようです。

(商品例)「有精卵マヨネーズ」300グラム(約400円)

「喜」

「怒」

「哀」

「楽」

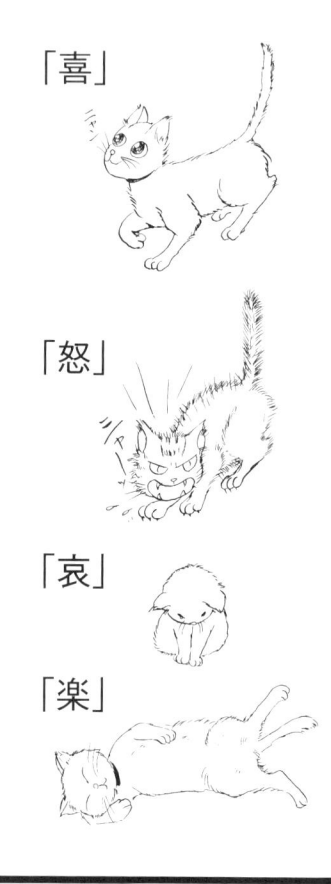

※表記されている情報は執筆当時(平成22年9月現在)のものであり、製品情報、製造元の連絡先など変更されることがあります。

第3章

アレルギーを自力で治すレシピ

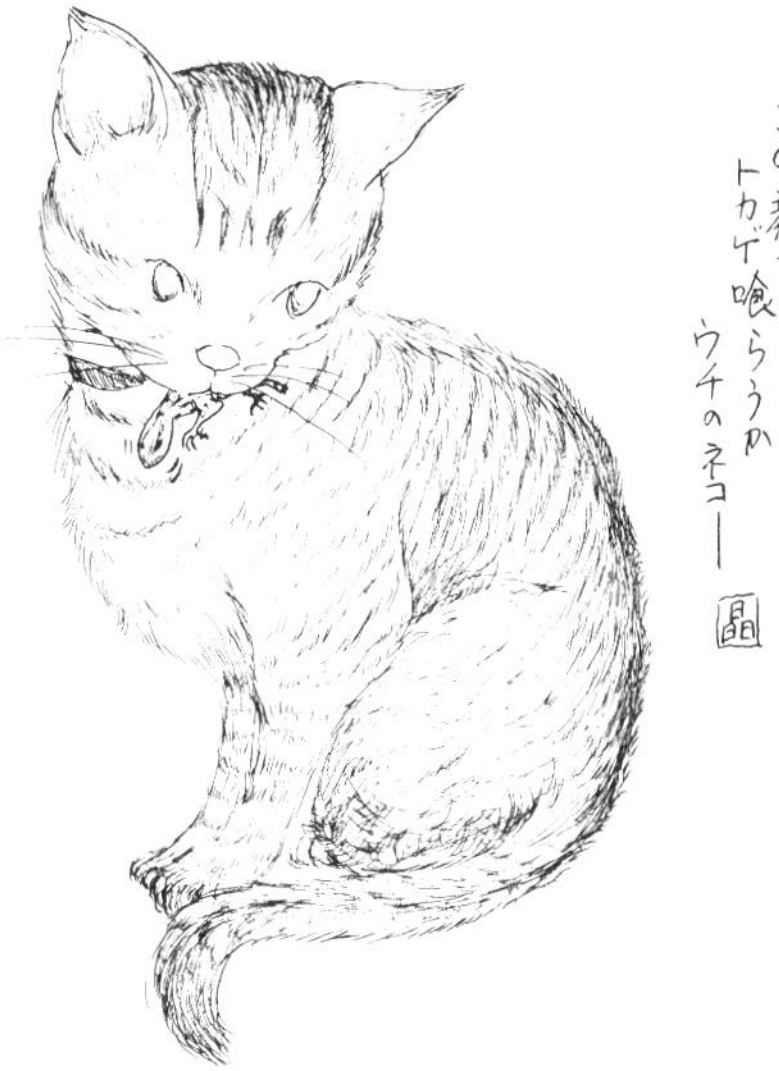
――この顔で
トカゲ喰らうか
ウチのネコ――

――あの声で蜥蜴食らうか時鳥（宝井其角）――

献立を考えよう

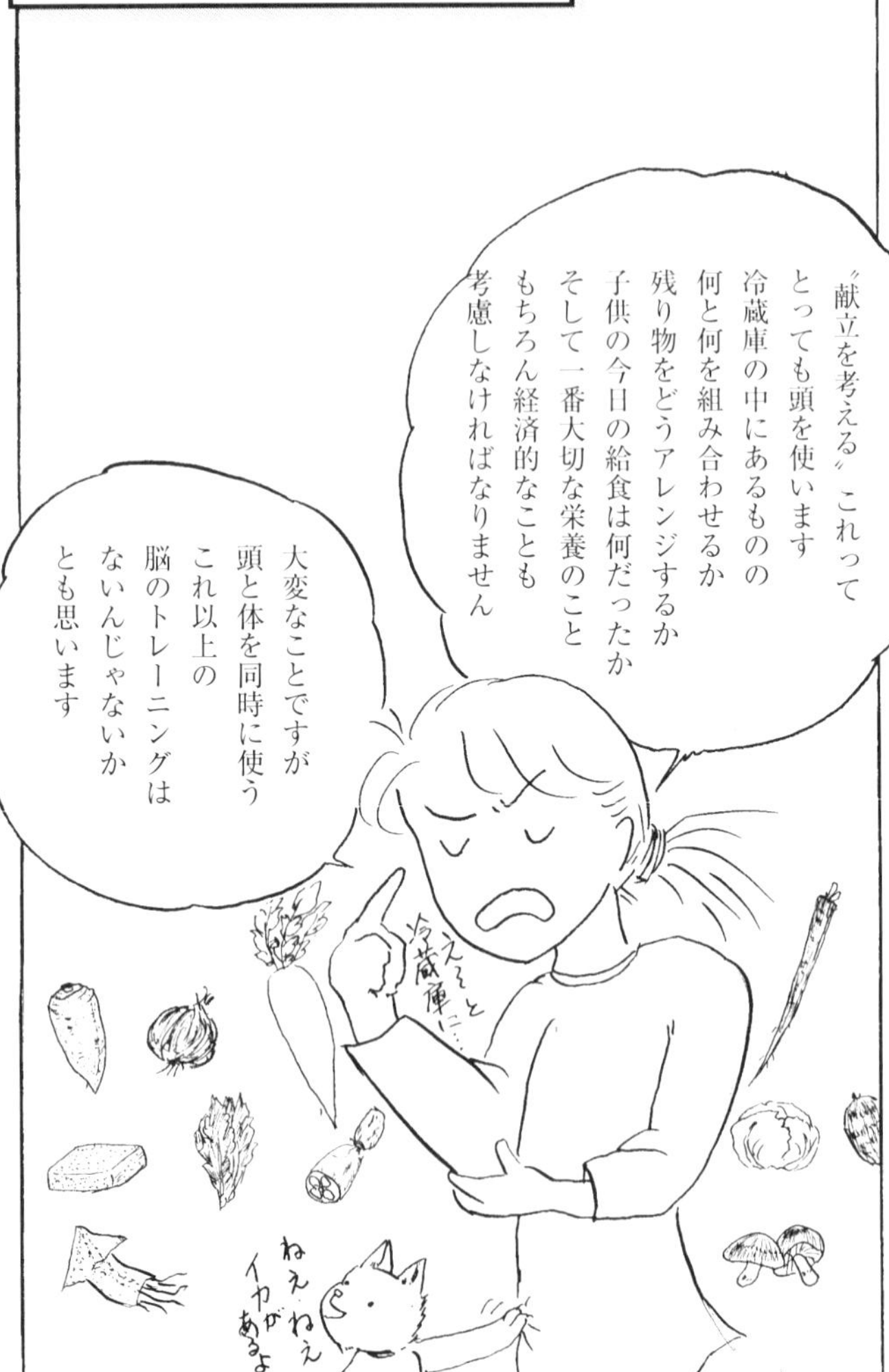
〝献立を考える〟これって とっても頭を使います 冷蔵庫の中にあるものの 何と何を組み合わせるか 残り物をどうアレンジするか 子供の今日の給食は何だったか そして一番大切な栄養のこと もちろん経済的なことも 考慮しなければなりません
ええと冷蔵庫に…
大変なことですが 頭と体を同時に使う これ以上の 脳のトレーニングは ないんじゃないか とも思います
ねえねえ イカがあるよ

専業主婦は

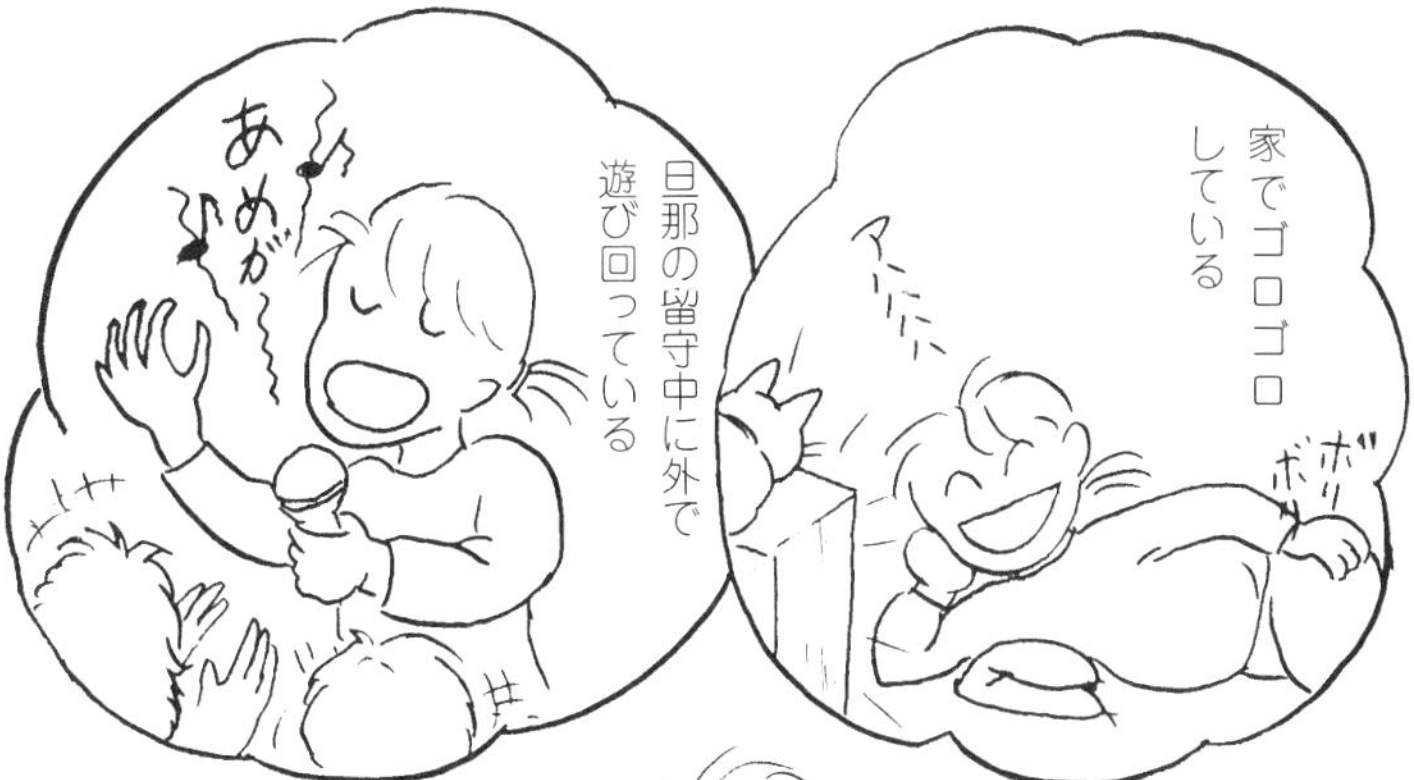
家でゴロゴロしている
旦那の留守中に外で遊び回っている
あめが

こういうイメージがありますが、決してそんなことはありません。主婦業とは自分のことより家族の健康と幸せを守り、

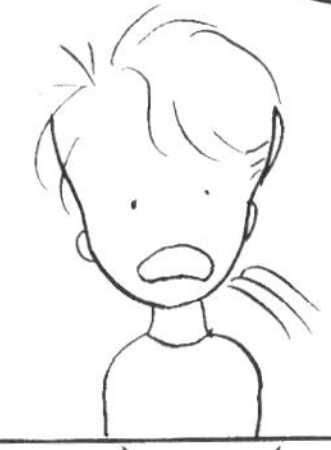

さらに子供を育てるというお金には換えられないとても大切な仕事なのです。

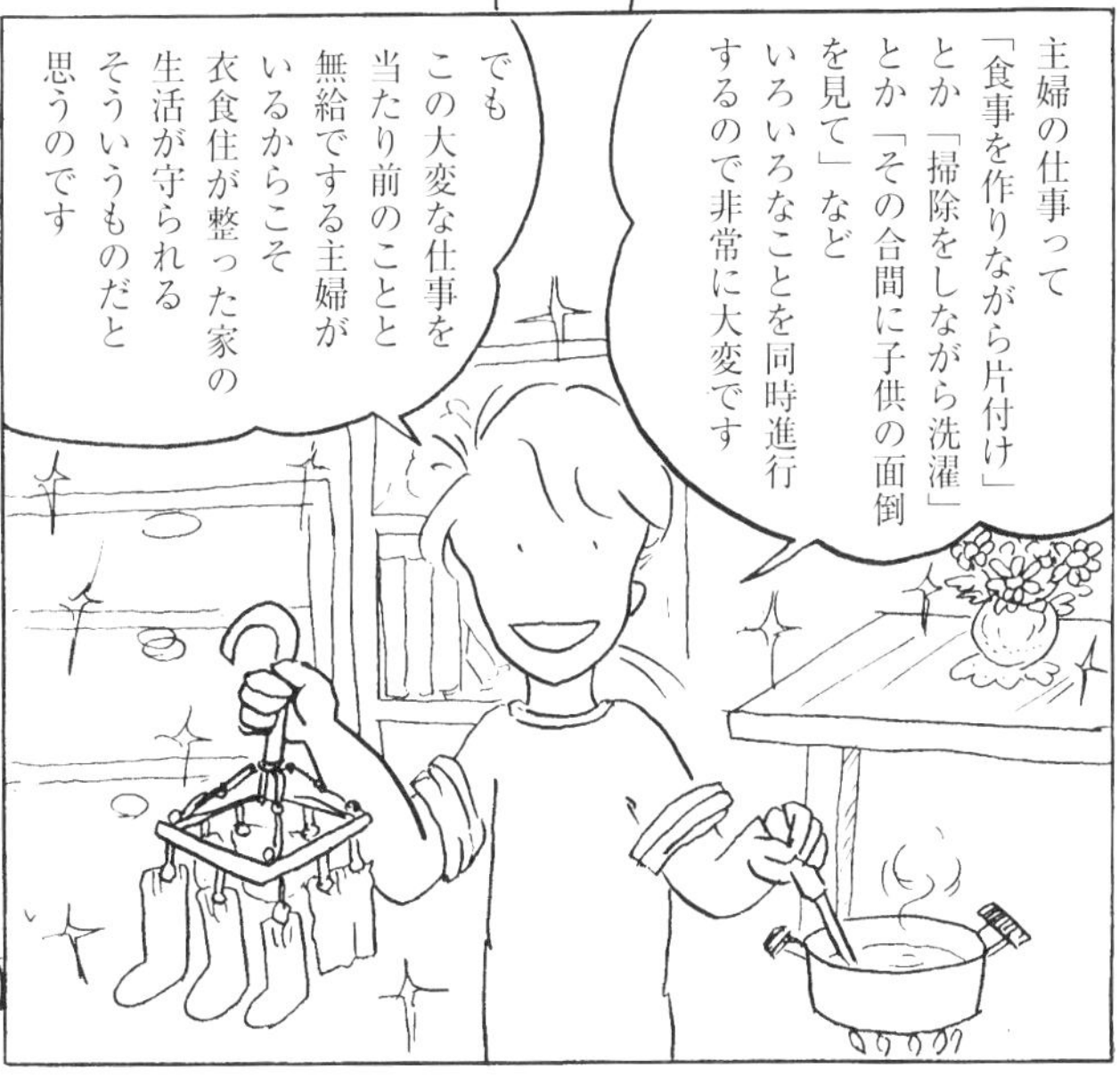
主婦の仕事って「食事を作りながら片付け」とか「掃除をしながら洗濯」とか「その合間に子供の面倒を見て」などいろいろなことを同時進行するので非常に大変です
でもこの大変な仕事を当たり前のことと無給でする主婦がいるからこそ衣食住が整った家の生活が守られるそういうものだと思うのです

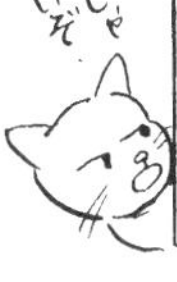
ウチは、こんなにきれいじゃないぞ。

《朝 食》

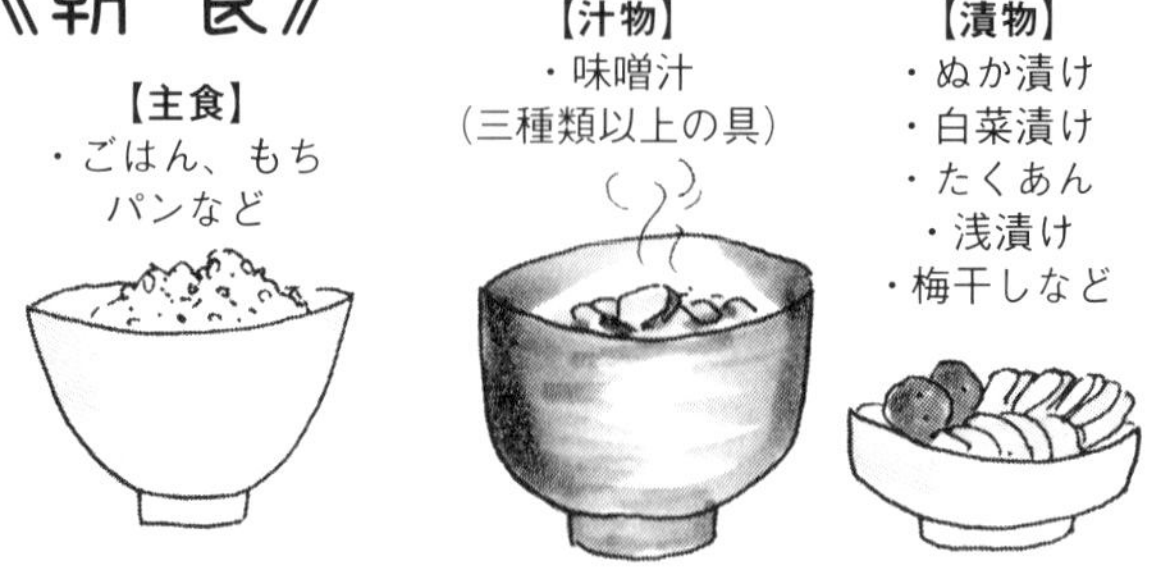
【主食】
・ごはん、もち
パンなど
【汁物】
・味噌汁
(三種類以上の具)
【漬物】
・ぬか漬け
・白菜漬け
・たくあん
・浅漬け
・梅干しなど

《お 弁 当》

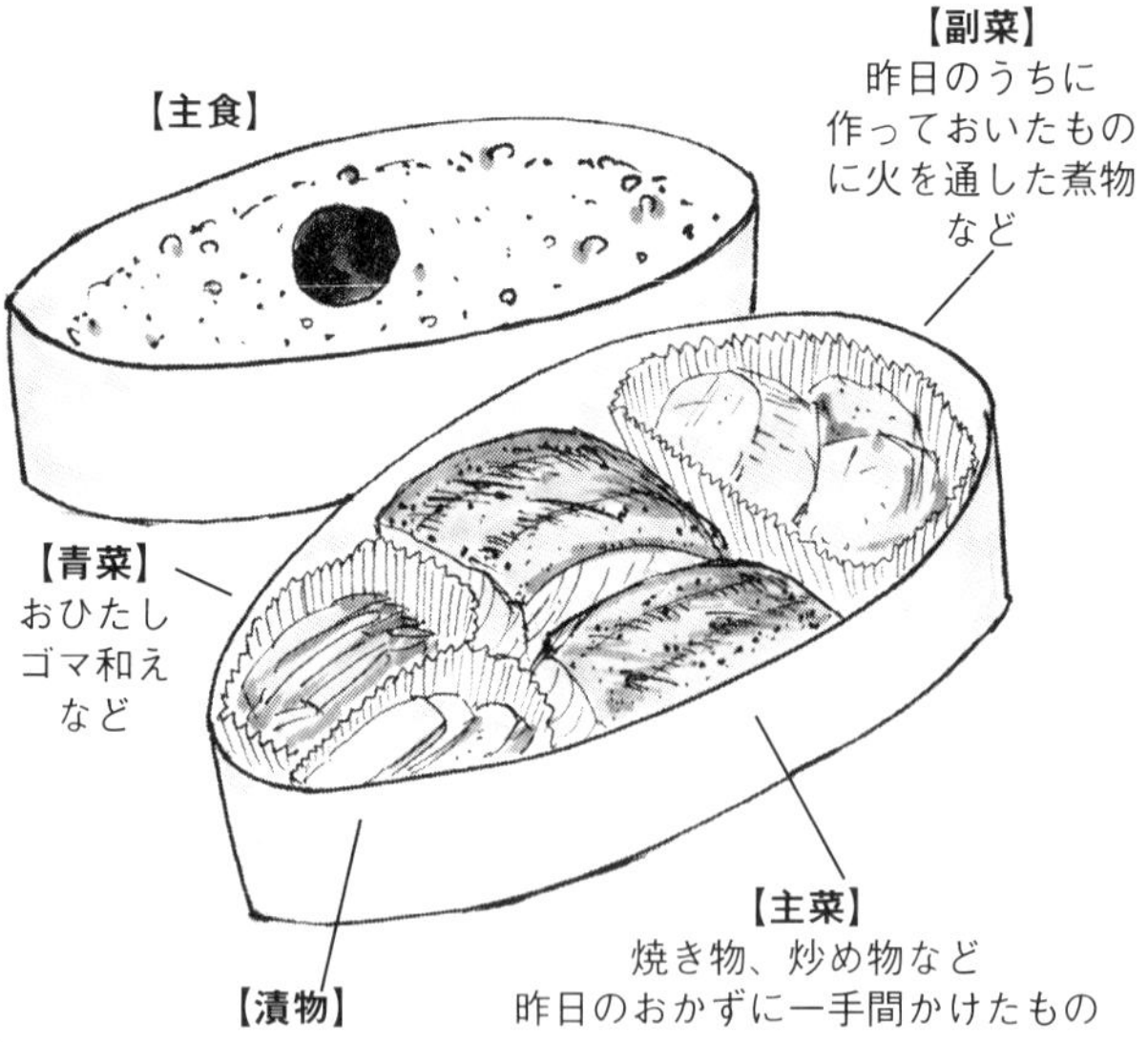
【副菜】
昨日のうちに
作っておいたもの
に火を通した煮物
など
【主食】
【青菜】
おひたし
ゴマ和え
など
【主菜】
焼き物、炒め物など
昨日のおかずに一手間かけたもの
【漬物】

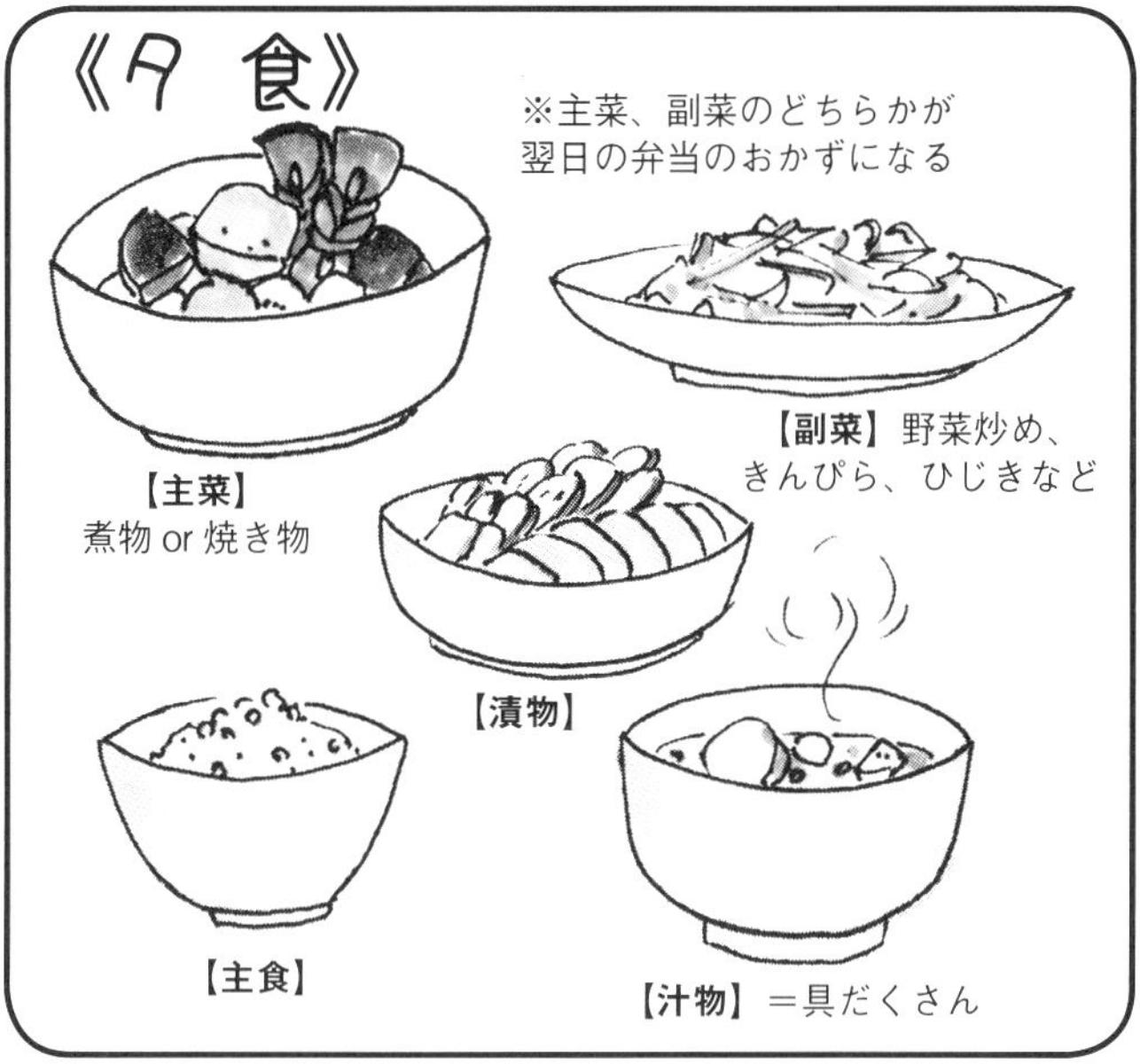
《夕食》
※主菜、副菜のどちらかが
翌日の弁当のおかずになる
【主菜】
煮物 or 焼き物
【副菜】野菜炒め、
きんぴら、ひじきなど
【漬物】
【主食】
【汁物】＝具だくさん

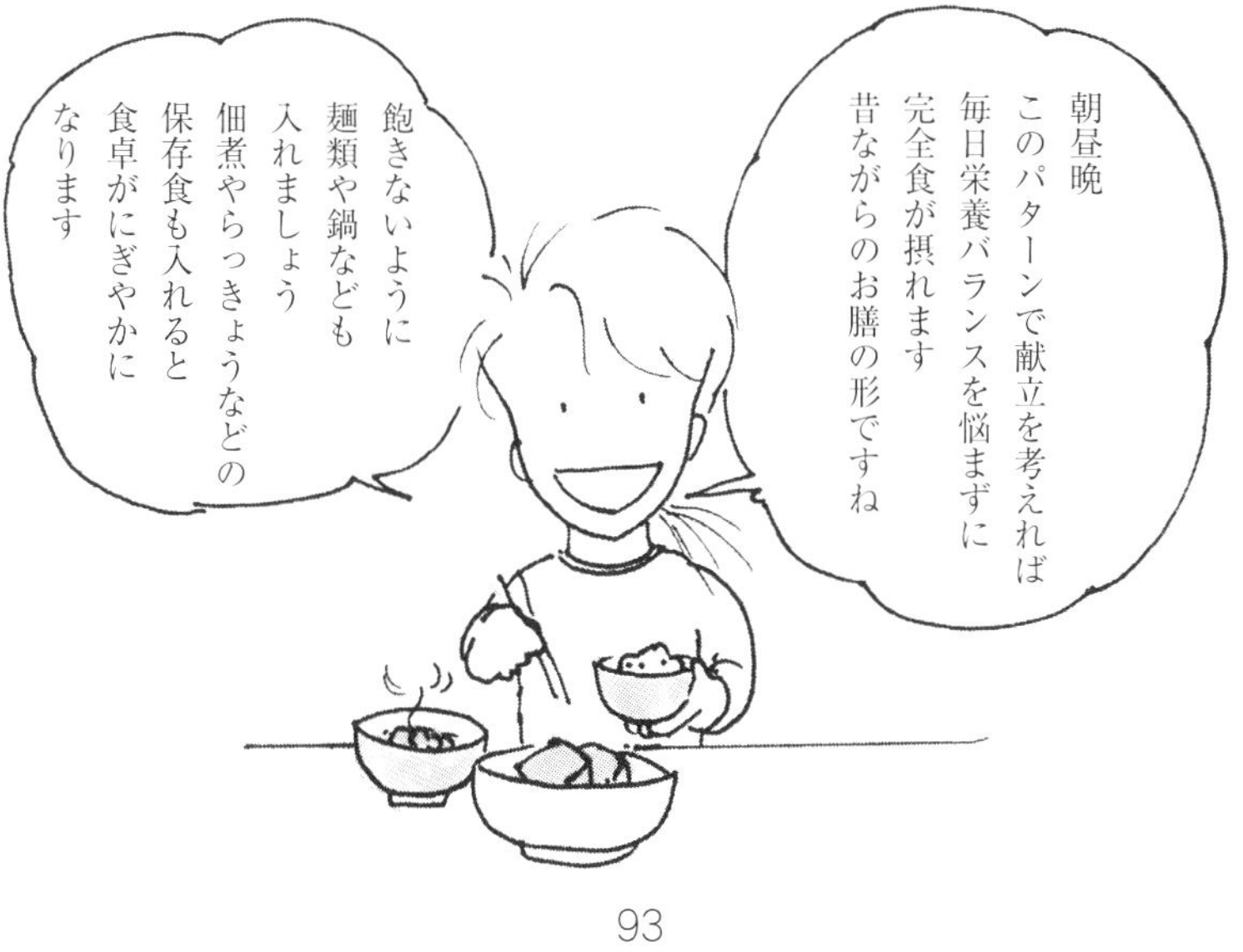
朝昼晩
このパターンで献立を考えれば
毎日栄養バランスを悩まずに
完全食が摂れます
昔ながらのお膳の形ですね
飽きないように
麺類や鍋なども
入れましょう
佃煮やらっきょうなどの
保存食も入れると
食卓がにぎやかに
なります

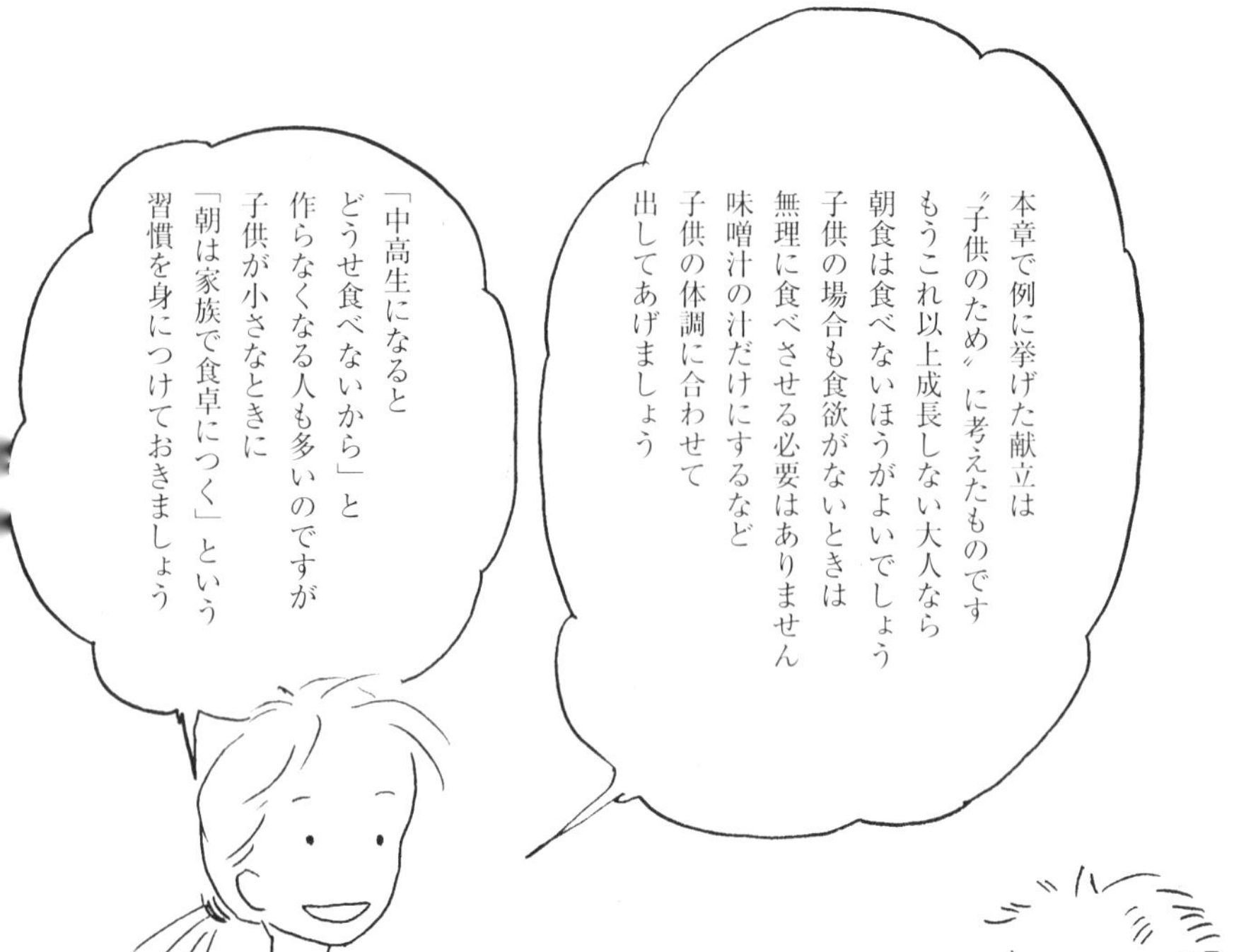
本章で例に挙げた献立は〝子供のため〟に考えたものです もうこれ以上成長しない大人なら朝食は食べないほうがよいでしょう 子供の場合も食欲がないときは無理に食べさせる必要はありません 味噌汁の汁だけにするなど子供の体調に合わせて出してあげましょう
「中高生になると どうせ食べないから」と作らなくなる人も多いのですが 子供が小さなときに「朝は家族で食卓につく」という習慣を身につけておきましょう
学校はどうだ？
どうもこうも行くしかないでしょ。
いただきます

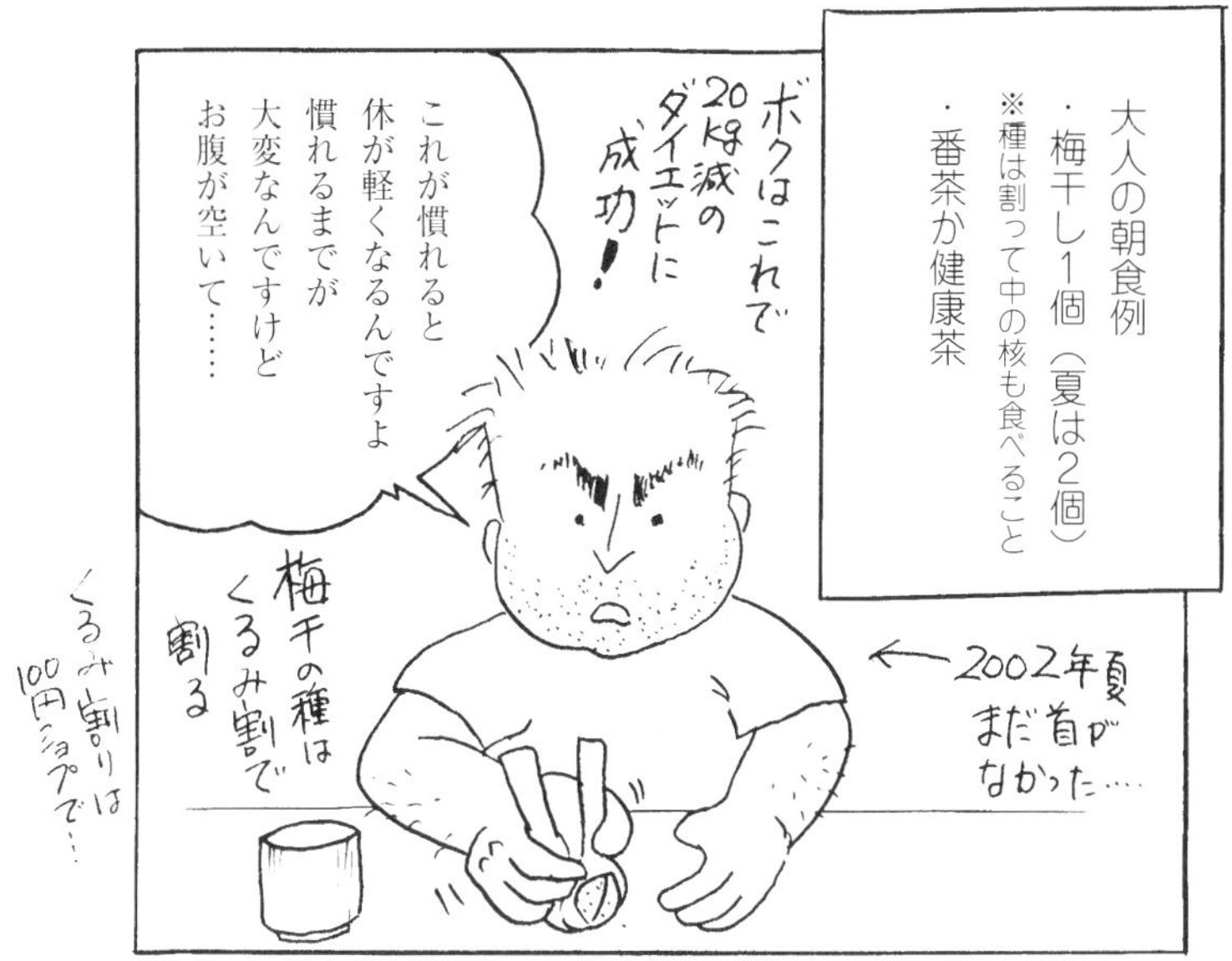
大人の朝食例
・梅干し1個（夏は2個）
※種は割って中の核も食べること
・番茶か健康茶
ボクはこれで20kg減のダイエットに成功！
これが慣れると体が軽くなるんですよ
慣れるまでが大変なんですけどお腹が空いて……
梅干の種はくるみ割で割る
←2002年夏 まだ首がなかった……
くるみ割りは100円ショップで…

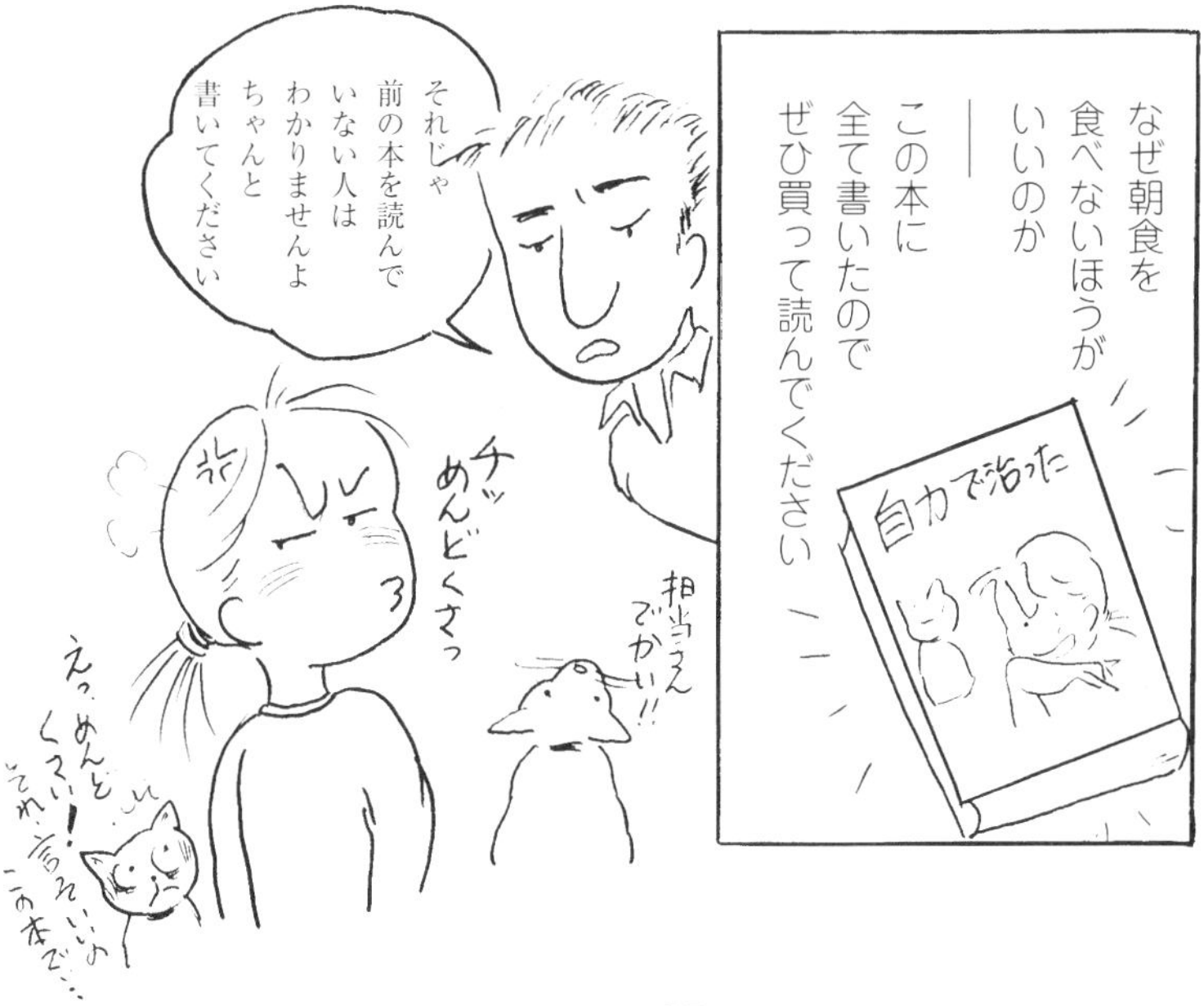
なぜ朝食を食べないほうがいいのか
―
この本に全て書いたのでぜひ買って読んでください
それじゃ前の本を読んでいない人はわかりませんよ ちゃんと書いてください
自力で治った
チッ めんどくさっ
担当さんでかい!!
えっ めんどくさい！
それ、言えばいいよ この本で…

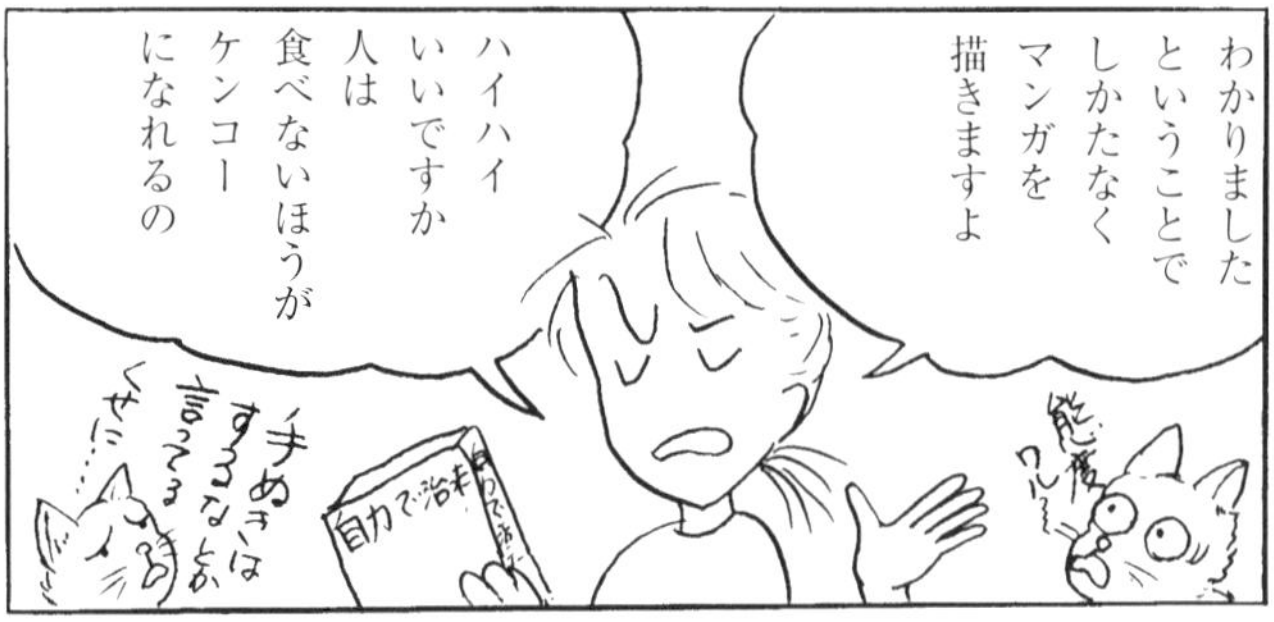
わかりました ということで しかたなく マンガを 描きますよ
ハイハイ いいですか 人は 食べないほうが ケンコー になれるの
態度ワル〜
手ぬきはするなとか言ってるくせに……

人間の体の機能や働きは
時間によって変わります
例えば――

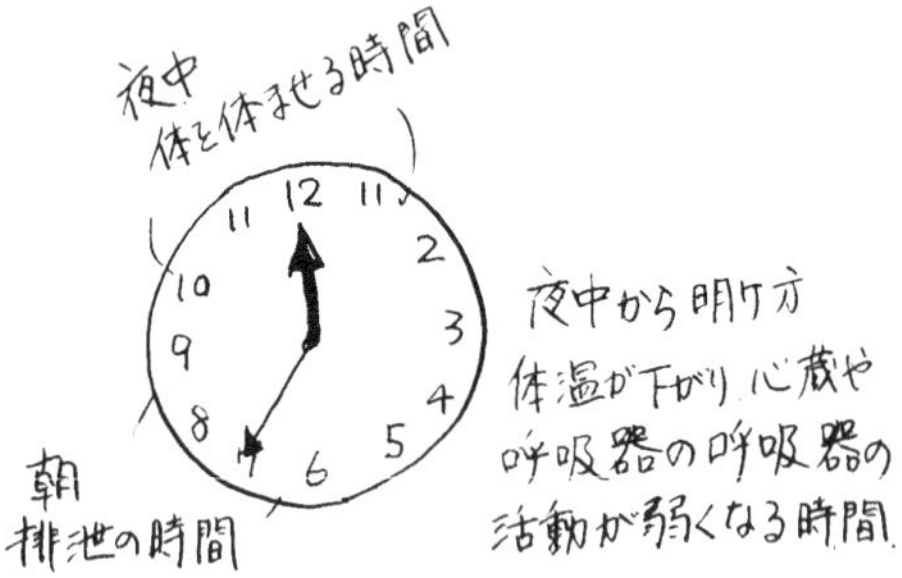
夜中
体を休ませる時間
夜中から明け方
体温が下がり 心臓や
呼吸器の呼吸器の
活動が弱くなる時間
朝
排泄の時間

朝は排泄、昼は働いたり体を動かしたり、
夜は寝る……
そう決まっているのです

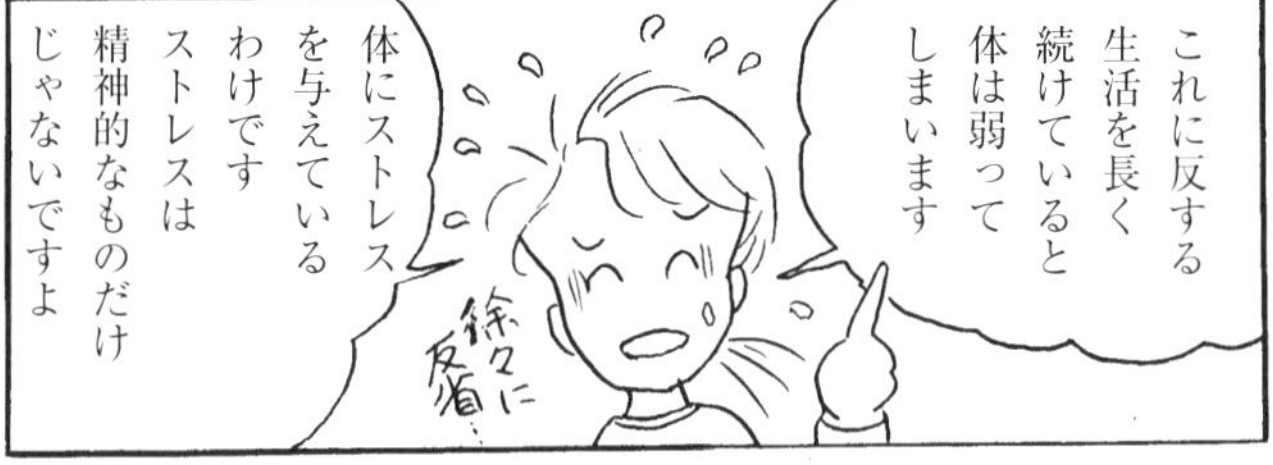
これに反する 生活を長く 続けていると 体は弱って しまいます
体にストレス を与えている わけです ストレスは 精神的なものだけ じゃないですよ
徐々に反省……

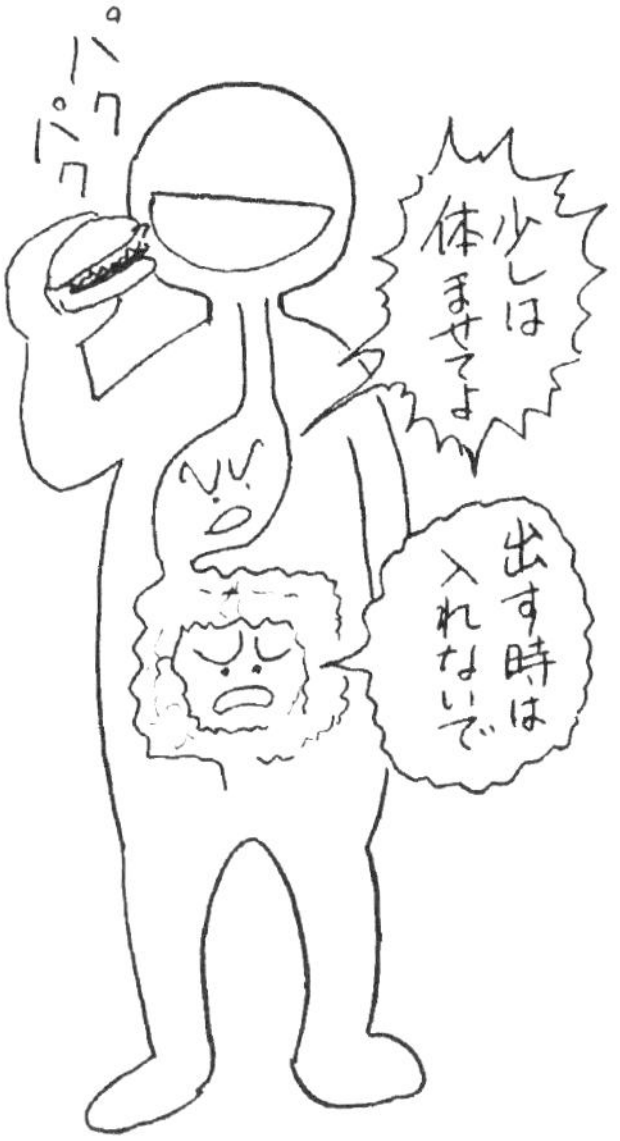
パクパク
少しは体ませてよ
出す時は入れないで

朝は排泄の時間ですから、胃は休み大腸、小腸は排泄のために働いています。

そこへ食べ物が入ってくると、せっかく前日の夕食で摂ったエネルギーを排泄と逆の仕事である消化吸収や代謝に使わなければならないのです。

そして、朝食から三〜四時間しか経っていない状態で昼食を摂ることで、体は連続して消化吸収のために働くことになります。

その結果、昼食後に疲れて眠くなってしまうわけです。

いつも体がスッキリしないと感じるのは、これが原因です。

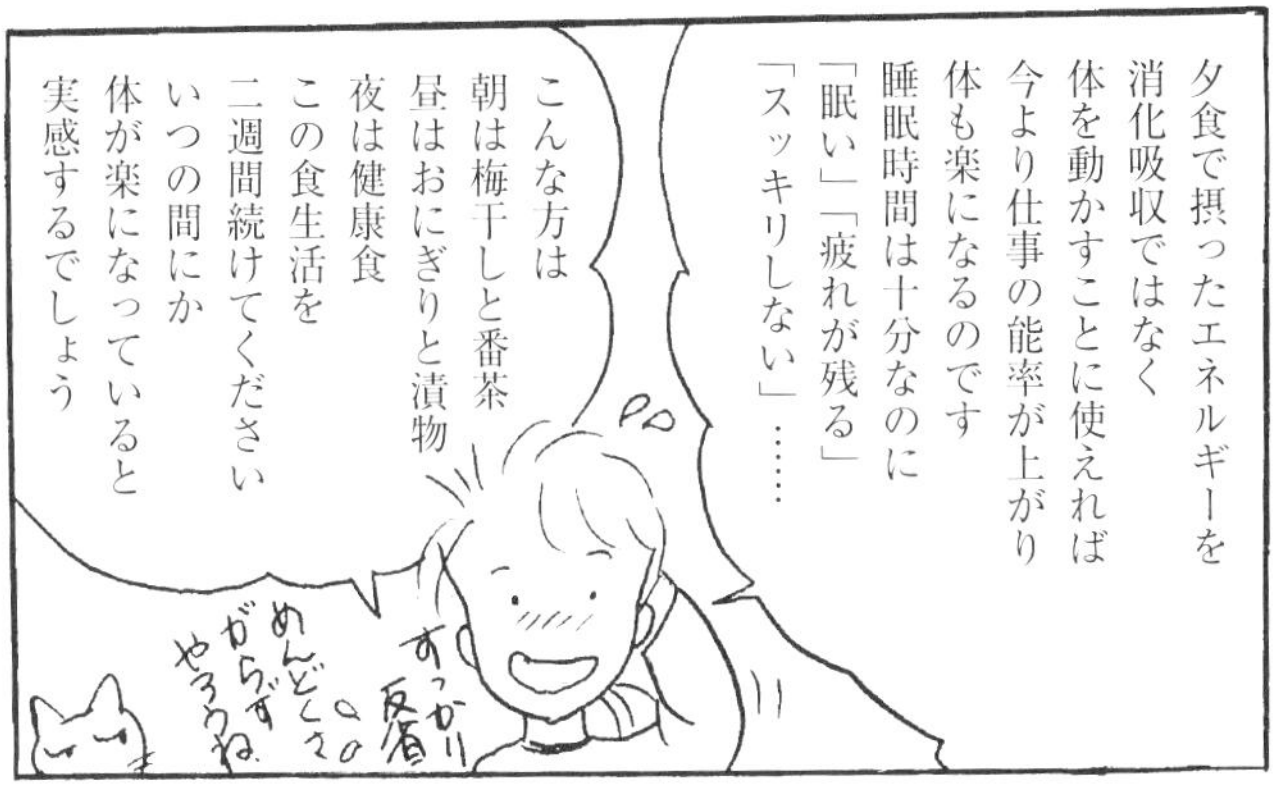
夕食で摂ったエネルギーを
消化吸収ではなく
体を動かすことに使えれば
今より仕事の能率が上がり
体も楽になるのです
睡眠時間は十分なのに
「眠い」「疲れが残る」
「スッキリしない」……
こんな方は
朝は梅干しと番茶
昼はおにぎりと漬物
夜は健康食
この食生活を
二週間続けてください
いつの間にか
体が楽になっていると
実感するでしょう
すっかり反省
めんどくさがらずやろうね

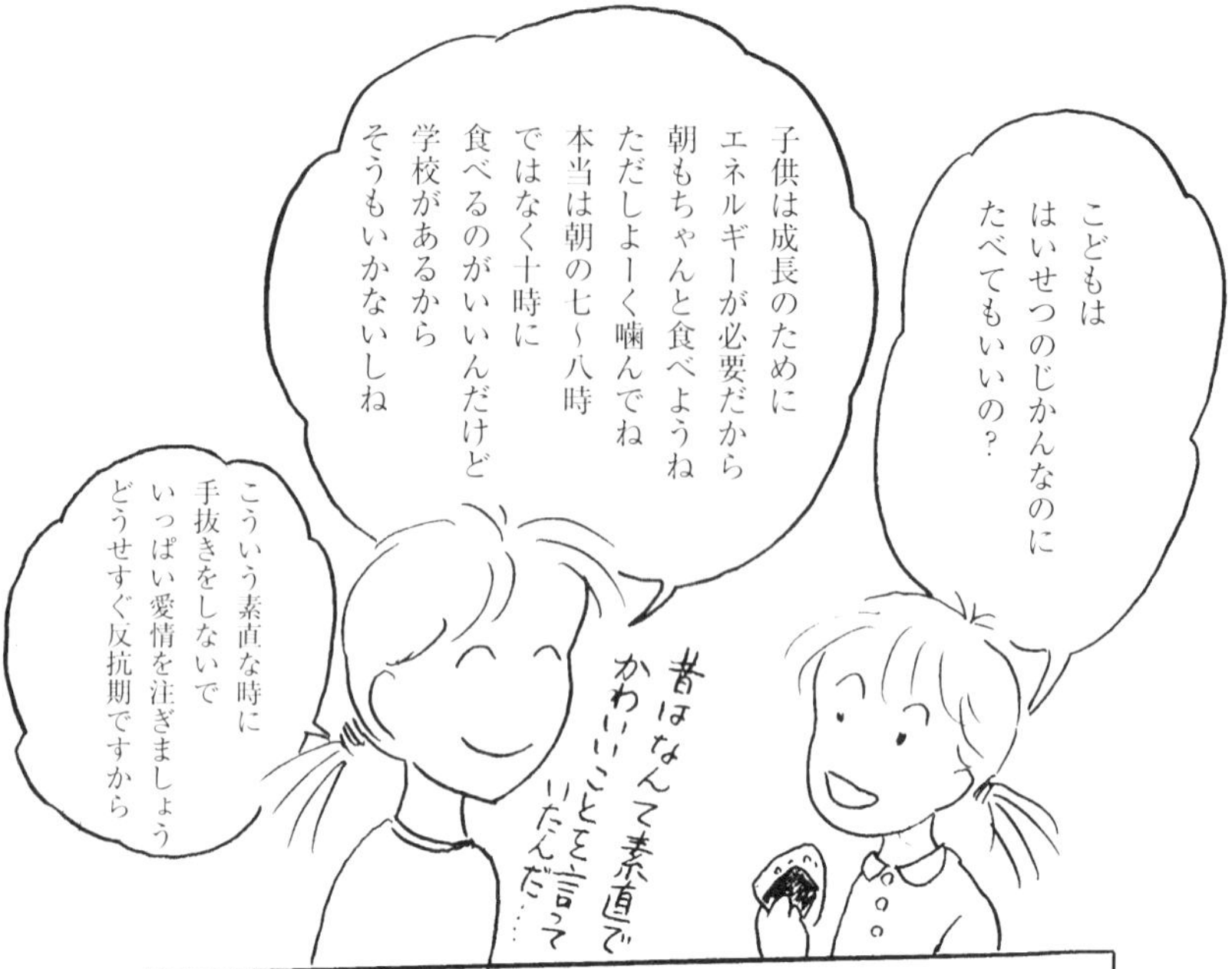
こどもは はいせつのじかんなのに たべてもいいの？
子供は成長のために エネルギーが必要だから 朝もちゃんと食べようね ただしよーく噛んでね 本当は朝の七～八時 ではなく十時に 食べるのがいいんだけど 学校があるから そうもいかないしね
昔はなんて素直で かわいいことを言って いたんだ…
こういう素直な時に 手抜きをしないで いっぱい愛情を注ぎましょう どうせすぐ反抗期ですから

味噌汁お椀一杯で、一日に必要なタンパク質がすべてまかなえます。

味噌汁の具である青葉、おにぎりに混ぜるすりゴマ、これでカルシウムも十分吸収できます。

卵や牛乳、肉などを食べなくても、栄養不足になる心配は全くありません。

食べ物に含まれる栄養がそのまますべて体に吸収されると思ったら大間違いです。

このような朝食は、動物性タンパク質が多すぎて、少量しか含まれないミネラルもタンパク質と一緒に排出されてしまうのです。

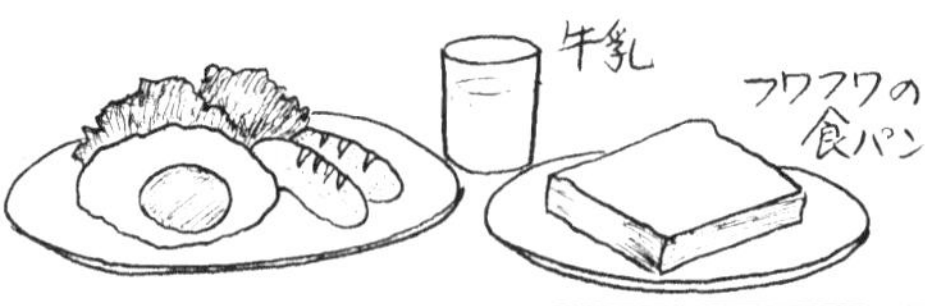
牛乳
フワフワの食パン

一般常識では梅干しのおにぎり一個と味噌汁だけでは栄養不足と思われがちですが、ゴマ、海藻、小松菜に含まれるカルシウムなどミネラルの吸収は、梅干しのクエン酸によりとてもよくなるのです。

また、動物性タンパク質と違い、味噌やご飯のタンパク質は日本人の体質に合ったものです。

本物の和食は食べ物の栄養がそのまま体の栄養になって。くれるのです

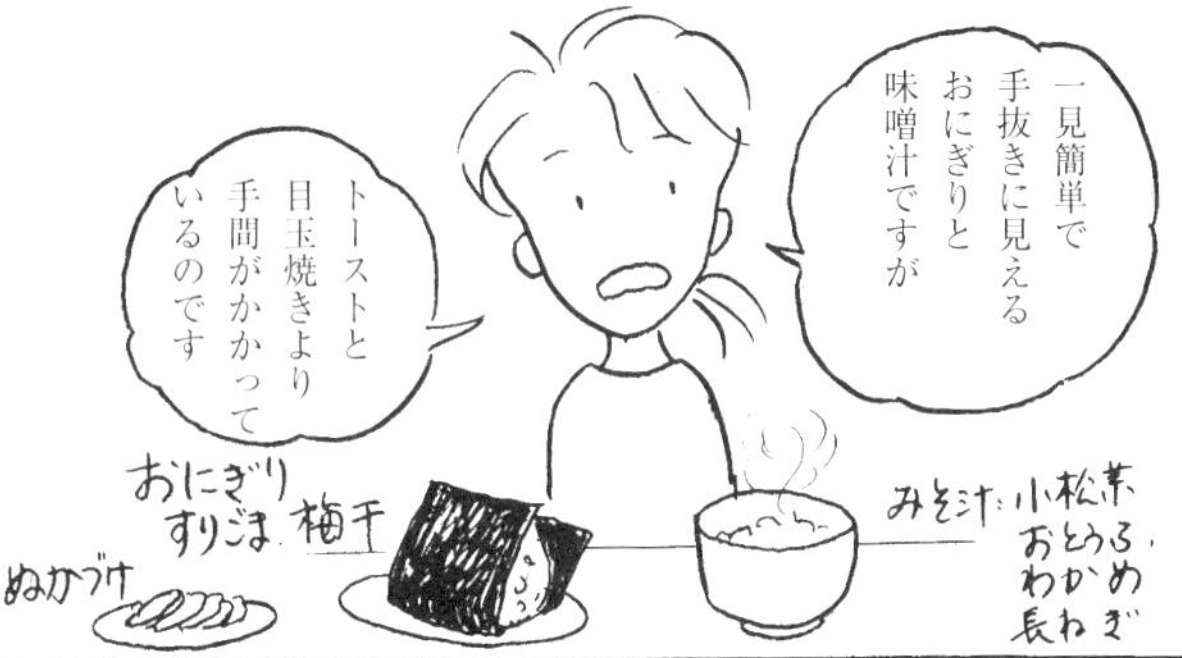
一見簡単で手抜きに見えるおにぎりと味噌汁ですが
トーストと目玉焼きより手間がかかっているのです
おにぎり
すりごま
梅干
ぬかづけ
みそ汁
小松菜
おとうふ
わかめ
長ねぎ

ただし和食は前日夜からの準備が必要です。

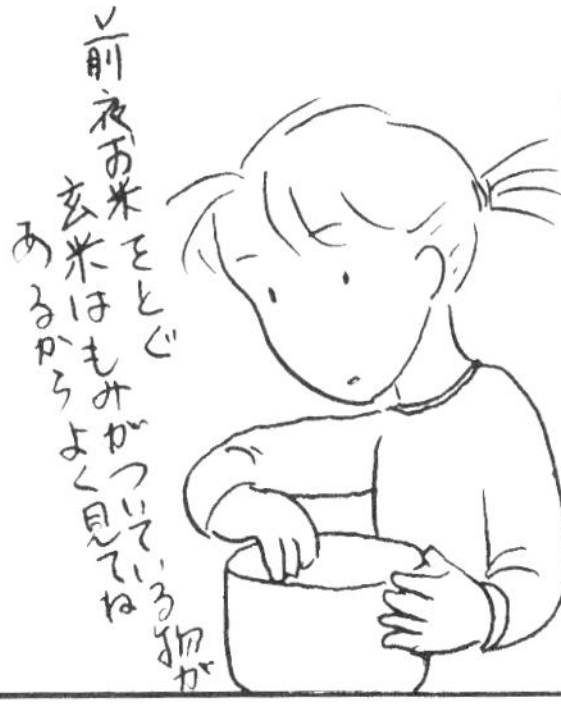
前夜お米をとぐ
玄米はもみがついている物があるからよく見てね

もちろん梅干しや漬物も手作りの本物を使用してください。味噌も添加物未使用のものを選ぶこと。

面倒くさがらず、手抜きをしないのが大切です！

春の献立・一週間の例

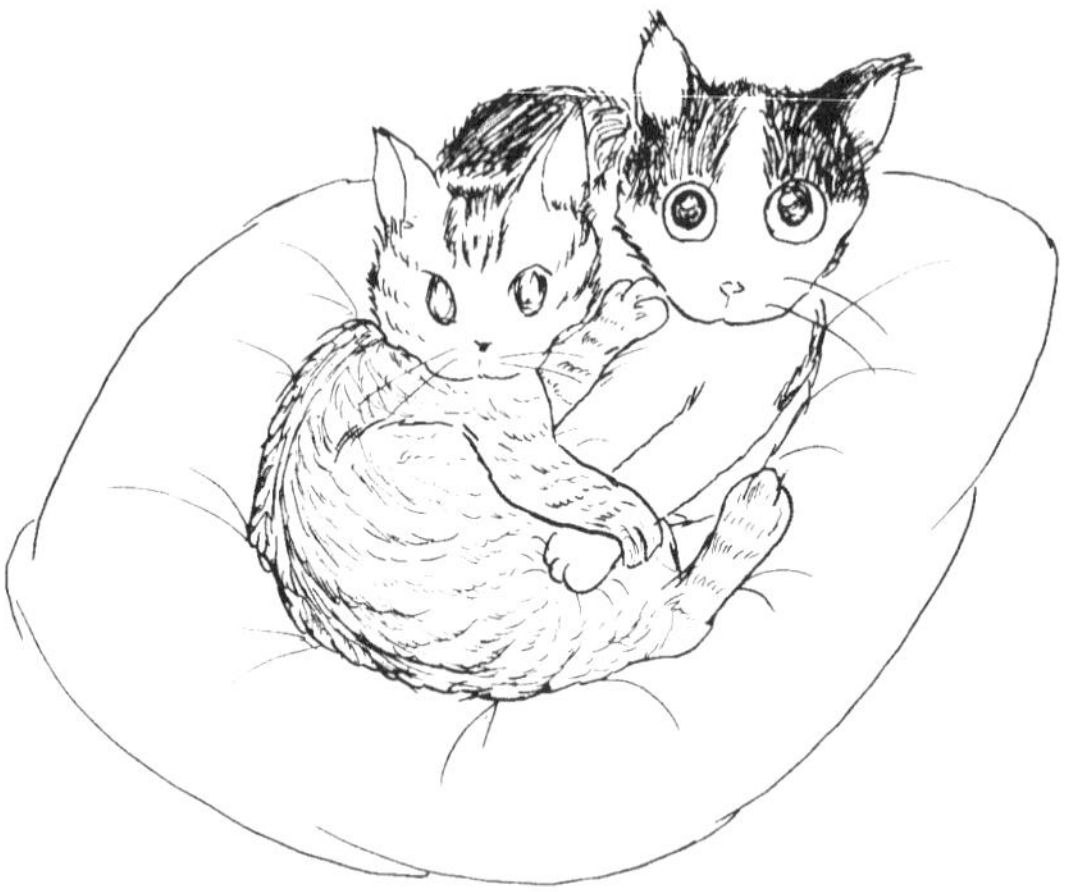

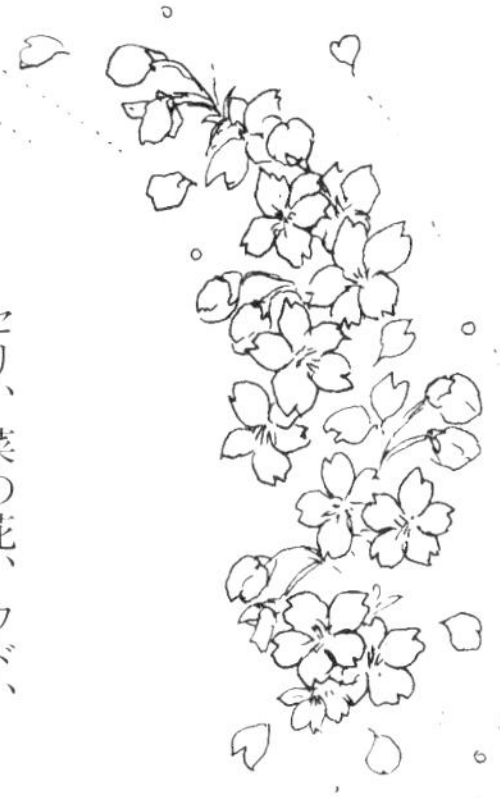

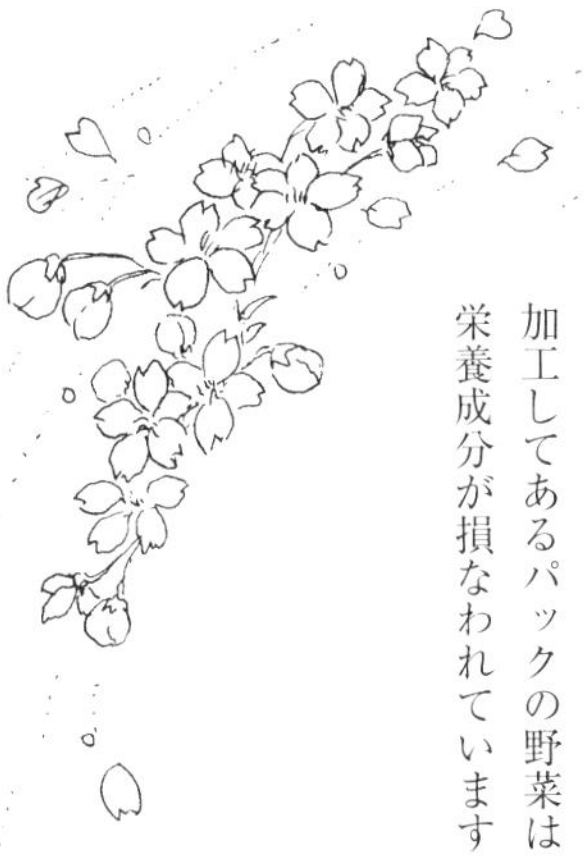

セリ、菜の花、ウド、
フキ、タケノコ……などが
旬の植物の代表です
小松菜や茎立菜などの青菜も
数多く出ますね
春のアクの強い野菜も
自分でちゃんとアク出しして
料理しましょう
加工してあるパックの野菜は
栄養成分が損なわれています

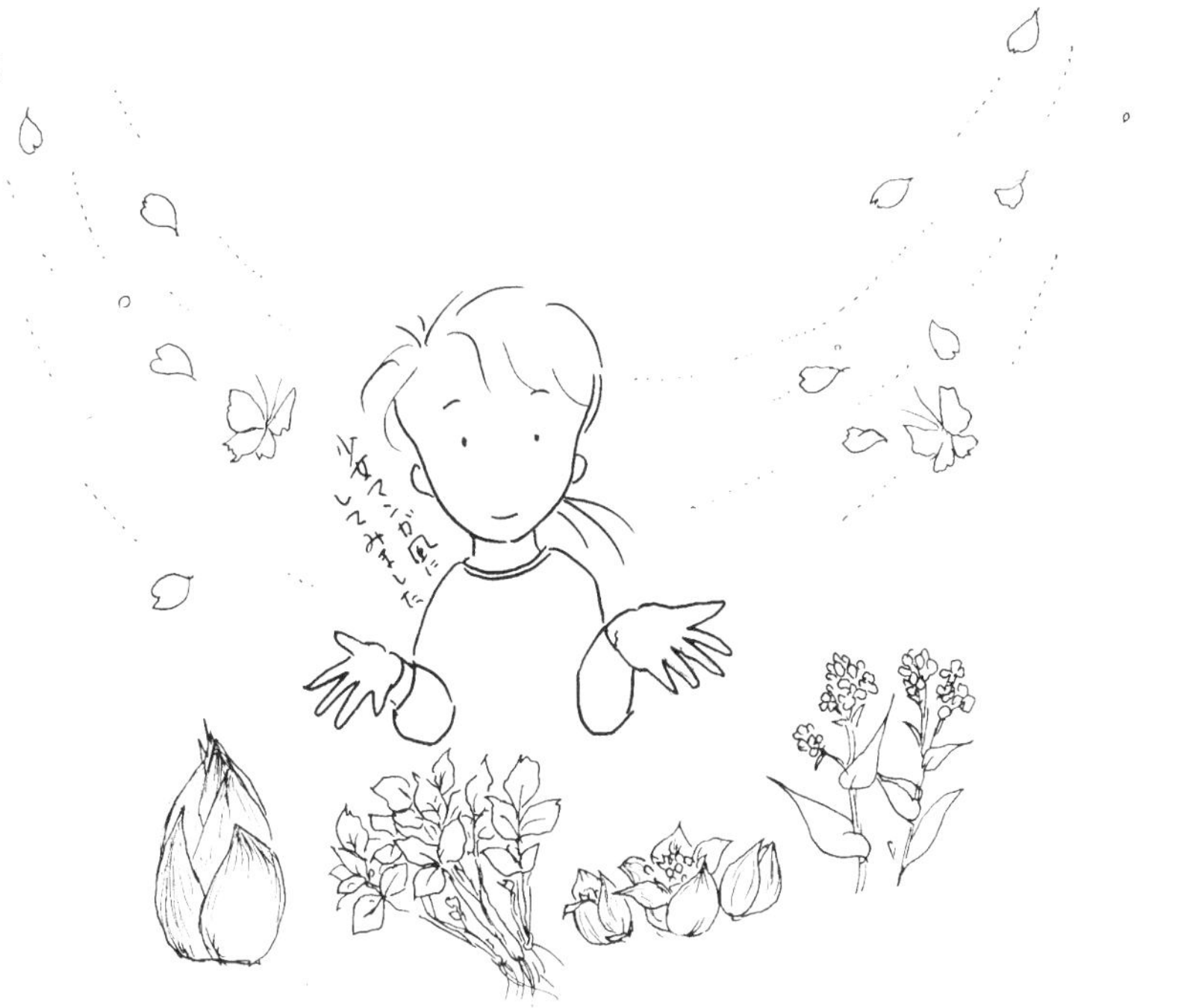

春

月曜日のメニュー

朝食

○おにぎり（胚芽米、すりゴマ、梅干し、海苔）
○味噌汁（大根、タマネギ、人参、小松菜）
○漬物（カブのぬか漬け）

お弁当

○ご飯（胚芽米、すりゴマ、梅干し）
●鶏ササミ焼→103ページ
○小松菜のおひたし
○漬物（カブのぬか漬け）

夕食

○ご飯（玄米、胚芽米、雑穀）
●野菜スープ→104ページ
●大豆とひじきの煮物→105ページ
○焼魚
○大根おろし
○タマネギスライス
○漬物（カブのぬか漬け）

[レシピ 10]

鶏ササミ焼き

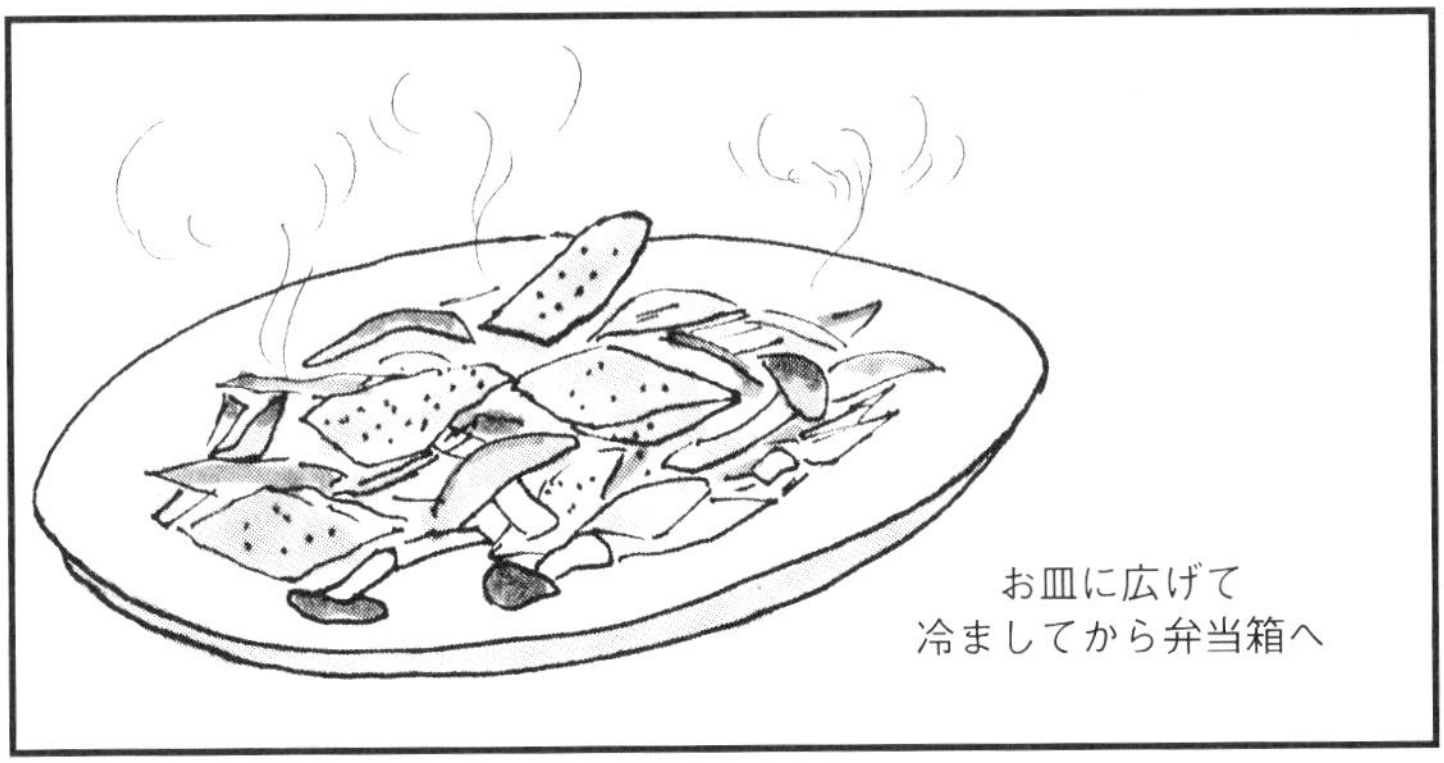
お皿に広げて
冷ましてから弁当箱へ

[材料＝２人分]
鶏ササミ２～３枚、タマネギ、人参、キノコ各種（シイタケ、マイタケ、エリンギ、エノキダケなどお好みで）生姜一片、ハチミツ大さじ１、醤油大さじ２、片栗粉

[作り方]
①前日の夜に、鶏ササミは筋を取って３～４個に切り分け、すり下ろした生姜とハチミツ、醤油で味付けをしてタッパに入れて冷蔵庫に入れておく。
②味の付いたササミに片栗粉をまぶし、ゴマ油でタマネギ、人参、キノコと炒め、醤油や塩、胡椒で味を調える。

[一口メモ]
・このレシピはお弁当に入れるので二人分の分量です。

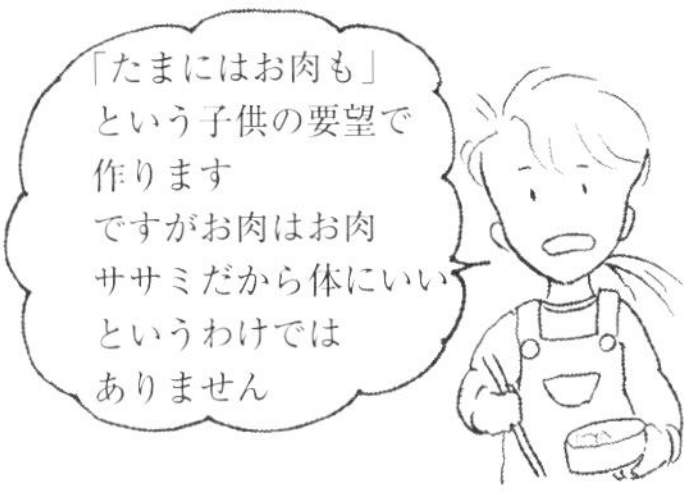
「たまにはお肉も」
という子供の要望で
作ります
ですがお肉はお肉
ササミだから体にいい
というわけでは
ありません

[レシピ11]

野菜スープ

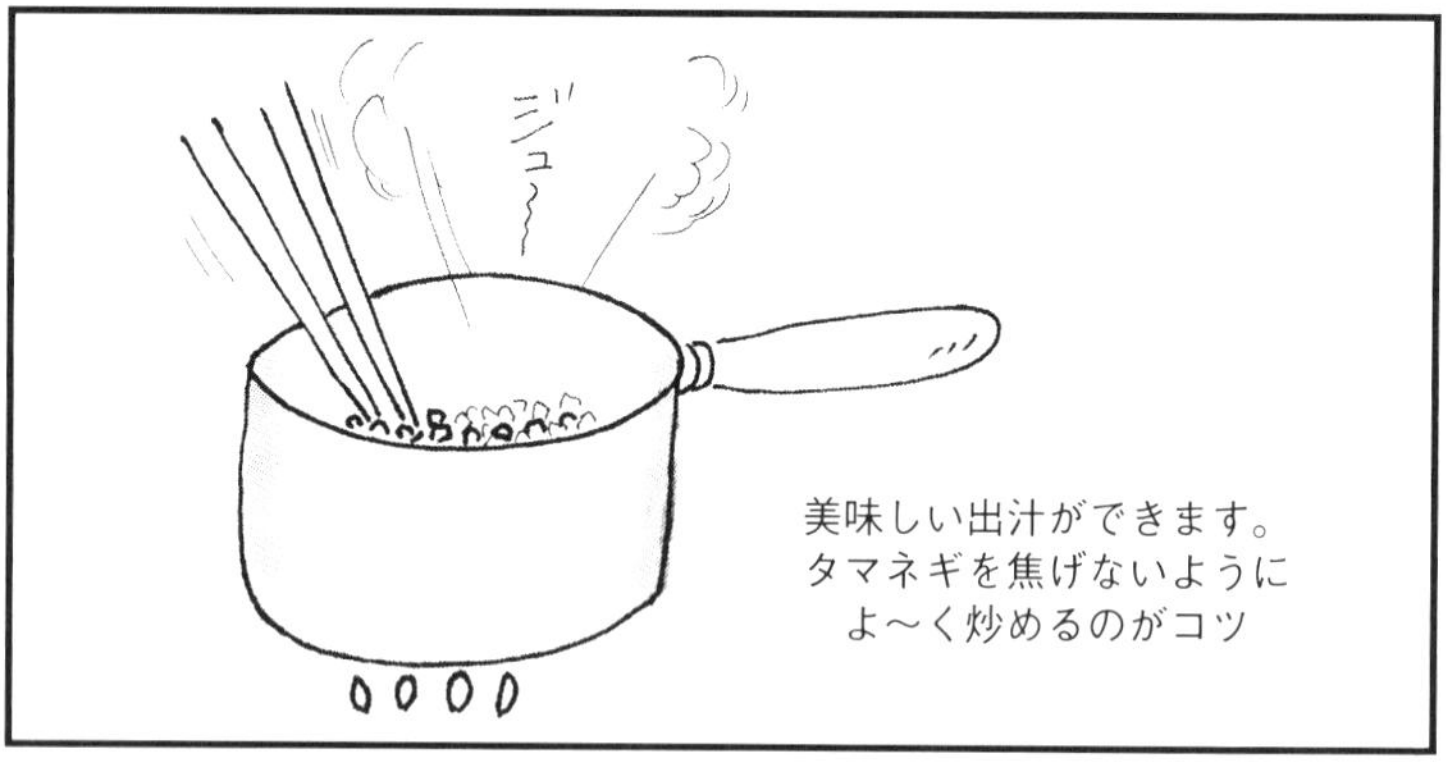
ジュ〜
美味しい出汁ができます。
タマネギを焦げないように
よ〜く炒めるのがコツ

[材料＝3〜4人分]
タマネギ1〜2個、煮干でとった出汁約4カップ、人参½本、タマネギ½個、ジャガイモ2〜3個、キャベツ3〜4枚、ハチミツ小さじ1、醤油

[作り方]
①深めの鍋にゴマ油を敷き、みじん切りにしたタマネギ1〜2個を弱火でよく炒める。
②煮干でとった出汁に、人参、タマネギ、ジャガイモを一口大に切って入れ、塩コショウし、ジャガイモが軟らかくなるまで煮る。
③ザク切りにしたキャベツを入れ、隠し味にハチミツ、最後に醤油で味を調える。

[一口メモ]
・みじん切りにしたパセリやセロリを入れても美味しいです。
・翌日の朝食にもなります。

[レシピ12]

大豆とひじきの煮物

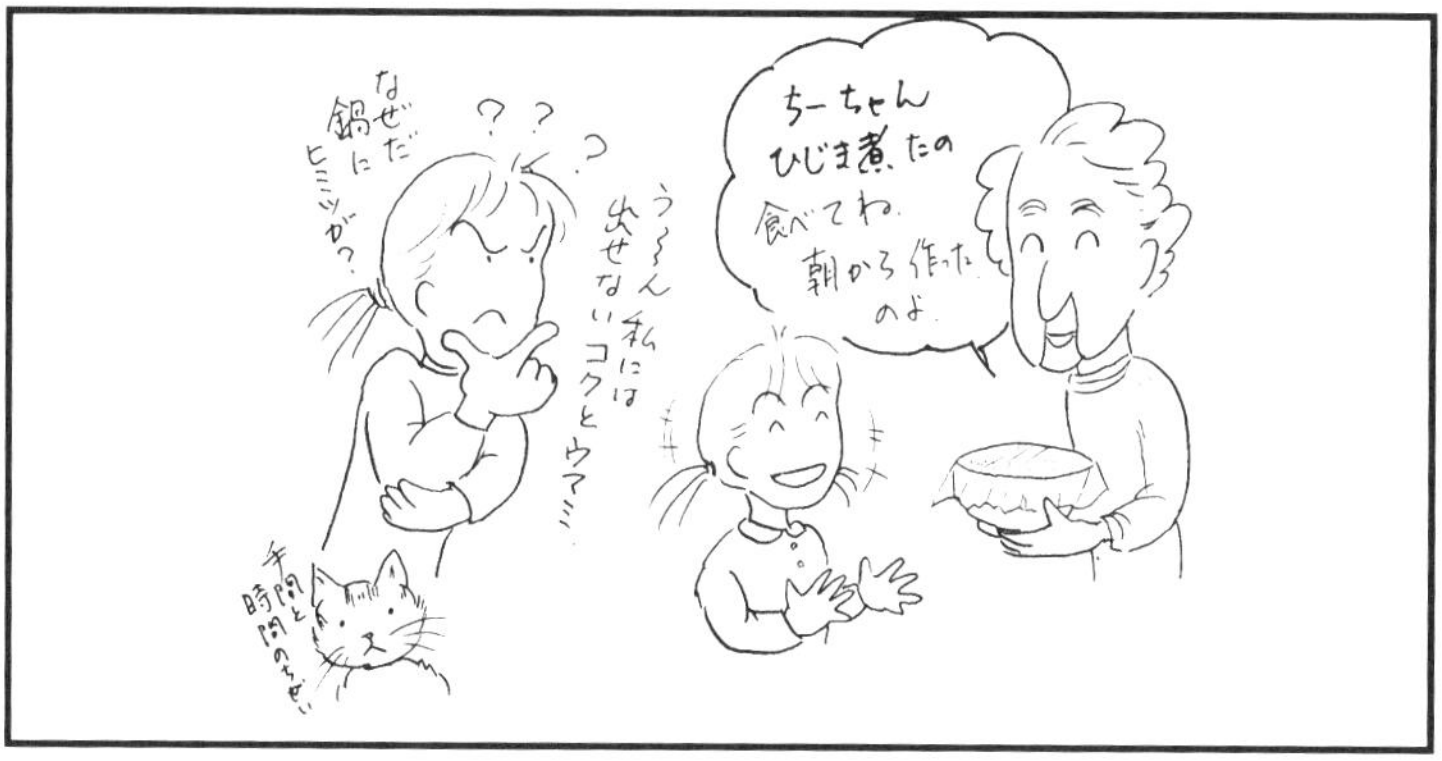
ちーちゃん ひじき煮たの 食べてね。 朝から作ったのよ。
なぜだ 鍋にヒミツが？
？？？
う〜ん 私には出せないコクとウマミ
手間と時間のちがい

[材料＝３～４人分]
大豆、長ヒジキ１袋、干しシイタケ５～７個、人参小１本、日本酒、ハチミツ、醤油

[作り方]
①大豆は一晩水に漬ける
②長ヒジキは水戻して３ｃｍ程に切る
③干しシイタケは水戻しして細切り、人参小１本も細切りにする
④フライパンにゴマ油をひき、材料を炒める
⑤干しシイタケの戻し汁、日本酒、ハチミツ、醤油で味付け
⑥汁気がなくなるまで炒め煮する

[一口メモ]
・我が家の隣で一人暮らしをしている
おばあちゃんの得意料理。
・味付けも材料も極シンプルなのに
超美味。もちろん市販の調味料などは
一切使っていません。
・翌日のお弁当にもなります。

春

火曜日のメニュー

朝食	○スープ玄米餅（昨日の野菜スープの残りに小松菜などを入れ、焼いた玄米餅、醤油で味を調える） ○漬物（カブのぬか漬け）
お弁当	○ご飯（胚芽米、すりゴマ、梅干し） ●大豆とひじきの煮物（前日の残り）→105ページ ○小松菜おひたし ○焼魚（昨日のおかずから一切れとっておく） ○漬物（カブのぬか漬け）
夕食	○ご飯（胚芽米、玄米、雑穀） ○味噌汁（タマネギ、人参、小松菜、わかめ） ●全粒粉天ぷら・天つゆ→107ページ ○大根おろし ○ウドの酢味噌和え ○漬物（カブのぬか漬け） ※前日の残り物も一緒にね

[レシピ13]

全粒粉天ぷらと天つゆ

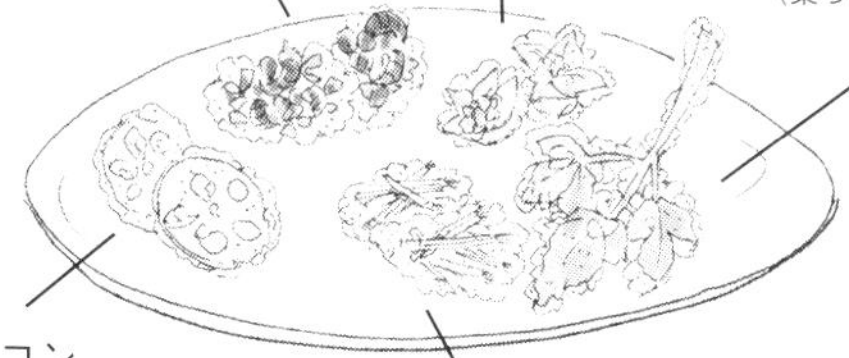

フキノトウ
セリの葉と小エビの
かき揚げ
ウドの葉
（柔らかく香りがよいです）
レンコン
（黒くなるけど
皮はむかずに揚げてね）
セリの根
（よく洗って桜エビと揚げると美味しいです）

[材料]
天ぷら＝全粒粉小麦粉、ゴマ油、季節の野菜（セリ、小エビ、ゴボウ、レンコン、タマネギ、人参、フキノトウ、ウドの葉など）
天つゆ＝醤油、かつお節、みりん、ハチミツ

[作り方]
①全粒粉小麦粉を水で溶き、良質のゴマ油で季節の野菜を揚げてください。
②天つゆは市販のものを使うのではなく、手作りしましょう。湯に鰹節を入れ火を止める。鰹節が沈んだら漉す。火にかけみりん、ハチミツ、醤油を入れ一煮立ちしたら火を止めて冷ます。

[一口メモ]
・肉が食卓に上がらないと物足りない人は、天ぷらを食べるようにしましょう。
・揚げ物は手間がかかるので、翌日の分も含めていっぺんに作ってしまいましょう。

春　水曜日のメニュー

朝食

○全粒粉天ぷらおにぎり（前日の天ぷらを入れて、おにぎりを握る。大きな海苔で全体を包む）
○味噌汁
○漬物（春キャベツのぬか漬け）

お弁当

○ご飯（胚芽米、玄米、海苔、梅干し）
●全粒粉天ぷら（前日の残り）→107ページ
○キャベツのおひたし
○昆布の佃煮
○漬物（春キャベツのぬか漬け）

夕食

●天ぷらそば・めんつゆ（十割そば・ゆでたほうれん草・三つ葉を散らして）→「天ぷら」は107ページ、「そば」は→127ページ
●三つ葉の根のきんぴら→109ページ
○漬物（春キャベツのぬか漬け）

[レシピ 14]

三つ葉の根のきんぴら

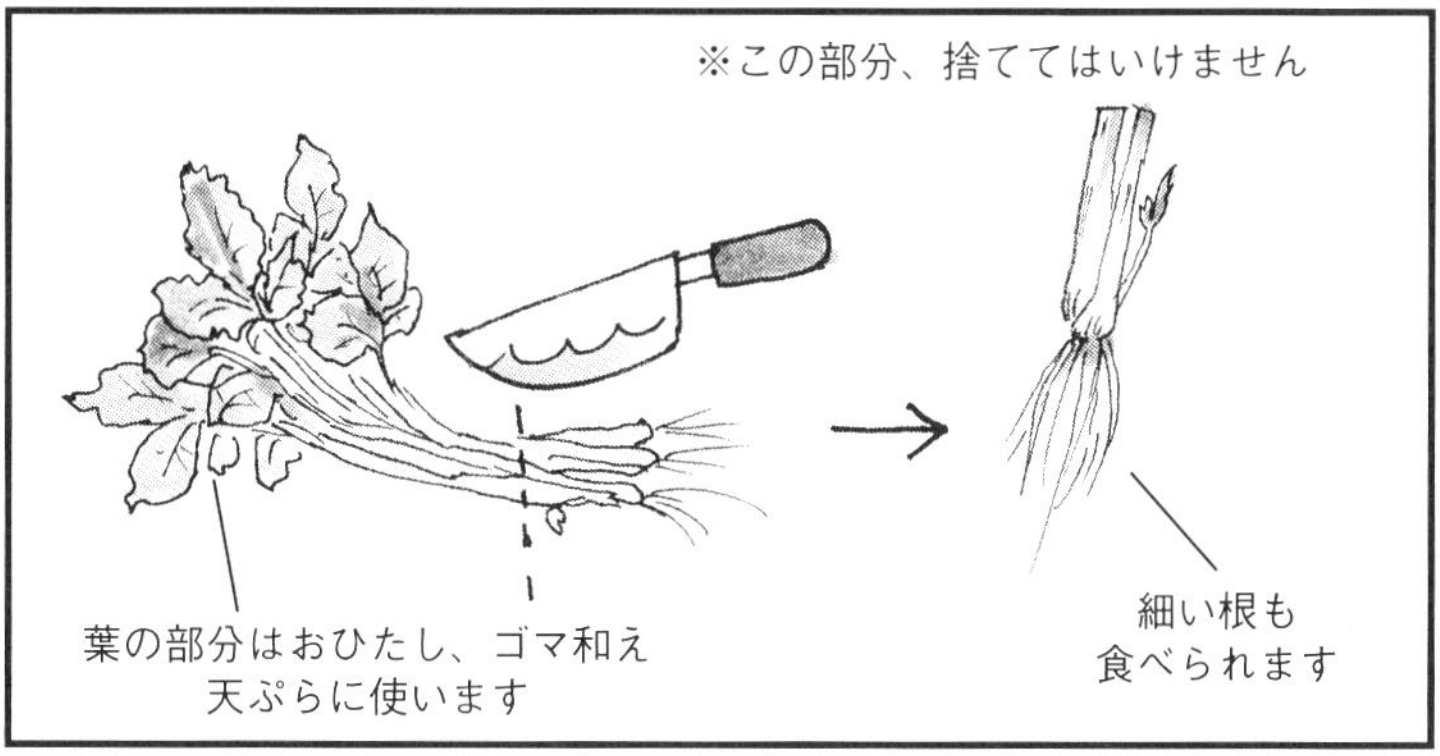
※この部分、捨ててはいけません
葉の部分はおひたし、ゴマ和え
天ぷらに使います
細い根も
食べられます

[材料＝３～４人分]
三つ葉の根、人参、レンコン、ゴマ油、ハチミツ、醤油、唐辛子

[作り方]
①細かい根もつけたまま土を良く洗い落とし、太ければ縦に切ります。
②ゴマ油で火の通りにくい野菜から炒め、ハチミツ、醤油、唐辛子で味付けし三つ葉のシャキっとした食感を残すようにしましょう。

[一口メモ]
・根は、植物が生きていくため土の中から栄養を取り込むとても重要な役目をしている部分です。捨てるのはもったいないです。
・量が少なければ人参やレンコンを足してください。

春 木曜日のメニュー

朝食

○全粒粉パン
○野菜炒め（タマネギ、人参、キャベツをゴマ油で炒める）

お弁当

●桜エビチャーハン→112ページ
○野菜炒め（朝食の残り）
○小松菜のおひたし
●三つ葉の根のきんぴら（前日の残り）→109ページ
○漬物（春キャベツのぬか漬け）

夕食

○ご飯（玄米、胚芽米、雑穀）
○味噌汁（大根、タマネギ、エノキダケ、小松菜、油揚げ）
●炒り豆腐→111ページ
●タケノコ煮→115ページ
●ポテトサラダ→112ページ
○漬物（春キャベツのぬか漬け）

[レシピ15]

炒り豆腐

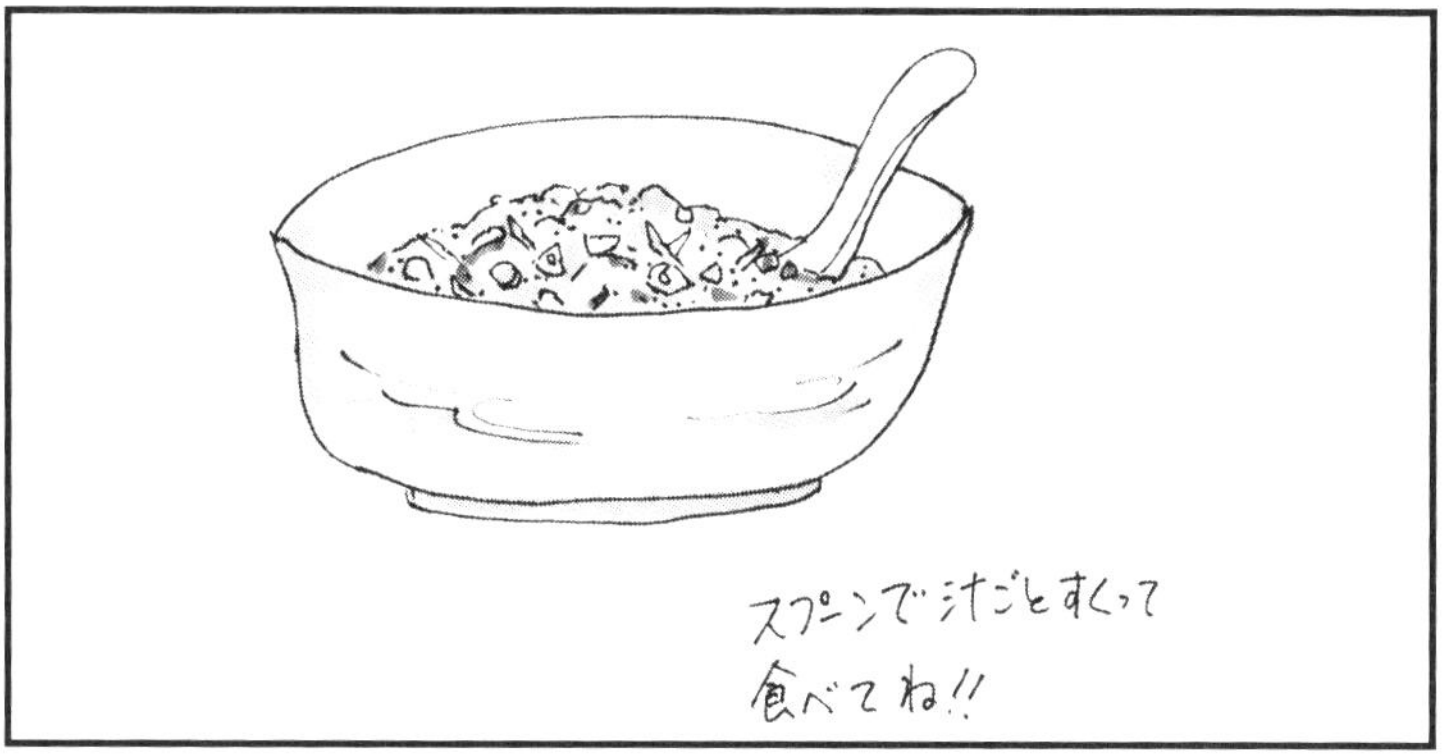
スプーンで汁ごとすくって
食べてね!!

[材料＝３～４人分]
豆腐１丁、ゴボウ⅓本、人参¼本、タマネギ¼個、舞茸１パック、ハチミツ小さじ２、醤油大さじ３～４、日本酒大さじ２～５

[作り方]
①ゴボウはささがきに、人参、タマネギ、マイタケはみじん切り。
②フライパンにゴマ油をひき、ゴボウ、人参、タマネギ、舞茸を炒める。
③豆腐を崩しながら入れ炒める。
④ハチミツ、醤油、日本酒で味付け。

[一口メモ]
季節により三つ葉や、葉ネギみじん切りを散らす。

[レシピ16]

桜エビチャーハン

[材料＝２人分]
冷蔵庫の残りご飯茶碗２杯分、タマネギ½個、人参小½本、桜エビひとつまみ、卵１個、醤油、塩、コショウ、ゴマ油

[作り方]
①タマネギ、人参を細かくみじん切りにする。
②材料をゴマ油で炒める。

[一口メモ]
・「朝からチャーハンなんて大変」と思わずに、手早く作りましょう。
・お弁当の主食に手間がかかる場合、おかずは弁当箱に詰めるだけのものを選ぶと良いですよ。

[レシピ17]

ポテトサラダ

[材料＝３～４人分]
ジャガイモ２～４個、人参１本、タマネギ½個、梅酢大さじ１～３、キャベツ葉２～３枚、マヨネーズ大さじ１～２、オリーブオイル適量

[作り方]
①ジャガイモと人参をふかす。目安は串が刺さるくらいの柔らかさ。
②ジャガイモの芽の部分を削り取る（皮はむかない）。人参は櫛形に薄く切る。タマネギはスライスする。
③ジャガイモを容器に入れて潰す。人参、タマネギ、梅酢、マヨネーズと軽く混ぜる。
④最後にキャベツの千切りを入れてよく混ぜる（最後に入れるのは水分が出てしまうため）。
⑤お好みでオリーブオイルをかけてください。

[一口メモ]
・梅酢は塩辛いので、味を見ながら加減してください。

【コラム】食事療法を成功させるコツ

①よい調味料を使う

安い大量生産の調味料にはない旨味があり、よい調味料を使うだけで料理の腕が上がります。

②キチンと出汁を取る

③味付けをしっかりする

野菜中心のごはんで塩分を気にすることはありません。野菜に含まれるカリウムがナトリウムを排出させてくれます。美味しいと感じるしっかりとした味付けは、体にとって必要な塩分です。むしろ塩分は体内のミネラルバランスを整える大切な働きがある調味料です。

※高血圧、動脈硬化も日本人がもともと食べていた玄米野菜食にするのが一番の対策です。

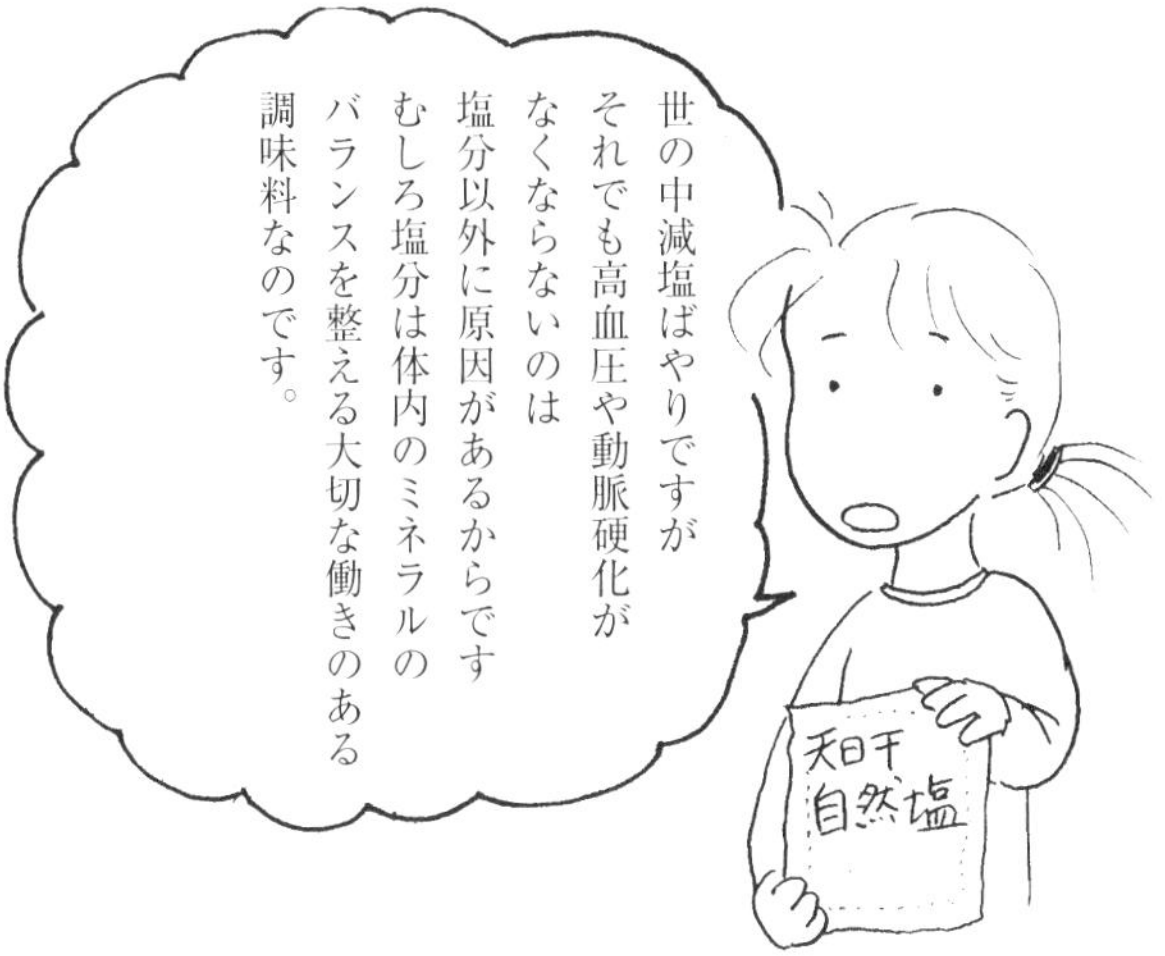
世の中減塩ばやりですが
それでも高血圧や動脈硬化が
なくならないのは
塩分以外に原因があるからです
むしろ塩分は体内のミネラルの
バランスを整える大切な働きのある
調味料なのです。
天日干
自然塩

春 金曜日のメニュー

朝食

○豆もち（市販のものを使いました）
○味噌汁（炒り豆腐、小松菜）
○漬物（カブのぬか漬け）

お弁当

○ご飯（胚芽米、すりゴマ、梅干し）
●タケノコ煮（前日の残り）→115ページ
○ポテトサラダチーズ焼（昨日の残りのポテトサラダをアルミカップに入れチーズをのせてオーブントースターで10～7分チーズに焦げ目がつくまで焼く）
○小松菜のおひたし
○漬物（カブのぬか漬け）

夕食

○タケノコ混ぜご飯（炊きあがった玄米に残りのタケノコ煮を混ぜる）
○味噌汁（長ネギ、豆腐、なめこ）
○水菜サラダ（大根千切り、人参千切り、タマネギ薄切り、わかめ、ゴマドレッシング）
○フキの煮物
○漬物（カブのぬか漬け）

[レシピ18]

タケノコ煮

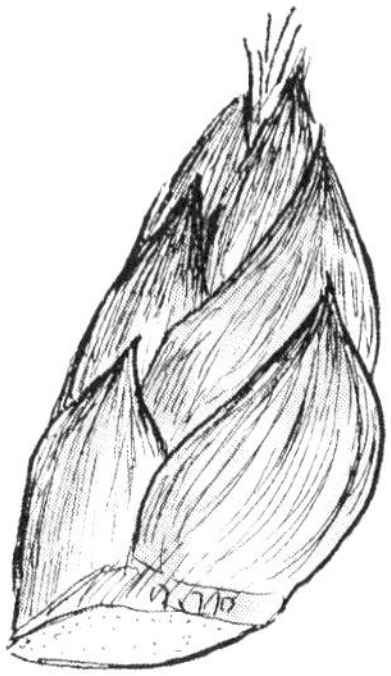
買ってきたらすぐに
アク抜きをしましょう

[材料＝３～４人分]
タケノコ ½ 本、芽ひじき、人参小 ½ 本、鶏モモ肉 150 g、ハチミツ大さじ１、みりん ⅓ カップ、日本酒大さじ２～３杯、醤油大さじ３、具を入れる前の味噌汁の出汁をお玉３～４杯

[タケノコのアクの抜き方]
①タケノコの皮をむく。甘皮が美味しいのでむきすぎない。
②糠ひとつまみを入れた水、または米のとぎ汁でタケノコを軟らかくなるまで茹でる。

[作り方]
①タケノコは細かく切り、人参、鶏モモ肉は一口大に切る。芽ひじきは水で戻しておく。
②タケノコ、芽ひじき、人参、鶏モモ肉を、具を入れる前の味噌汁の出汁で煮る。さらにハチミツ、みりん、日本酒、醤油を入れる。
③ときどきアクを取りながら、竹串を刺してスッと中に通るようになるまで中火で煮る。火を止めたら冷めるまでそのままおく。

[一口メモ]
・タケノコのない季節にはゴボウ、レンコン、きのこ類いろいろを入れても美味しいです。
・タケノコはサッと水洗いし、ラップなどで包めば冷蔵庫で２～３日保存できます。冷凍もできますが食感が少々変りますので、冷凍した物はわか竹煮などではなく細かくきざんでよく火を通す料理、煮物や、餃子や春巻きの具などに使うと良いでしょう。

春 土曜日のメニュー

朝食

○焼おにぎり（昨日のうちに混ぜご飯でおにぎりを作っておく。ラップで握りそのまま包み冷蔵庫へ。オーブントースターで7, 8分焼く）
○味噌汁（大根、タマネギ、水菜、わかめ）
○漬物（人参、大根のぬか漬け）

昼食

○冷蔵庫整理チャーハン（残りご飯に残り物いろいろ、炒り豆腐や野菜炒め、タケノコ混ぜご飯、タマネギや人参などの残り野菜など汁物以外ならなんでも入れて一緒に炒める。塩コショウで味を調える）
○味噌汁（豆腐、油揚げ、しいたけ、タマネギ、人参、小松菜）
○漬物（人参、大根のぬか漬け）

夕食

○ご飯（玄米、胚芽米、雑穀）
○味噌汁（長ネギ、わかめ、麸）
○納豆
○白身魚とイカの刺身（ほとんどがネコの物になってしまう）
●キヌサヤの卵とじ→117ページ
○タケノコ醤油炒め（タケノコを細切りにしてゴマ油をひいたフライパンで炒め、醤油で味付け。醤油だけでもタケノコの旨味が出てとても美味しいです）
○漬物（人参、大根のぬか漬け）
○日本酒（たまにはね！1合まで）

[レシピ 19]

キヌサヤの卵とじ

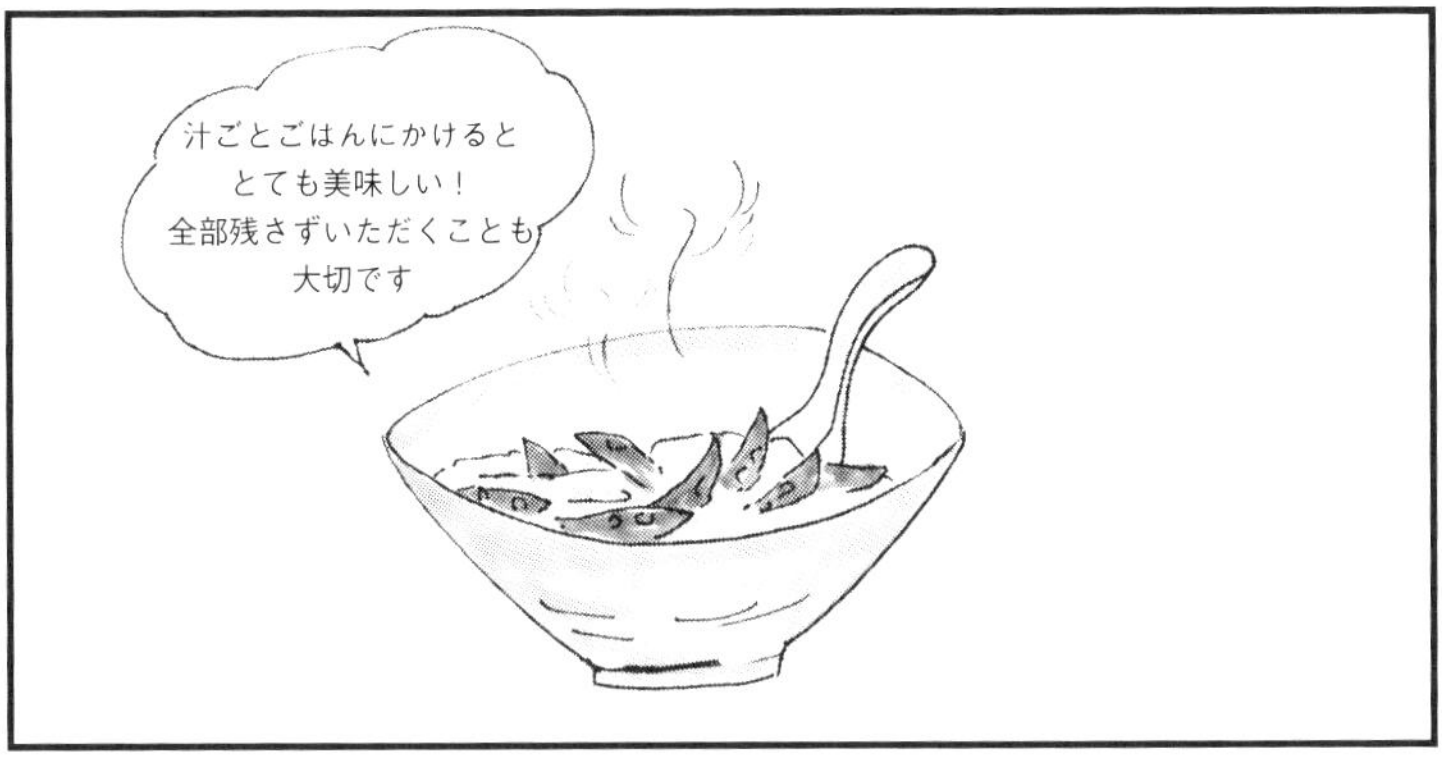
汁ごとごはんにかけるととても美味しい！
全部残さずいただくことも大切です

[材料]

キヌサヤ１００ｇ　卵２個、タマネギ ¼、油揚げ１枚、日本酒大さじ１、ハチミツ小さじ１、醤油大さじ１、具を入れる前の味噌汁の出汁をお玉２杯

[作り方]

①味噌汁の出汁をとった時におたま２杯、別の小鍋に取り分ける。
②タマネギは薄切り、油揚げは細切りに。
③だし汁に日本酒、ハチミツ、醤油を入れて火にかけ、タマネギ、油揚げを煮る。
④サッと火が通ったらキヌサヤを入れ　卵を溶き入れる。

春

日曜日のメニュー

朝食

○全粒粉パン野菜のせトースト（タマネギスライス、キヌサヤみじん切り、チーズをのせてトーストする）

昼食

●菜の花スパゲティー→119ページ
○サラダ（大根と人参は千切り、タマネギのスライス、わかめ、水菜、ゴマドレッシング）
●野菜スープ→104ページ
○漬物（春キャベツのぬか漬け）

夕食

○ご飯（胚芽米、雑穀）
○味噌汁（タマネギ、油揚げ、豆腐、キャベツ）
●細切り昆布煮→129ページ
○野菜炒め（人参、タマネギと季節の野菜）
○漬物（春キャベツのぬか漬け）

[レシピ 20]

菜の花スパゲティ

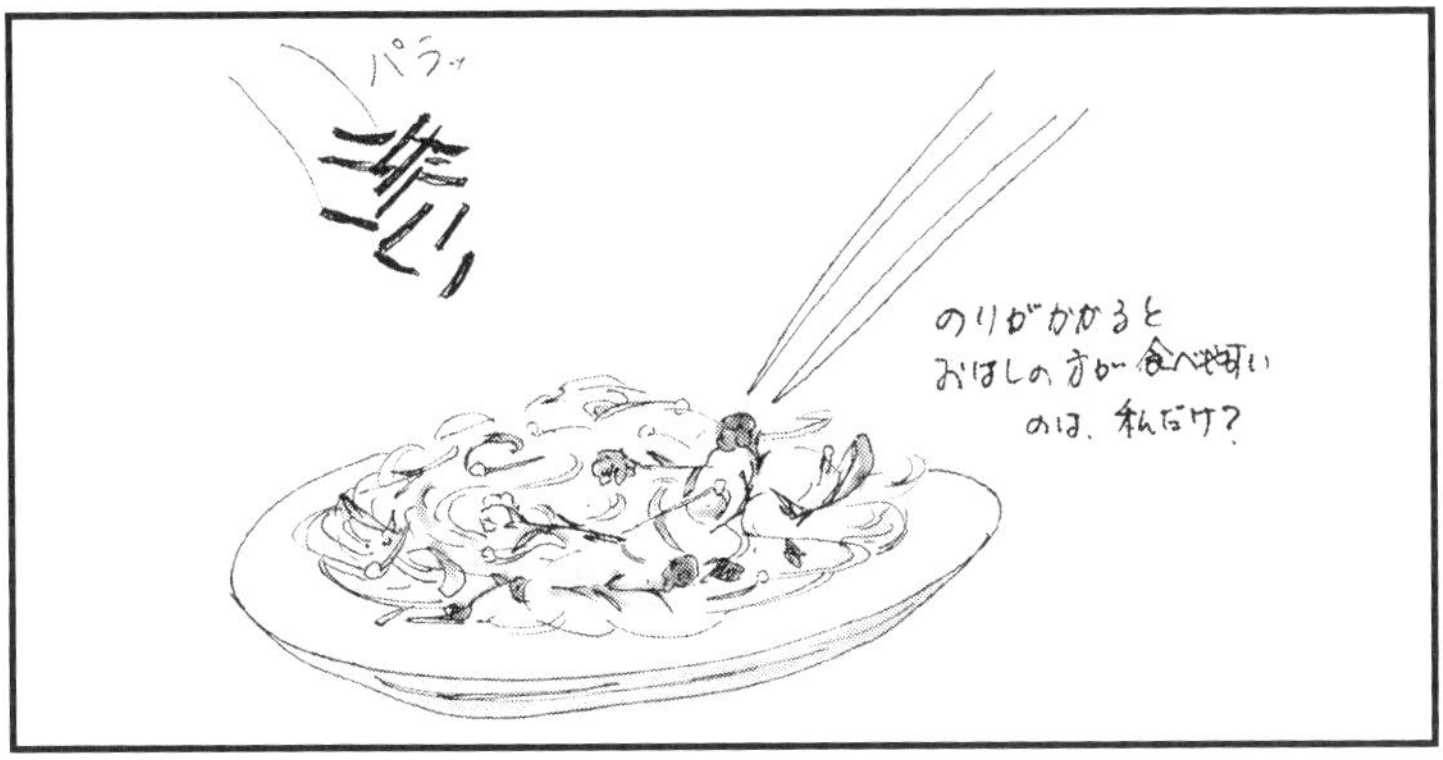
パラッ
のりがかかると
おはしの方が食べやすい
のは、私だけ?

[材料＝３～４人分]
スパゲティ 300 g、菜の花１パック、タマネギ１個、人参小１本、エノキダケ１パック、海苔適量

[作り方]
①材料を切る。
②タマネギ、人参、エノキダケをゴマ油で炒め、火が通ったら食べやすい大きさに切った菜の花をいれ、醤油、コショウで味付け。
③茹でたスパゲティーを混ぜ、盛り付けたら上にタップリ刻み海苔をかけて。
④お好みで七味唐辛子や花鰹を。

[一口メモ]
・菜の花以外に小松菜、茎立ち菜、紫蘇の葉、白菜など季節の野菜を使っても美味しいです。

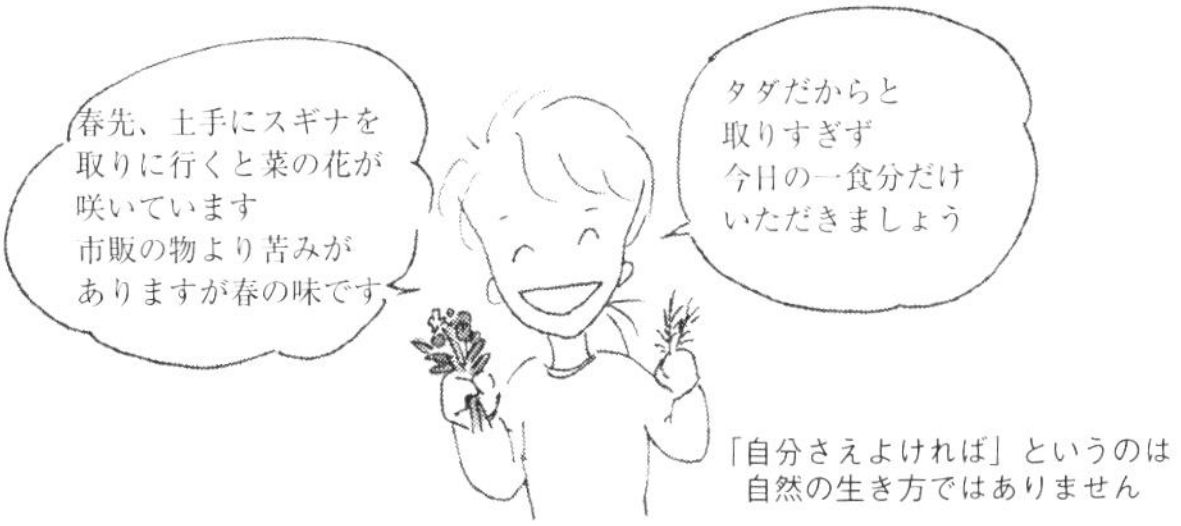
春先、土手にスギナを
取りに行くと菜の花が
咲いています
市販の物より苦みが
ありますが春の味です
タダだからと
取りすぎず
今日の一食分だけ
いただきましょう
「自分さえよければ」というのは
自然の生き方ではありません

夏の献立・一週間の例

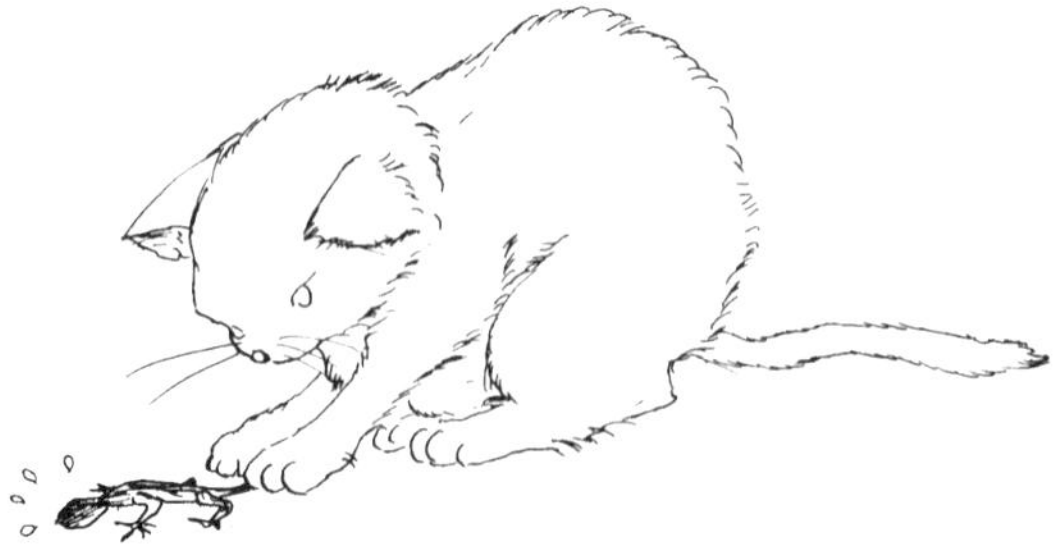

夏は色の濃い野菜が
豊富に出回ります
ピーマン、カボチャ
パセリやオクラなどなど
キュウリとトマトを
サラダで少々……なんて
もったいないですよ

夏は新陳代謝がよくなり
老廃物を出すにはいい季節
よい食事でどんどん出しましょう
夏に食欲が落ちるのは
体温を上げる必要がないからです
夏はたくさん食べる必要は
ありません

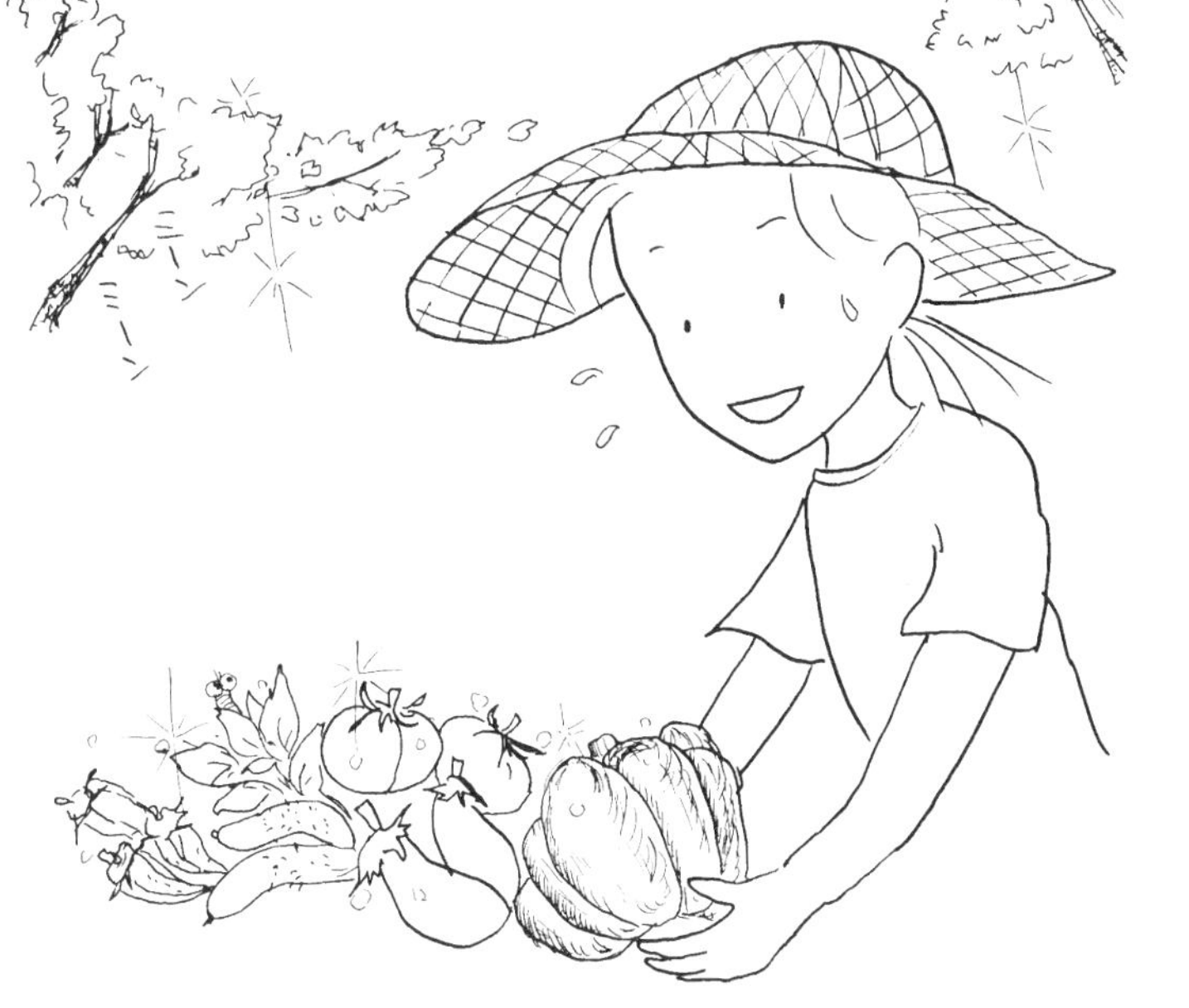

夏　月曜日のメニュー

朝食	○おにぎり（玄米・胚芽米、梅シソ、海苔） ○味噌汁（タマネギ、小松菜、わかめ） ○漬物（キュウリのぬか漬け）
お弁当	○ご飯（玄米・胚芽米、梅干し、すりゴマ） ○小松菜おひたし ○タマネギ、人参、ピーマンの卵炒め ○サバ焼き ○コンニャク煮 ○漬物（キュウリのぬか漬け）
夕食	○ご飯（胚芽米・雑穀、すりゴマ） ○とろろ芋 ●ごちそう納豆→123ページ ○サラダ（大根千切り、わかめ、人参千切り、タマネギスライス） ○カボチャ煮（カボチャを一口大に切り、ハチミツ小さじ１、砂糖大さじ１をまぶしてしばらく置く。カボチャから水が出てきたら、日本酒半合、醤油大さじ１を入れて火にかける） ○漬物（キュウリのぬか漬け）

[レシピ21]

ごちそう納豆

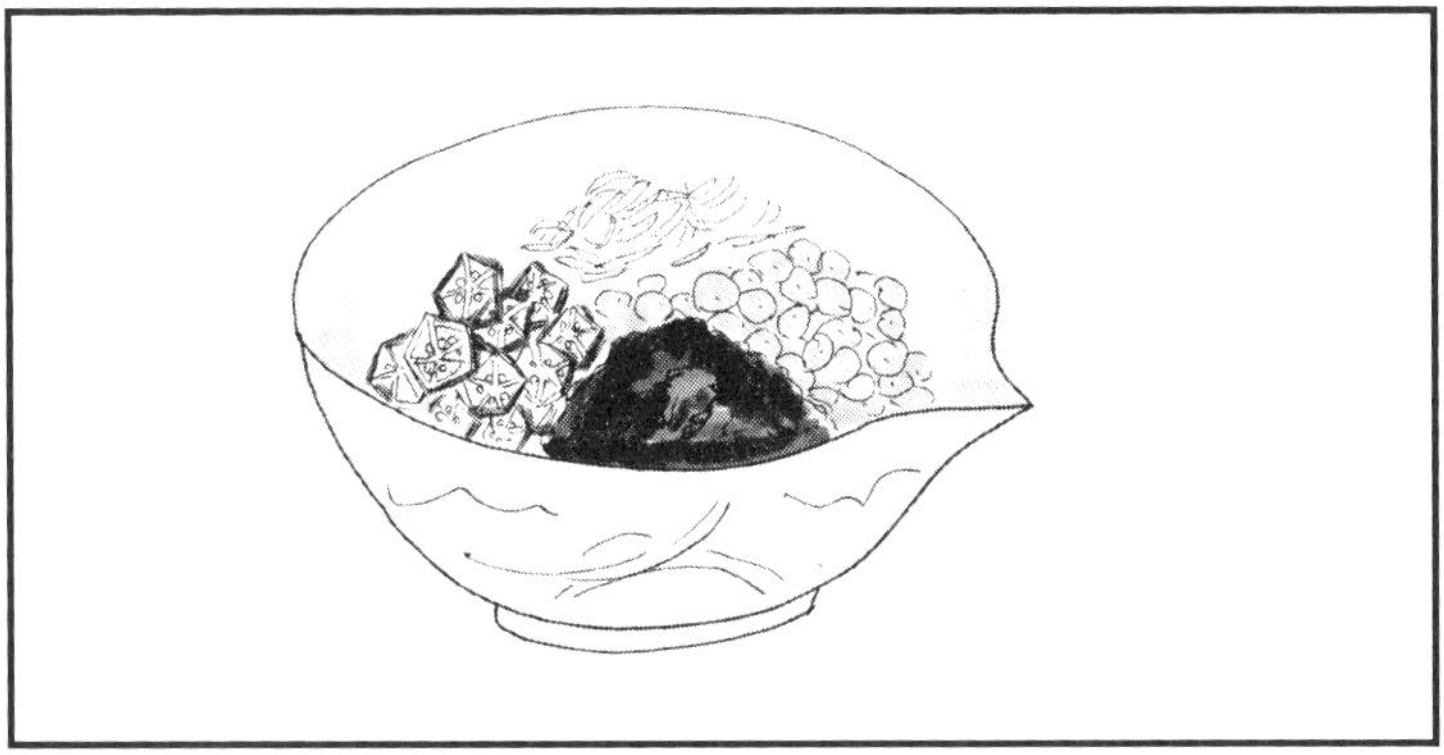

[材料＝３～４人分]
納豆適量、モロヘイヤ１把、おくら１パック、しらす２～30ｇ、長ネギ⅓本、シソの葉４～５枚、ミョウガ１～２個

[作り方]
①モロヘイヤはさっとゆでてみじん切り。おくらはゆでて輪切りにする。
②長ネギ、シソの葉、ミョウガは細かく刻む。
③①、②と納豆を混ぜて、しらすを上からかける。

[一口メモ]
・器は大きめの片口で茨城県の笠間焼きのおしゃれなものを。
・納豆は茨城の小粒納豆がお勧め。
・しらすは茨城の大洗産を……

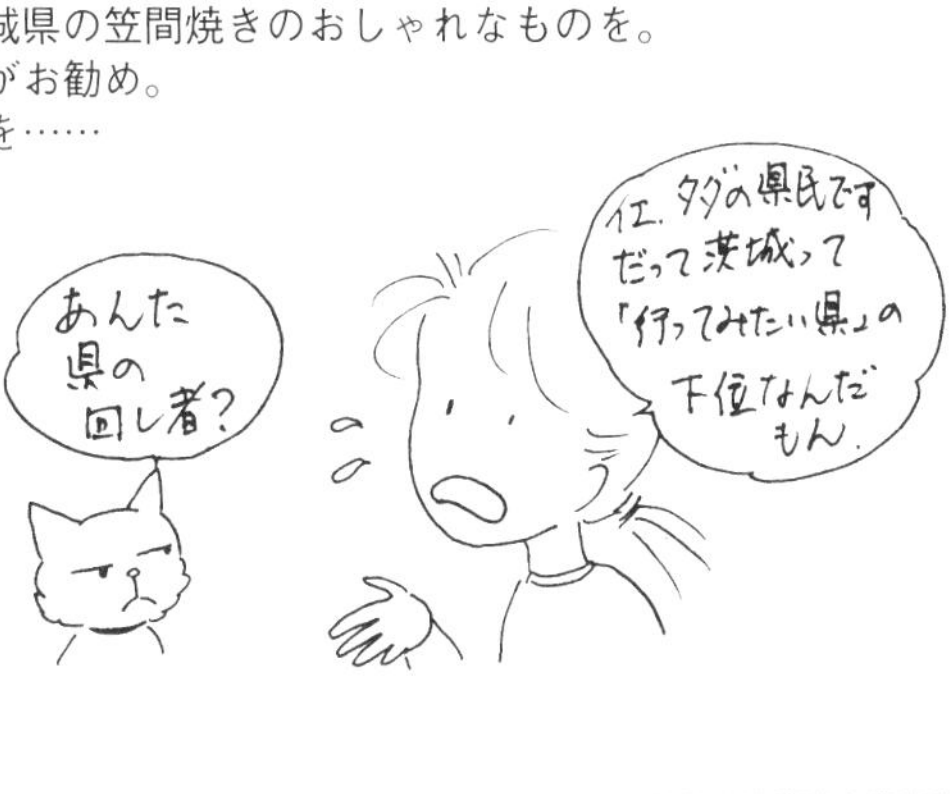
あんた県の回し者？
イエ、タダの県民です だって茨城って「行ってみたい県」の下位なんだもん。

夏 火曜日のメニュー

朝食

○おにぎり（玄米・胚芽米、梅干し）
○味噌汁（タマネギ、人参、カボチャ、小松菜）

お弁当

○ご飯（玄米・胚芽米、梅干し）
○小松菜おひたし
○カボチャ煮（前日の残り）
○焼魚
○ナスのショウガ焼き
○ミニトマト

夕食

○ご飯（玄米・胚芽米・雑穀）
●冬瓜スープ→125 ページ
●煮魚→151 ページ
○キュウリ、ミョウガ、ナス、シソの葉和え（材料全てを細かく刻み、醤油で和える。かつお節やしらすをかけて）
○冷奴（薬味・おろしショウガ、青ネギ）
○漬物（ラッキョウ）

[レシピ 22]

冬瓜スープ

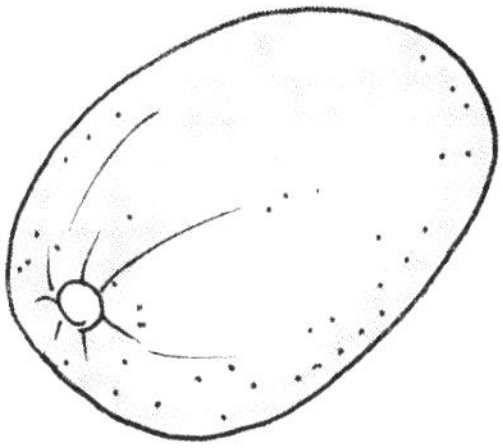

丸ごと一個買っても
きちんと使い切るようにしましょう

[材料＝３～４人分]
冬瓜 ½ ～ ⅓（冬瓜の大きさによって）個、タマネギ ½ 個、鶏挽肉１００g、人参 ½ 本、干しシイタケ３～４個、生姜１かけ、青ネギ１把、塩小さじ１、煮干出し汁約２～３カップ、日本酒大さじ３～４、醤油大さじ４～５

[作り方]
①冬瓜は５～６㎝角に切る。タマネギはみじん切り、人参と干しシイタケは細切りに。
②干しシイタケの戻し汁は捨てずに取っておくこと。
③タマネギ、鶏挽肉、人参、干しシイタケ、おろし生姜、塩をゴマ油で炒める。
④干しシイタケの戻し汁、煮干出汁、日本酒、醤油を入れた鍋に冬瓜と③を入れ、弱火で煮る。
⑤細かく刻んだ青ネギを入れ、塩コショウで味を調えて火を止める。

[一口メモ]
・翌日の朝食に使います。
・冬瓜が大きくて食べられないという人が多いですが、薄切りにしてサラダや酢の物、味噌汁に入れたりして使い切りましょう。

夏　水曜日のメニュー

朝食

○おにぎり（胚芽米・雑穀、昨日の煮魚をオーブントースターでサッと焼きおにぎりの中に入れる。すりゴマと梅干しはご飯にまぶす。海苔をまいて）
●冬瓜スープ（前日の残りに小松菜を足して）→125ページ
○漬物（ナス、キュウリのぬか漬け）

お弁当

○ご飯（胚芽米・雑穀、すりゴマ、梅干し）
○小松菜おひたし
○夕べの煮魚を焼いて
○ピーマンの炒め物（ピーマン細切りをゴマ油で炒め、かつお節ひとつまみと醤油を入れる）
○ミニトマト
○漬物（ナス、キュウリのぬか漬け）

夕食

●ざる蕎麦・麺つゆ→125ページ
●天ぷら（ナス、インゲン、ピーマン、カボチャ、タマネギ、人参、干しエビのかき揚）→107ページ
○大根おろし
○漬物（ナス、キュウリのぬか漬け）

[レシピ 23]

ざる蕎麦とめんつゆ

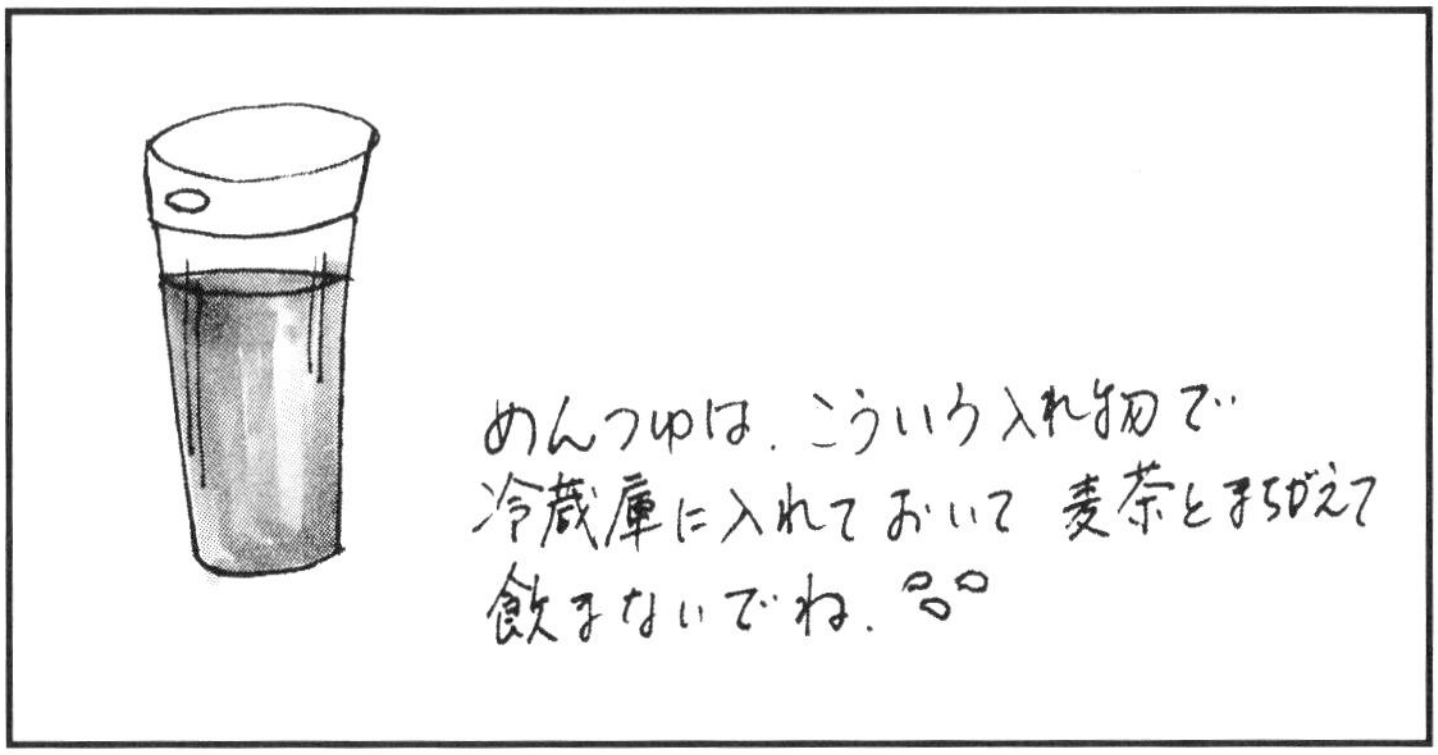
めんつゆは、こういう入れ物で
冷蔵庫に入れておいて 麦茶とまちがえて
飲まないでね。

[材料＝３～４人分]
蕎麦＝十割蕎麦 300 g
めんつゆ＝湯カップ３、かつお節二つかみ入、みりん$\frac{1}{2}$カップ、ハチミツ大さじ 1、醤油$\frac{1}{2}$カップ
薬味＝長ネギ、モロヘイヤ、シソ

[作り方]
①めんつゆは市販のものを使うのではなく、手作りしましょう。湯に鰹節を入れ火を止める。鰹節が沈んだら漉す。火にかけみりん、ハチミツ、醤油を入れ一煮立ちしたら火を止めて冷ます。
②蕎麦はたっぷりのお湯でお好みの堅さに茹でる。
③薬味はそれぞれみじん切りにする。

[一口メモ]
・そば湯は捨てず、めんつゆに入れていただきましょう
・めんつゆはたくさん作って冷蔵庫に入れておけば、何かと便利に使えます（1週間程度で使い切ってください）。

夏 木曜日のメニュー

朝食

○おにぎり（胚芽米、雑穀、前日の天ぷら、すりゴマ）
○味噌汁（ナス、冬瓜、小松菜、わかめ）
○漬物（キュウリ、ミョウガ）

お弁当

○ご飯（すりゴマ、梅干し）
○小松菜おひたし
●天ぷら（前日の残り）→107ページ
○キャベツの卵炒め（ざく切りにしたキャベツの葉３～５枚をゴマ油で炒め、しんなりしたら卵１個をわり入れ、醤油約大さじ２、コショウを入れすばやくかき混ぜる）
○漬物（キュウリ、ミョウガ）

夕食

○ご飯（胚芽米、雑穀）
○味噌汁（長ネギ、油揚げ、シメジ、小松菜、冬瓜）
○焼き魚・大根おろし
○冷奴（シソ、オクラ、モロヘイヤ、長ネギ）
●細切り昆布煮→129ページ
○漬物（キュウリ、ミョウガ）
○冬瓜酢の物（冬瓜スープで残った冬瓜を全て薄切りにする、わかめと三倍酢で和える）

[レシピ 24]

細切り昆布煮

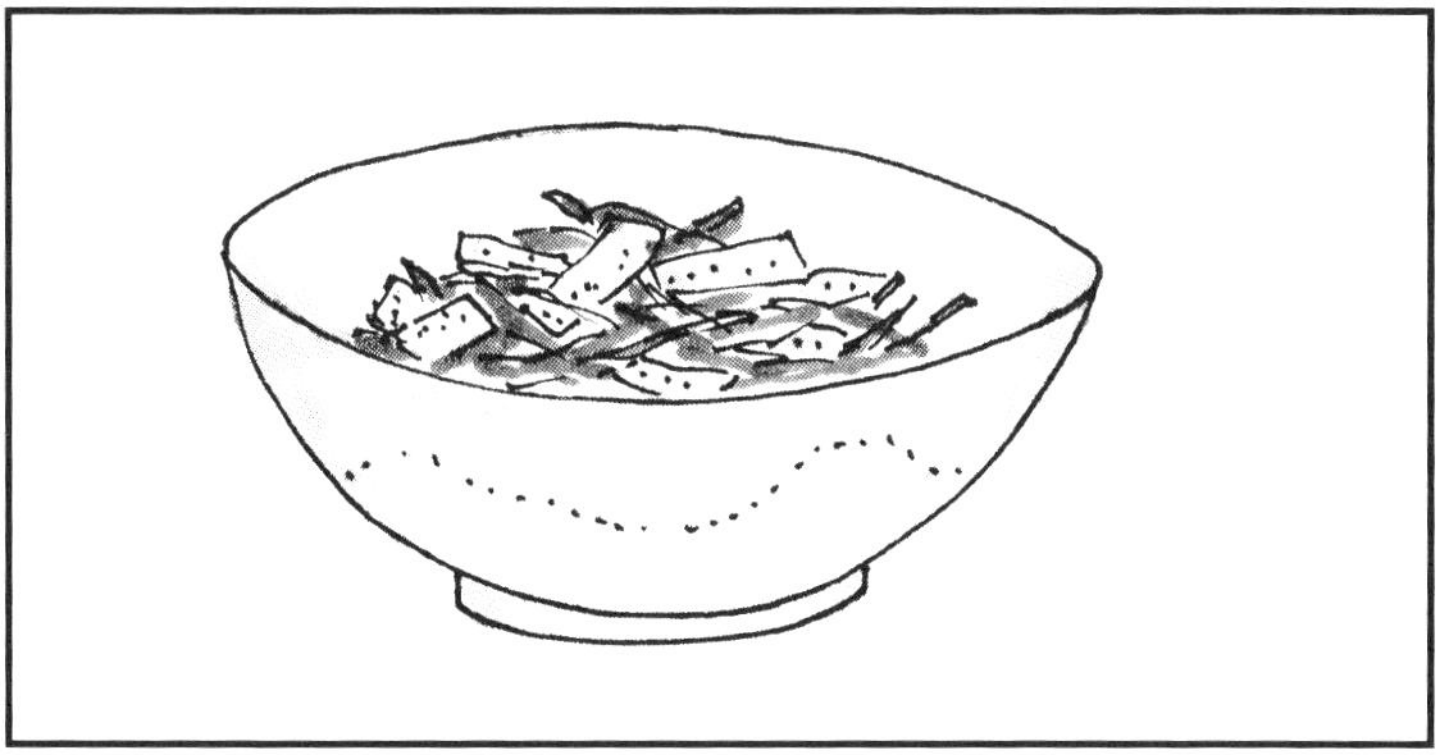

[材料＝３～４人分]
細切り昆布１袋（３～40 ｇ）、人参 ½ 本、油揚げ１枚、干しシイタケ５～６個、日本酒大さじ１、ハチミツ大さじ１、醤油大さじ２、具を入れる前の味噌汁の出汁をお玉２杯

[作り方]
①味噌汁の出汁をとった時におたま２杯、別の小鍋に取り分ける。
②昆布、シイタケを水戻しして切る。昆布、シイタケの戻し汁は捨てずに取っておくこと。
③材料は全て細切りに。
④材料を鍋に入れヒタヒタになるように昆布とシイタケの戻し汁、味噌汁の具を入れる前の出汁を入れ火にかける。
⑤ハチミツ、日本酒、醤油で味付けし汁気が半分程になるまで煮る。

[一口メモ]
・レンコン、ササガキゴボウ、干し貝柱など入れても美味しいです。
・少なめの水で炊いた雑穀に梅酢、すりゴマを混ぜて混ぜご飯にしましょう。
・翌朝、キヌサヤを入れて温めなおしてお弁当にも。
・忙しいときは、昆布とシイタケの戻し汁とめんつゆで味付けすれば簡単です。

夏

金曜日のメニュー

朝食

○おにぎり（胚芽米・雑穀ご飯に細切り昆布、梅酢、すりゴマを混ぜて海苔をまく）
○味噌汁（大根、エノキダケ、わかめ、小松菜）
○漬物（ナス、キュウリのぬか漬け）

お弁当

○細切り昆布煮混ぜご飯（胚芽米・雑穀）炒り卵のせ（卵１個に対しハチミツ小さじ１、塩少々しゴマ油をひいたフライパンで弱火でよくかき混ぜながら炒める）
○小松菜おひたし
○野菜ソテー（カボチャ¼個、人参½本、タマネギ½個のスライスをフライパンにゴマ油少々をひき、弱火で両面に焦げ目がつくまで焼く。塩コショーで味付け）
○漬物（ナス、キュウリのぬか漬け）

夕食

●お好み焼き→131ページ
○漬物（ナス、キュウリのぬか漬け）
○ビールコップ１～２杯（ホントはゼンソク、アトピーの人は控えなくてはいけません。でもそれではストレスもたまるので１ヶ月に１度とか２週間に１度などと決めて楽しんで飲むのもいいと思います）

[レシピ25]

お好み焼き

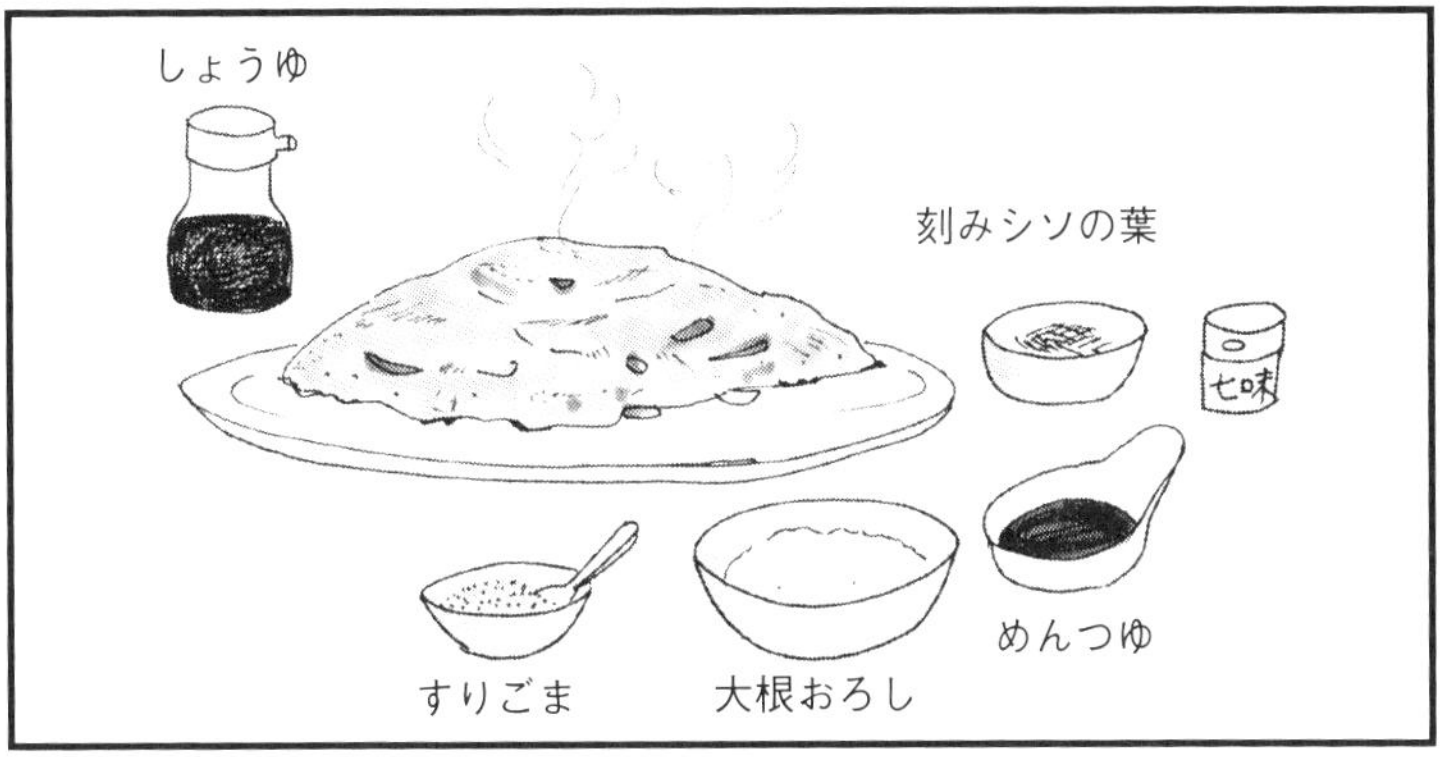

[材料＝３～４人分]
全粒粉小麦粉１カップ、玄米粉½カップ、とろろ芋２００ｇ、卵１～２個。キャベツ¼個千切り、スルメイカ１杯、ミニホタテ１００ｇ、小さめのエビ１００ｇ、国産無着色干しエビ一掴み

[作り方]
①キャベツは千切りに。スルメイカ、ミニホタテは一口大に切る。
②全粒粉小麦粉、玄米粉、とろろ芋、卵、キャベツ、スルメイカ、ミニホタテ、小さめのエビ、国産無着色干しエビを混ぜ、ゴマ油で焼く。
③味付けはソースやマヨネーズではなく、すりゴマ、醤油、唐子でいただきましょう。

[一口メモ]
・これに２～３ｃｍ角に切った玄米餅、細かく刻んだニラと長ネギ、紅生姜などお好みでいろいろなものを混ぜてみてください。
・ざる蕎麦の麺つゆが残っていれば大根おろしを添えても美味しいです。
・ゼンソクやアトピーの治病のためにはマヨネーズは控えましょう。症状が治まってたまに食べたい時や健康な人が食べるのでしたら、無添加の良い物を選んでください。

夏 土曜日のメニュー

朝食

○全粒粉パンチーズトースト
○サラダ（レタス、キュウリ、トマト、ゴマドレッシング）

昼食

●さっぱりしそチャーハン→134ページ
○味噌汁（大根、キャベツ、ニラ、油揚げ）
○漬物（ラッキョウ）

夕食

●カレー→133ページ
○サラダ（スライスタマネギ½個、細切り人参½本、食べやすい大きさに切ったわかめ約4～50g、薄切りキュウリ1本をよく混ぜる）
●ゴマドレッシング→135ページ
○漬物（ラッキョウ）

[レシピ 26]

カレー

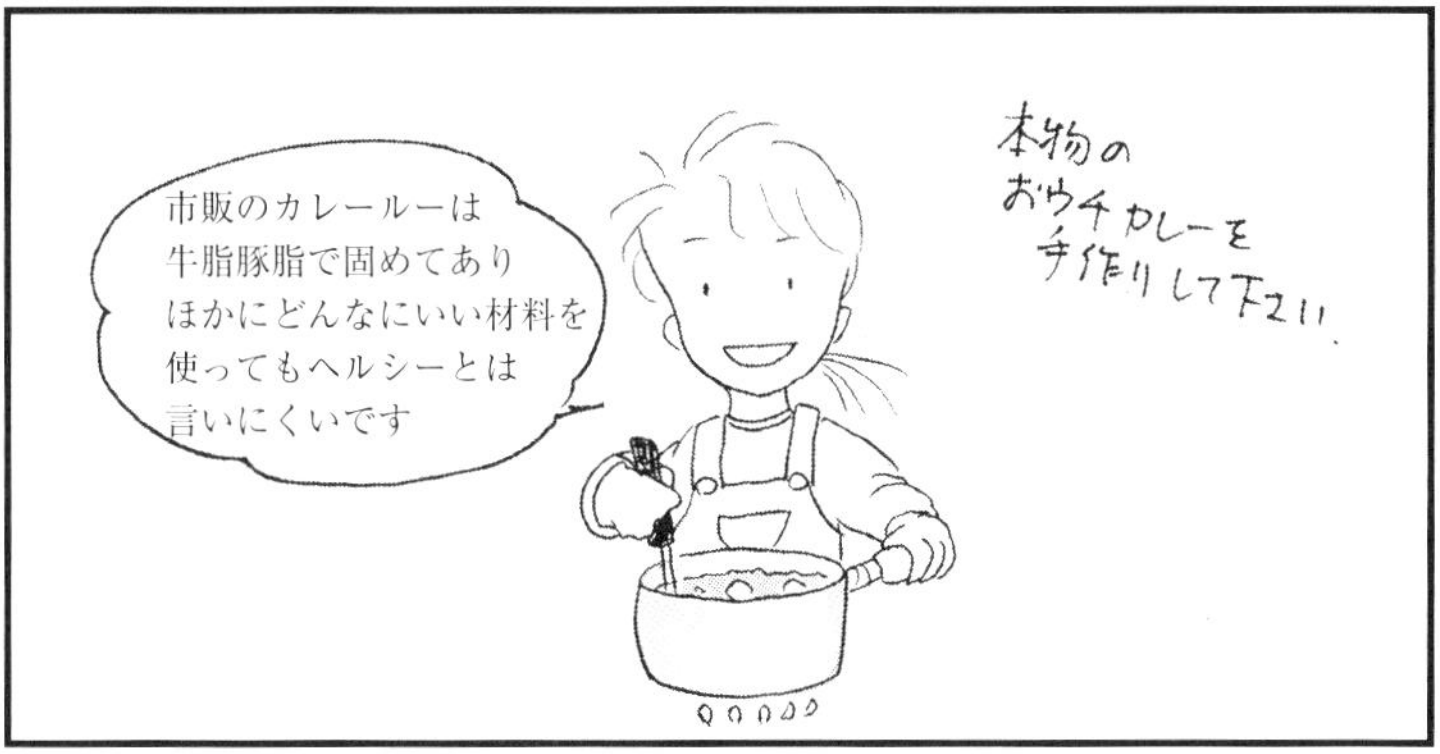
市販のカレールーは
牛脂豚脂で固めてあり
ほかにどんなにいい材料を
使ってもヘルシーとは
言いにくいです
本物の
おウチカレーを
手作りして下さい。

[材料＝３～４人分]
ルー＝塩、コショウ、全粒粉小麦粉大さじ１～２、タマネギ４～５個、トマト１～２個、塩小さじ２、オリーブオイル大さじ１
具材＝鶏胸肉 300 g、ニンニク大 ½ 個、カレー粉、ジャガイモ２～３個、人参１本、タマネギ１個、きのこ１パック（えのき、エリンギ、ぶなしめじなどお好みで)、塩小さじ２

[作り方]
①具材用のタマネギとトマトをみじん切りにして、塩、オリーブオイルで炒める。
②鶏胸肉を一口大に切り、ニンニクのみじん切り、塩、コショウ、カレー粉を手で良くも揉みこみ、全粒粉小麦粉をまぶす。
③ジャガイモは一口大に切り、人参、タマネギ、きのこを肉と一緒に鍋に入れ、塩を振ってよく炒める。
④ルー用のタマネギと人参をすりおろし、鍋に入れる。
⑤野菜の水分が出てくるので水は入れないで、蓋をして弱火で 30 分以上、時々かき回しながら煮る。
⑥塩、コショー、トマトケチャップ、カレー粉、お好みでナツメッグ、カルダモンなどのスパイスを入れると美味しいです。

[一口メモ]
・一晩寝かせるともっと美味しくなります。
・最終的には鍋ごときれいになるカレー蕎麦にして食べきってください。

[レシピ27]

さっぱりしそチャーハン

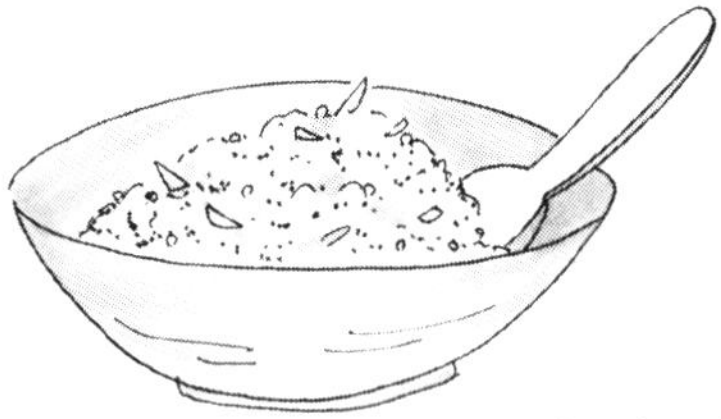

上から、もみ海苔をかけても
美味しいです

[材料＝３～４人分]
冷蔵庫の残りご飯茶碗３～４杯分、タマネギ１個、人参小½本、梅シソ大さじ３～４杯、ちりめんじゃこ３～40ｇ

[作り方]
①ゴマ油でタマネギ、人参を炒める。
②ご飯とみじん切りにした梅シソを入れ、よく混ぜ合わせる。
③ちりめんじゃこを入れ、よく火を通す。

[一口メモ]
・塩加減は味見をして、足りなければ醤油などを足してください。
・暑い夏にピッタリのチャーハンです。

[レシピ 28]

かんたんドレッシング

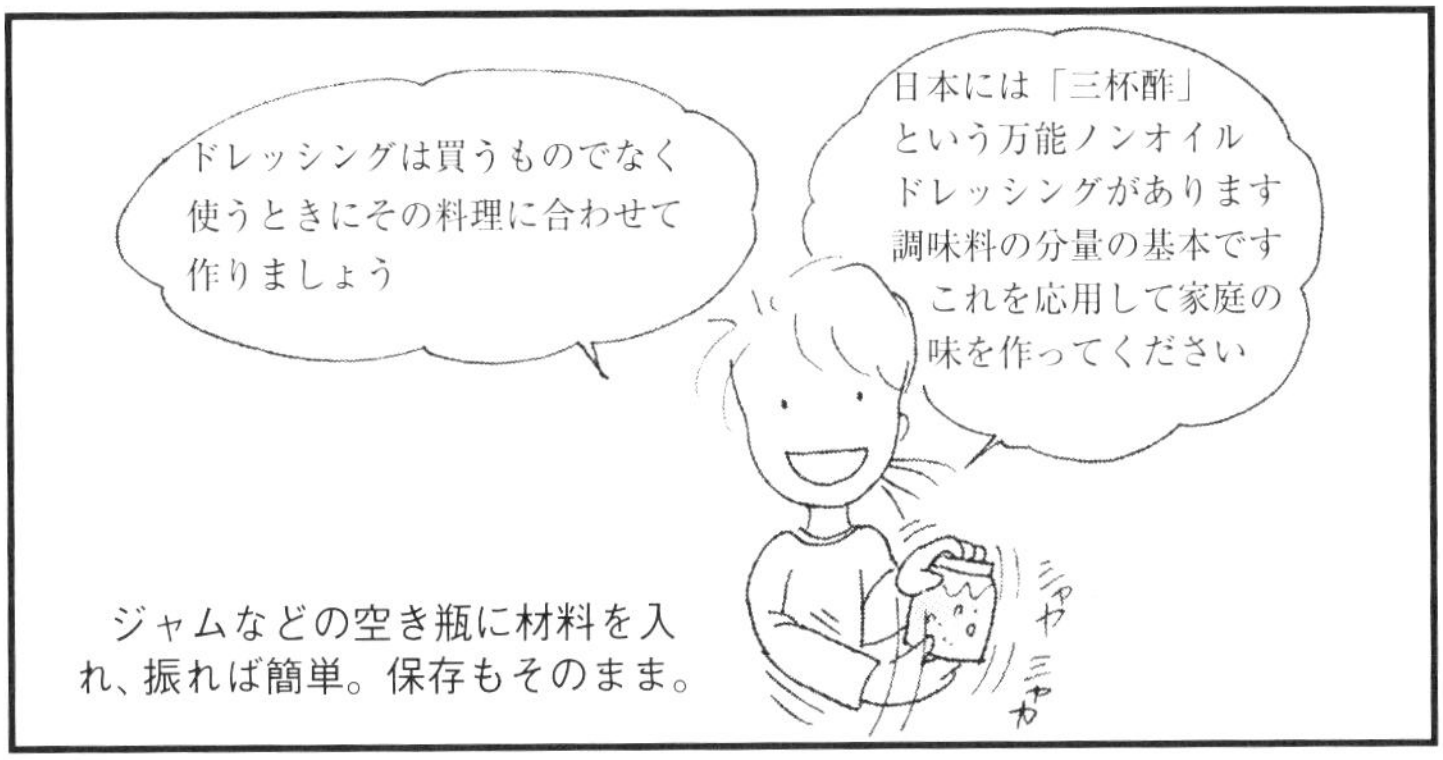
ドレッシングは買うものでなく使うときにその料理に合わせて作りましょう
日本には「三杯酢」という万能ノンオイルドレッシングがあります調味料の分量の基本です これを応用して家庭の味を作ってください

ジャムなどの空き瓶に材料を入れ、振れば簡単。保存もそのまま。

【醤油ドレッシング】
醤油大さじ２、ハチミツ小さじ½、砂糖大さじ１、梅酢または酢大さじ２～３、ゴマ油小さじ１をよく混ぜる。

【ゴマドレッシング】
ゴマ３～40ｇをすりばちでベタベタするくらいまでよくすり混ぜる。ハチミツ小さじ½、砂糖大さじ１～２、梅酢または酢大さじ２～３、醤油大さじ１～２とゴマをよく混ぜ合わせる。

【かんたんポン酢】
作り置きしてあるめんつゆ、酢、青ミカンやかぼす、柚子などの絞り汁を混ぜる。

【その他】
醤油、酢、刻みシソの葉、ハチミツ、ゴマ油またはオリーブオイル

[一口メモ]
・梅酢を使う場合、塩辛いので醤油の分量を加減してください。

夏 日曜日のメニュー

朝食

○全粒粉パン
●カレー（昨日の残り）→133 ページ
○サラダ（レタス・キュウリ・トマト）
●醤油ドレッシング→135 ページ

昼食

○素麺の夏野菜炒め（ナス、ピーマン、タマネギ、トマトをゴマ油で炒めて塩コショウする。固めにゆでた素麺と卵１個を入れ、混ぜてから火を止める。すりゴマをかけていただきます。）
○サラダ（レタス、キュウリ、トマト）
●醤油ドレッシング→135 ページ
○漬物（キュウリ）

夕食

○ご飯（玄米、胚芽米、雑穀）
○味噌汁（ナス、タマネギ、小松菜）
●ピーマンの炒め物
●カレー（昨日の残り）→133 ページ
○漬物（キュウリ）

[レシピ29]

ピーマンの炒め物

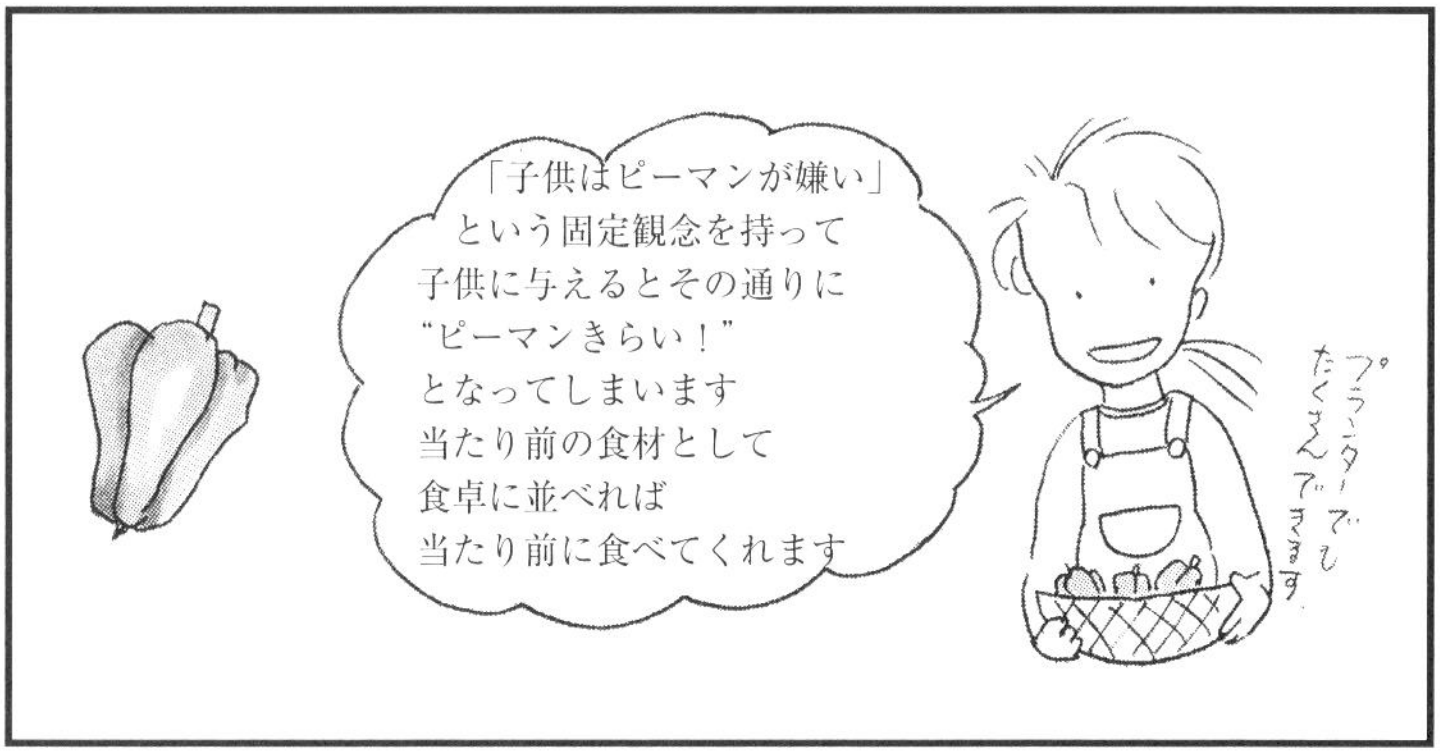
「子供はピーマンが嫌い」
という固定観念を持って
子供に与えるとその通りに
“ピーマンきらい！”
となってしまいます
当たり前の食材として
食卓に並べれば
当たり前に食べてくれます
プランターでもたくさんできます。

[材料＝３～４人分]
ピーマン４～６個、鶏挽肉100g、タマネギ、ショウガ、ニンニク、ハチミツ小さじ1、醤油大さじ1、片栗粉大さじ1、ゴマ油

[作り方]
①鶏挽肉にショウガとニンニクを一かけづつすりおろし、ハチミツ、醤油を混ぜて片栗粉をまぶす。
②タマネギは薄切り、ピーマンは細切りにして、ゴマ油をひいたフライパンで肉と一緒に炒める。
③塩コショウ醤油で味を調える。

[一口メモ]
・タケノコを入れるとチンジャオロースー風になります。
・ピーマンの代わりに、きのこ、人参、白菜など季節の野菜で作ってもいいでしょう。
・ニンニクを入れず、ショウガを多めにすれば、次の日の弁当のおかずになります。

秋の献立・一週間の例

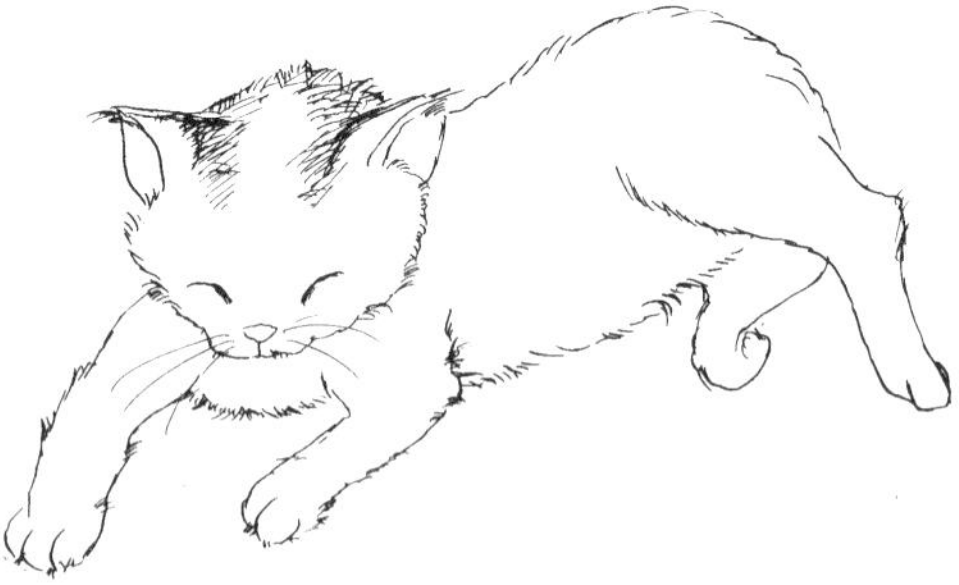

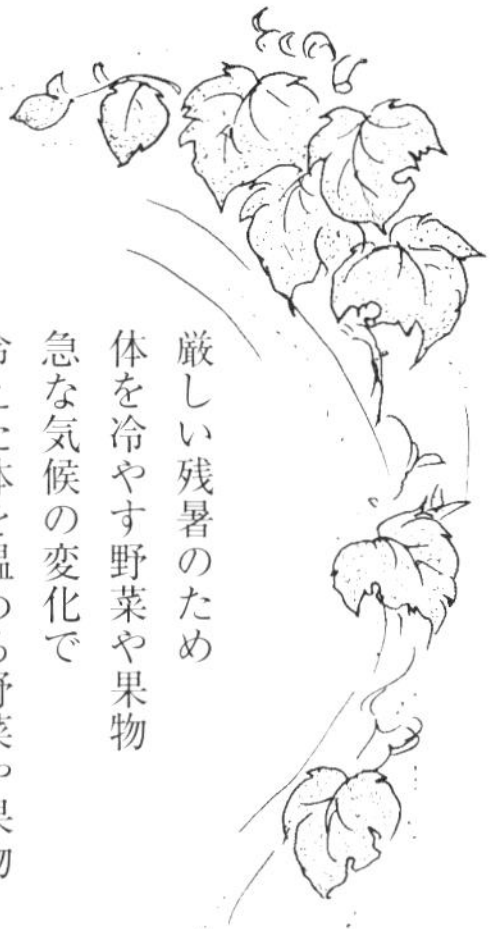

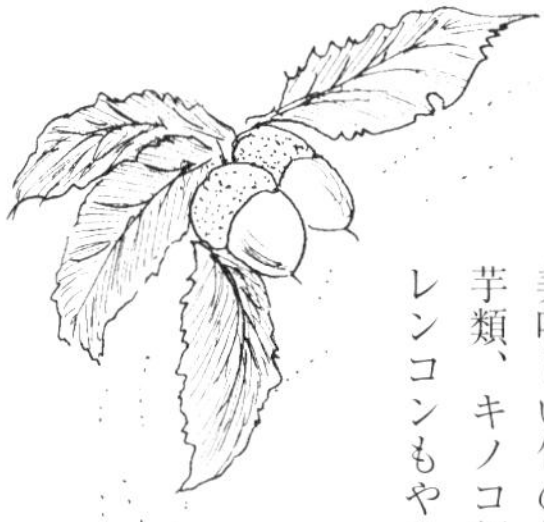

厳しい残暑のため
体を冷やす野菜や果物
急な気候の変化で
冷えた体を温める野菜や果物
秋にはその両方が取れます
また〝実りの秋〟の言葉通り
穀物がたくさん出回ります
寒さで食べ物が取れなくなる
冬に備えて秋は体が栄養を
ため込むようになっています
ダイエットなど気にせず
美味しい旬の物を食べましょう
芋類、キノコ類、長ネギなどが旬
レンコンもやわらかです

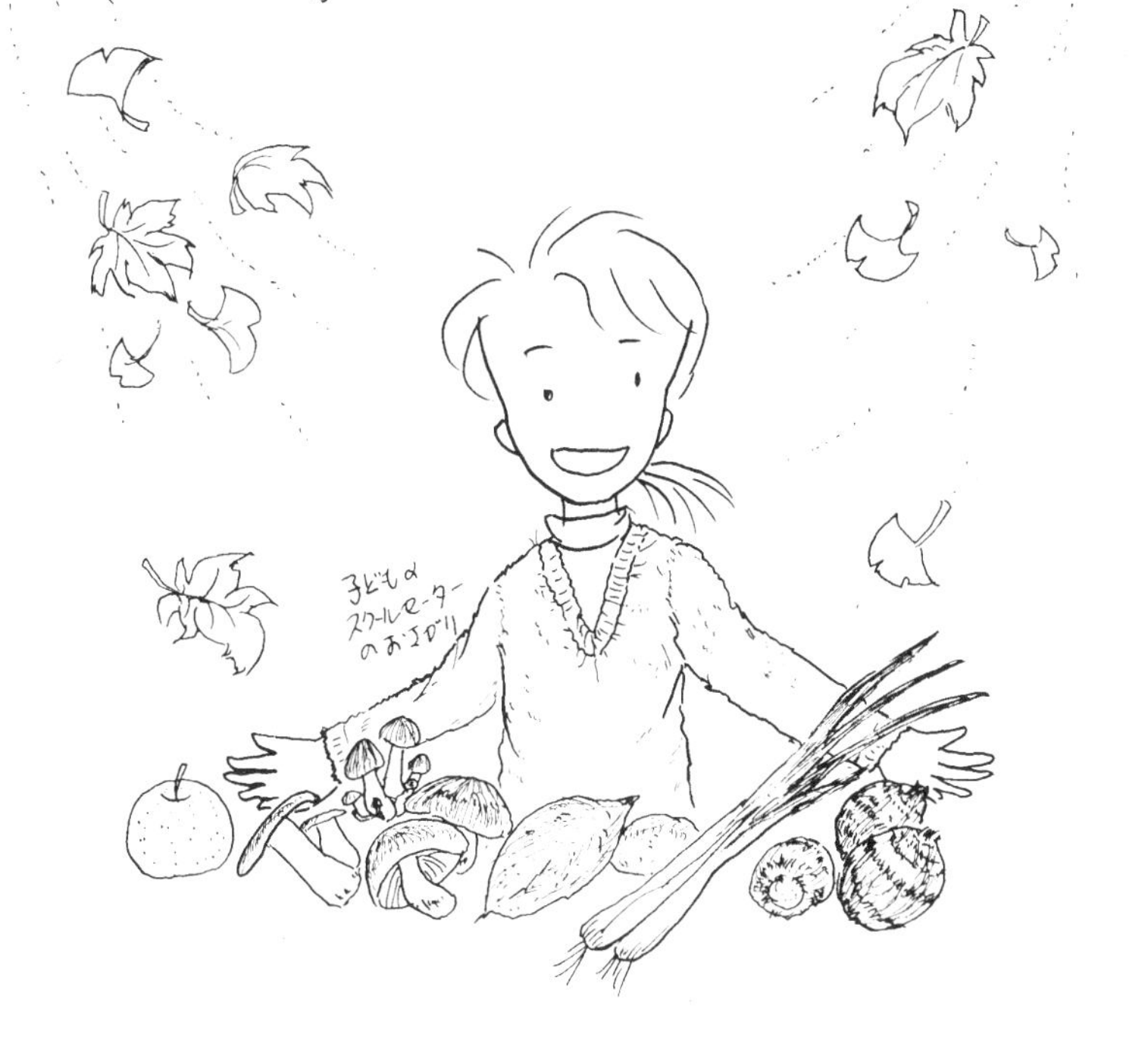

秋　月曜日のメニュー

朝食

○おにぎり（胚芽米、雑穀、梅干し）
○味噌汁（さつまいも、タマネギ、チンゲン菜）
○里芋煮（里芋をたわしで良く洗い、皮は黒いところを包丁で削るくらいにする。味噌汁の出汁をおたまに２～３杯取り分けておき、日本酒、ハチミツ、黒砂糖それぞれ少々と醤油で味を調節して、噴きこぼれないように煮る）
○漬物（ナス、人参のぬか漬け）

お弁当

○ご飯（胚芽米、雑穀、梅干し）
○小松菜おひたし
○里芋煮
○煮卵
○野菜炒め（薄切りタマネギ¼個、短冊切り人参⅓本、をゴマ油で炒める。一口大に切ったキャベツ３～４枚とチンゲン菜一株を入れ醤油、コショウで味付）
○漬物（ナス、人参のぬか漬け）

夕食

●鶏団子鍋→141ページ
○漬物（ナス、人参のぬか漬け）

[レシピ 30]

鶏団子鍋

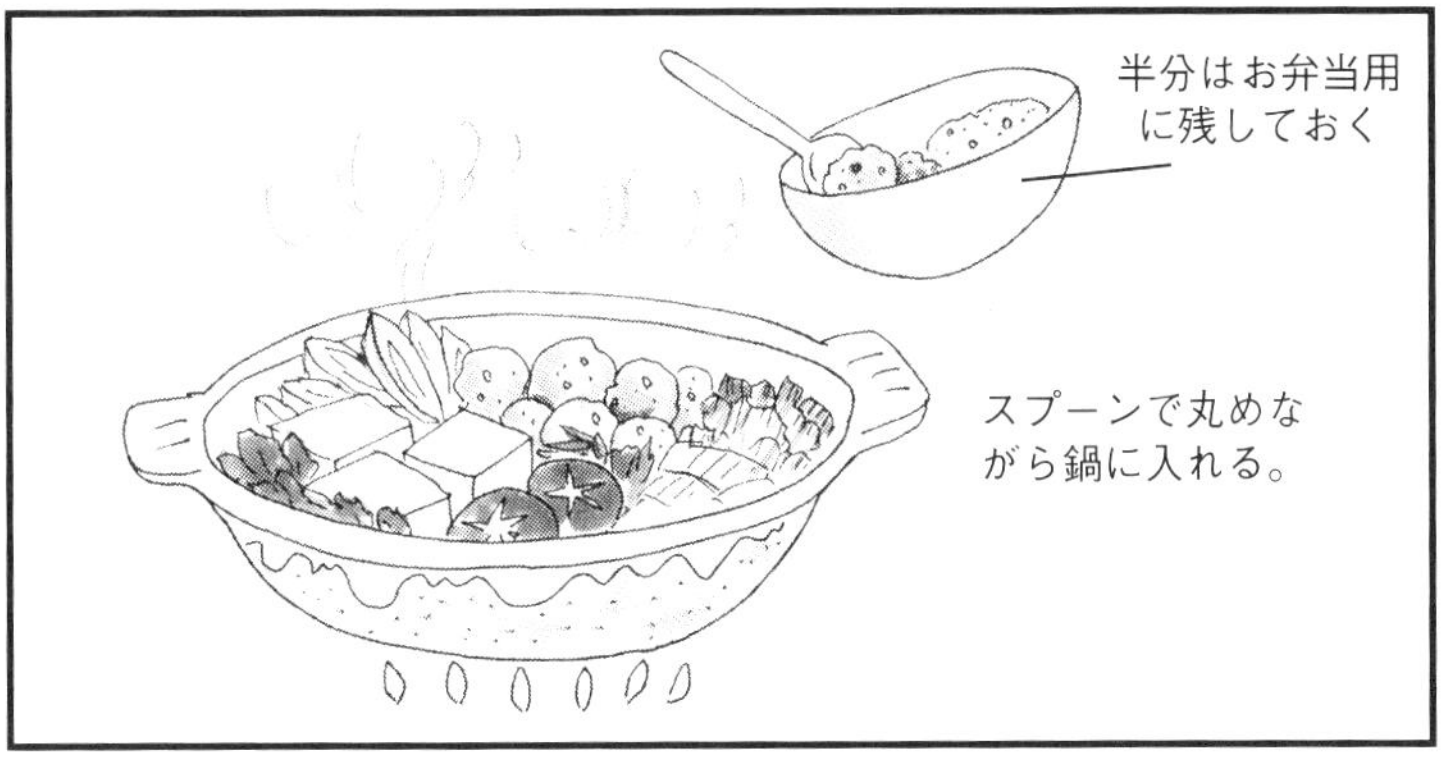
半分はお弁当用
に残しておく
スプーンで丸めな
がら鍋に入れる。

[材料]
鶏挽肉 200g、ショウガ1かけ、ハチミツ小さじ2、醤油大さじ1、長ネギ細いもの1本、ゴボウ ½ 本、人参 ¼ ＋ ⅓ 本、シイタケ2～3個、片栗粉大さじ1、昆布1枚、醤油大さじ3、日本酒 ½ カップ、大根 ⅕ 本、白菜の茎

[作り方]
①鶏挽肉にショウガ、ハチミツ、醤油を混ぜる。
②長ネギ、人参 ¼ 本、シイタケはみじん切り、ゴボウはささがきにする。
③①と②に片栗粉をよく混ぜて丸める(¼ は明日のお弁当に残して冷蔵庫へ)。
④鍋に昆布と水を入れ弱火にかけ、昆布の表面全体に細かい泡がついてきたら昆布を出す。
⑤昆布出汁に醤油、日本酒を入れる。銀杏切りにした大根と人参、白菜の茎、鶏団子を入れる。
⑥根菜類が軟らかく煮えたら、長ネギ、えのきだけ、シイタケ、春菊などお好みの野菜を入れる。玄米ご飯やうどんを入れてすりゴマをタップリかけていただきます。

[一口メモ]
・出汁に使った昆布は捨てずにタッパに入れて冷凍保存し、たくさんたまったら細切りにして醤油、ハチミツ、日本酒で煮て佃煮にします。

秋

火曜日のメニュー

朝食	○昨日の鍋の残りに、玄米餅と冷蔵庫の残り野菜を入れて
お弁当	○ご飯（玄米・胚芽米・雑穀、梅干し） ○小松菜おひたし ○鶏つくね（昨日作った物を火を通す） ○秋茄子ショウガ炒め（茄子輪切り２個アクを抜かない。ゴマ油をひいたフライパンでナスを炒め、生姜、ハチミツ少々、醤油で味付け） ○漬物（カブのぬか漬け）
夕食	○黒豆ご飯（胚芽米、黒豆 1/2 カップは朝から水につけておく、すりゴマ） ○味噌汁（ナス、小松菜、シイタケ、豆腐） ●山芋焼→ 143 ページ ●マカロニサラダ→ 144 ページ ○カブ糠漬け（カブのぬか漬け）

[レシピ31]

山芋焼

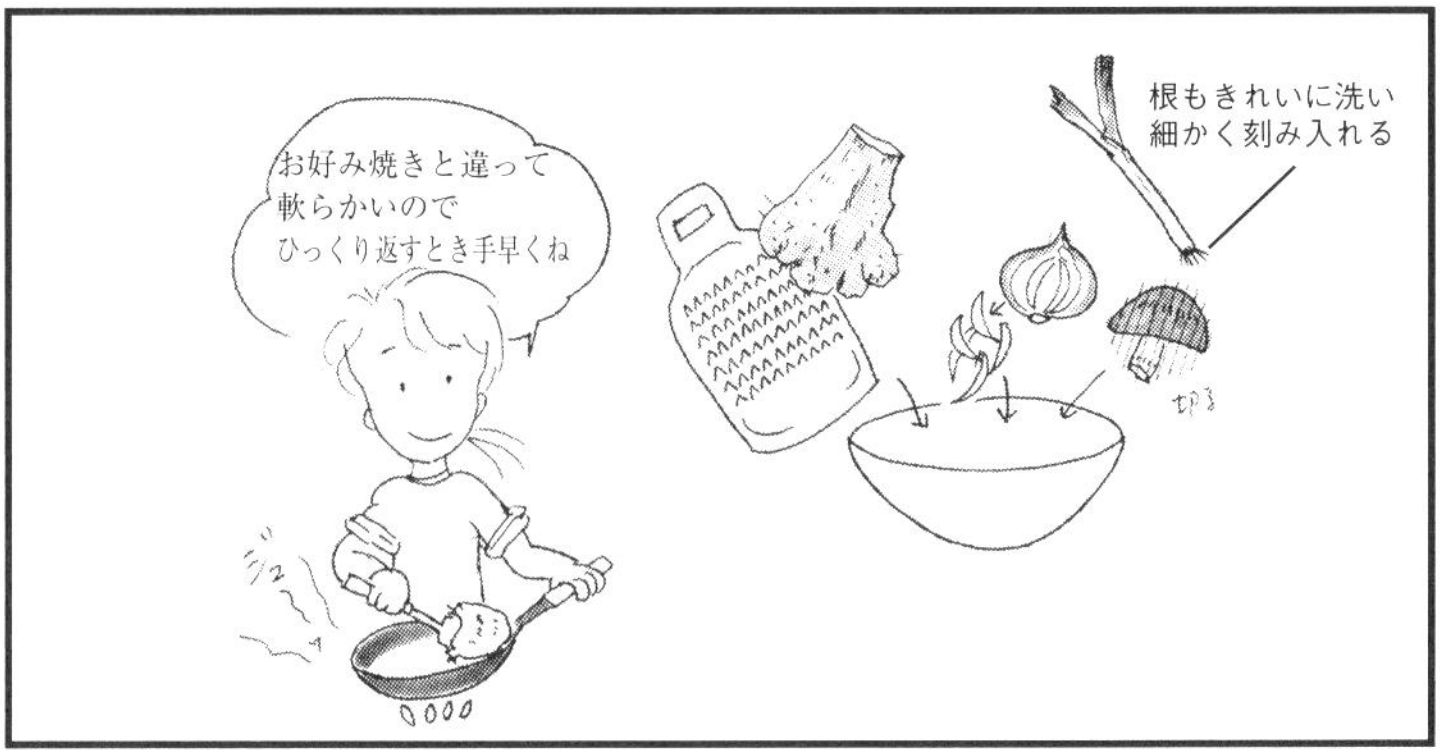
お好み焼きと違って
軟らかいので
ひっくり返すとき手早くね
根もきれいに洗い
細かく刻み入れる

[材料＝３～４人分]
山芋（粘りの強い物がよいがとろろ芋でも可）200g、人参⅓本、タマネギ½個、シイタケ３～５個、長ネギ（または葉ネギ）小１本、全粒小麦粉大さじ２、卵２個

[作り方]
①すりおろした山芋に人参の千切り、スライスしたタマネギとシイタケ、細かくきざんだ長ネギ、全粒小麦粉、卵をよく混ぜる。
②ゴマ油をひいたフライパンに薄く延ばし裏表狐色に焼く。
③醤油をかけていただきます。

[一口メモ]
・タコやイカを細かく切ったものやアサリ、小柱、干しエビなどを入れるとご馳走になります。お酒のおつまみにも最適。
・めんつゆと大根おろしで頂いても美味しいです。

[レシピ 32]

マカロニサラダ

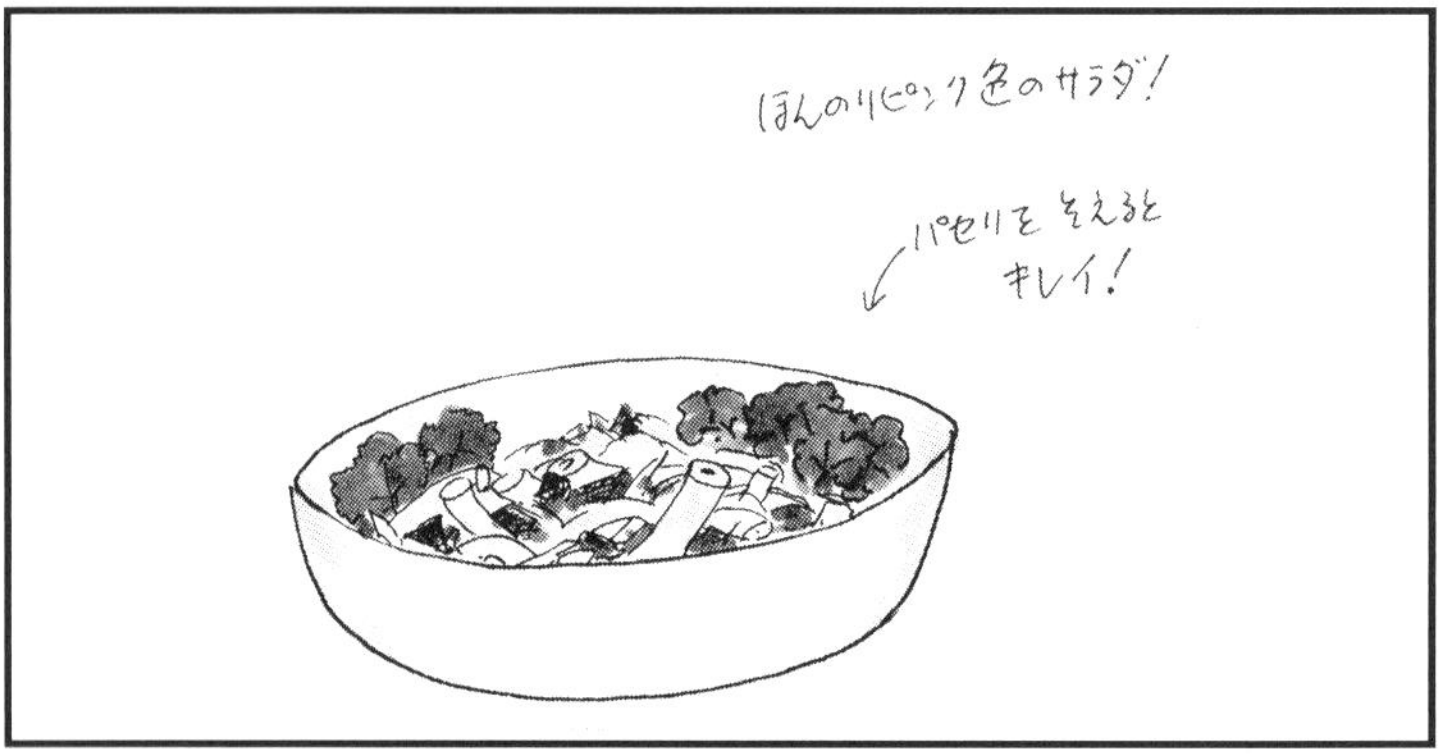
ほんのりピンク色のサラダ！
パセリをそえると
キレイ！

[材料＝３～４人分]
マカロニ 200g、人参 ½ 本、タマネギ ½ 個、わかめ約３～４０g、練りゴマ大さじ３、ハチミツ小さじ１、梅酢大さじ２、良質なマヨネーズ少々、コショウ少々

[作り方]
①マカロニはやわらかく茹でておく
②人参は細切りに、タマネギはスライスして。わかめは食べやすい大きさに切る。
③練りゴマ、ハチミツ、梅酢、マヨネーズ、コショウを材料と良く混ぜ合わせて出来上がり。

[一口メモ]
・翌日に、ゴマ油を通常の半分以下で炒めて塩コショウで味付けすれば、美味しい「マカロニサラダ炒め」になります。お好みで、キャベツやピーマン、きのこなど残り野菜を足してください。
・パスタ類は全粒粉入りを使うと良いです。

[レシピ 33]

大根葉の油炒め

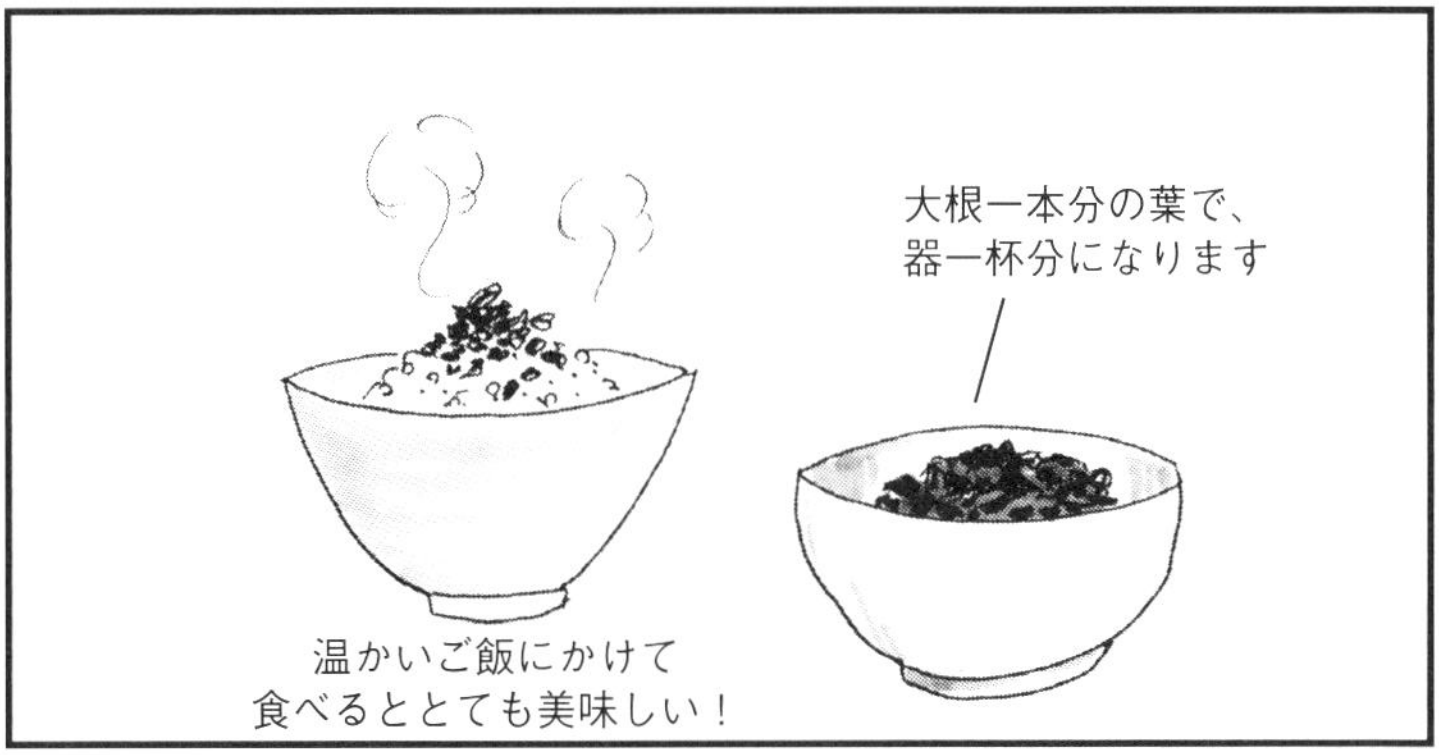
大根一本分の葉で、
器一杯分になります
温かいご飯にかけて
食べるとととても美味しい！

[材料＝３～４人分]
大根葉１本分、ゴマ油適量、醤油大さじ２～３、ハチミツ小さじ½、ちりめん、ゴマ大さじ３～４

[作り方]
①大根葉を細かくきざむ。
②ゴマ油で炒め、醤油、ハチミツ、ちりめん、ゴマを入れる。
③汁気が無くなるまで弱火でよく炒める。

[一口メモ]
・保存食として冷蔵庫で一週間程度保ちます。
・作り置きをしておいて茹でたジャガイモを混ぜて炒めると、おかずが一品増えます（→150ページ）。
・バリエーションに「大根葉と油揚げの炒め煮」（→164ページ）があります。

秋 水曜日のメニュー

朝食

●焼おにぎり→183ページ
○味噌汁（油揚げ、ほうれん草、わかめ）
○漬物（カブのぬか漬け）

お弁当

●サンドロール→148ページ
○ホウレン草のおひたし
●マカロニサラダ炒め（前日の残りをゴマ油で）→143ページ
○梨（塩水に晒すと色が変らないのですが塩水の代わりにレモンや夏みかん、ゆずなどの絞り汁をまぶしかけると風味がよくなります）

夕食

○ご飯（玄米、胚芽米、雑穀）
○味噌汁（大根、豆腐、わかめ、長ネギ）
○納豆
●大根葉の油炒め→145ページ
●きのこ煮→149ページ
●豆腐と野菜の炒め物→147ページ
○漬物（カブのぬか漬け）

[レシピ 34]

豆腐と野菜の炒め物

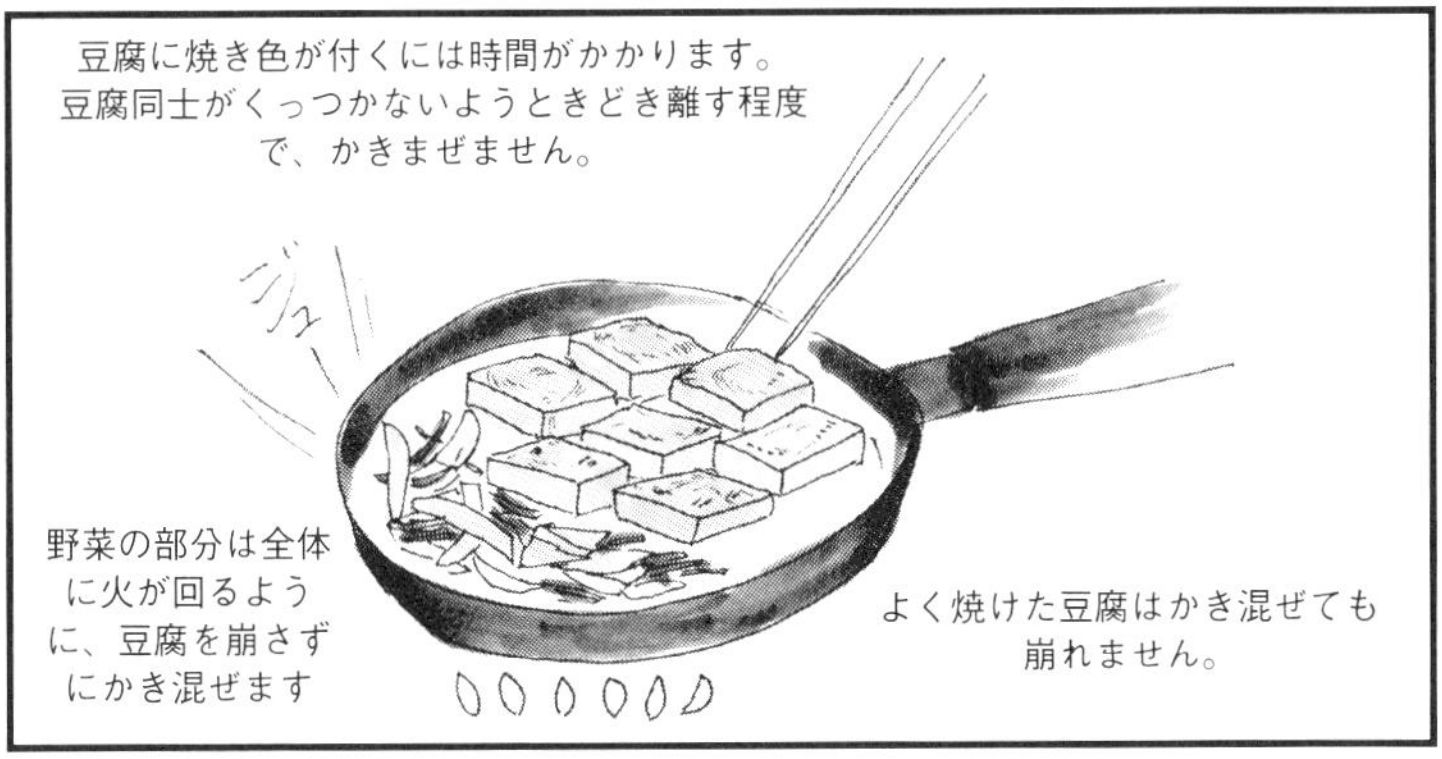
豆腐に焼き色が付くには時間がかかります。豆腐同士がくっつかないようときどき離す程度で、かきまぜません。
ジュ
野菜の部分は全体に火が回るように、豆腐を崩さずにかき混ぜます
よく焼けた豆腐はかき混ぜても崩れません。

[材料＝３～４人分]
豆腐１丁、タマネギ½個、人参⅓本、シイタケ３～４個、長ネギ１本

[作り方]
①豆腐は薄く切りゴマ油でじっくり焼く。裏表よく焼けたらフライパンのはじに寄せる。
②タマネギは薄切り、人参、シイタケ、長ネギは細切りにして豆腐を焼いたフライパンで炒め、醤油、コショウで味付けする。
③最後に豆腐と野菜をサッと混ぜる。

[一口メモ]
・一つのフライパンで豆腐と野菜を別々に炒めてから混ぜるのがコツです。

[レシピ 35]

サンドロール

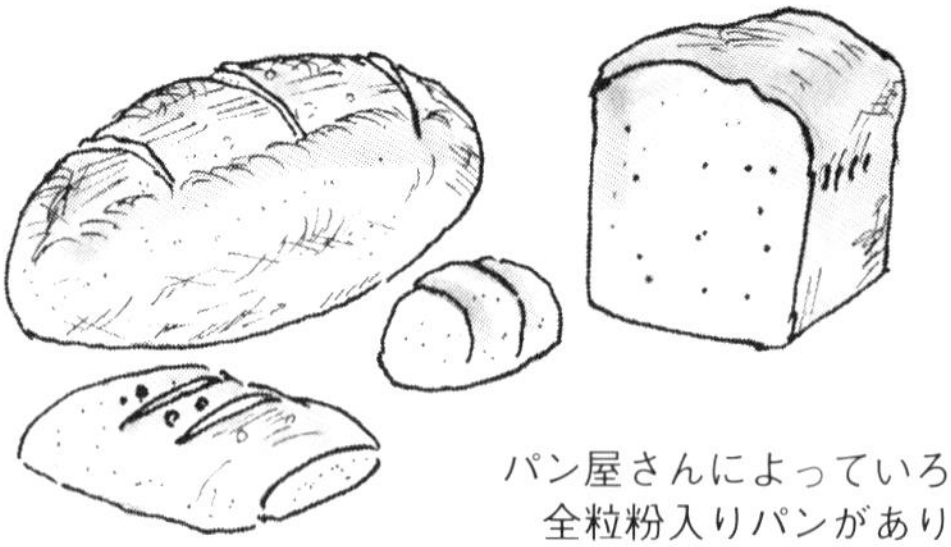
パン屋さんによっていろいろな
全粒粉入りパンがあります

[材料]

全粒粉ロールパン、チーズ、タマネギ、人参、シイタケ、ホウレン草、ゴマ油、コショウ、醤油

[作り方]

①タマネギ、人参、シイタケ、ほうれん草など冷蔵庫の残り野菜で野菜炒めを作る。
②野菜をゴマ油で炒め、コショウと醤油で味を調える。
③全粒粉ロールパンに上から切り込みを入れ、チーズと野菜炒めを挟めば出来上がり。

[一口メモ]

・挟む野菜は何でもいいです。冷蔵庫の残り物で。
・パンは横から二つに切って挟んでもＯＫ。
・子供のおやつとしても最適。

[レシピ 36]

きのこ煮

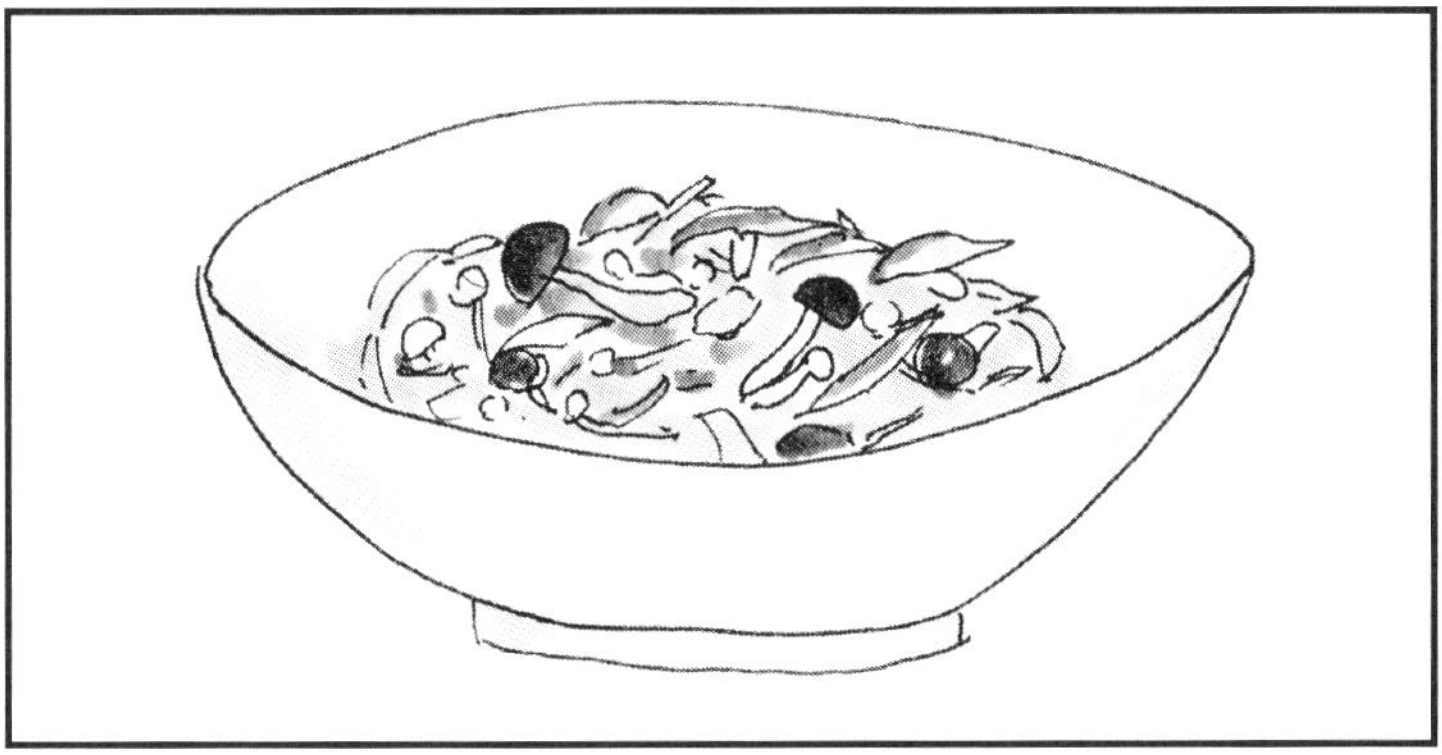

[材料＝３～４人分]
きのこ類（シイタケ、舞茸、えのき、ぶなしめじなど）各１パック、醤油大さじ２～３、日本酒半合、黒砂糖大さじ１～２

[作り方]
①きのこを食べやすい大きさに切り、醤油、日本酒、黒砂糖で味付けして、弱火でじっくり煮る。

[一口メモ]
・ご飯を混ぜれば混ぜご飯になるし、これで握ったおにぎりは非常に美味しいです。雑穀を水少なめに炊いたご飯がオススメ。
・上に山椒の葉、柚子の皮などを乗せると、おしゃれで美味しくなります。

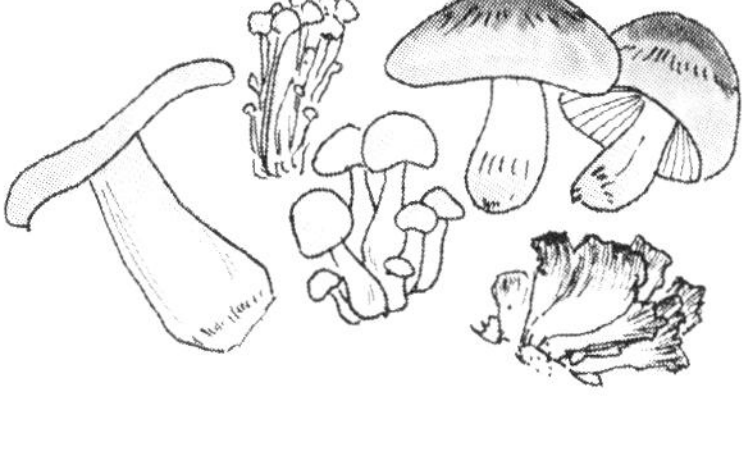

秋　木曜日のメニュー

朝食	●きのこ混ぜおにぎり（胚芽米・雑穀、海苔）→149ページ ○味噌汁（タマネギ、ほうれん草、油揚げ、わかめ） ○漬物（大根、人参のぬか漬け）
お弁当	●きのこ混ぜご飯（胚芽米・雑穀）→149ページ ○ほうれん草のおひたし ●茹でジャガイモと大根葉の油いためまぶし→145ページ ○漬物（大根、人参のぬか漬け）
夕食	○ご飯（玄米・胚芽米） ●呉汁→151ページ ●煮魚→151ページ ●春菊とほうれん草のゴマ和え→152ページ ○漬物（大根、人参のぬか漬け）

[レシピ 37]

呉汁

[材料＝３～４人分]
大豆１カップ、里芋２～３個、タマネギ⅓個、人参⅓本、大根約２０ｇ、干しシイタケ３～４枚、油揚げ１枚、長ネギ小１本、ハチミツ少々、味噌

[作り方]
①大豆を洗い、２倍の水に朝から漬けて置く（熱いお湯で３～４時間漬けても可）。
②つけた水と一緒に火にかけ大豆が柔らかくなるまで煮る。大豆をすり鉢ですり潰して鍋に入れる。
③薄く皮をむき一口大に切った里芋、薄切りにしたタマネギ、細切りにした人参、銀杏切りにした大根、薄切りにした干しシイタケを、戻し汁と一緒に大豆を入れた鍋に入れ、弱火にかける（ブクブク泡立つとアクがたくさん出てしまいます）。
④大根に火が通ったら、縦二つ切りにしてから細切りにした油揚げ、小口切りにした長ネギを入れ、ハチミツ少々（隠し味）と味噌を入れます。

[一口メモ]
・大豆は粒が残るぐらいでも美味しいので適当にすり潰し、すり鉢の溝に残った大豆もすり鉢に水を入れて落として残さずきれいにいただきましょう。
・アクを取ると一緒に大豆の栄養成分サポニンも取れてしまうのでどうしても気になる時だけにしましょう。
・ハチミツの酵素はデンプンの甘味を引き立てる働きがあるそうで少し入れることで旨味が増します。

[レシピ 38]

煮魚

[材料]
季節の白身魚、昆布出汁カップ２、日本酒大さじ２、醤油大さじ３、砂糖大さじ１～２
[作り方]
①季節の白身魚を材料で煮ます。

[一口メモ]
・煮魚の残り汁は少なければ糠漬けの中に混ぜます。
・残り汁が多ければコンニャクやジャガイモを煮るとおかずが一品増えます。

[レシピ 39]

春菊とほうれん草のゴマ和え

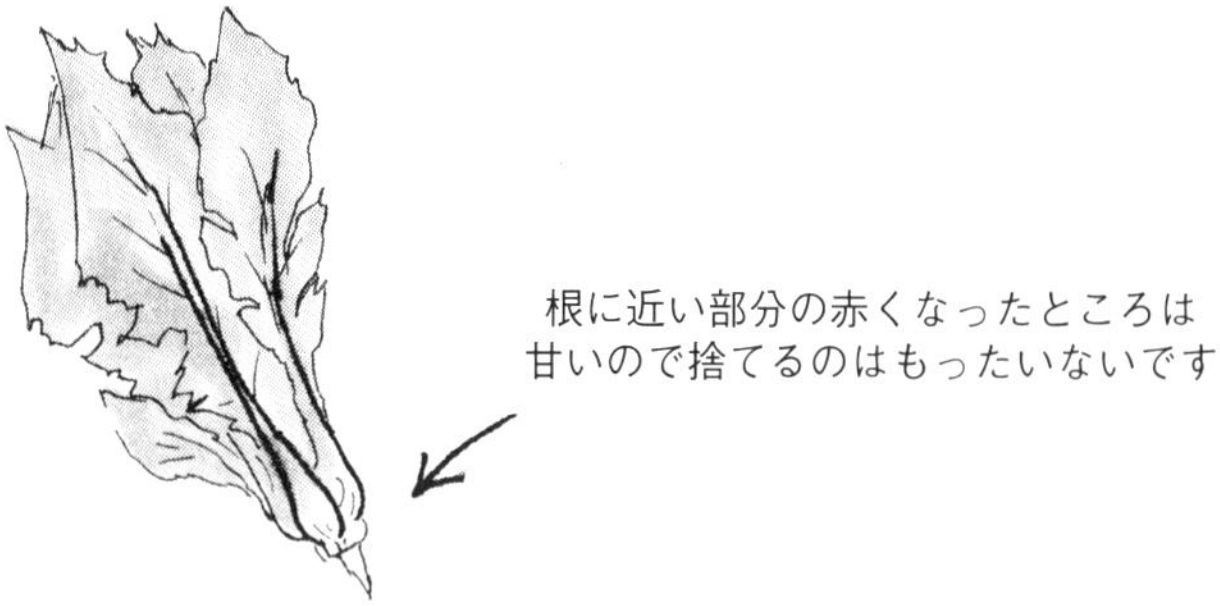
根に近い部分の赤くなったところは
甘いので捨てるのはもったいないです

[材料＝３～４人分]
春菊１把、ほうれん草１把、練りゴマ大さじ２～３、ハチミツ大さじ１、醤油大さじ２

[作り方]
①春菊を沸騰した湯に入れ１０～２０秒で出し、まな板に広げて冷ましておく。青菜は栄養が抜けてしまうので水には晒さない。
②同じ湯でほうれん草を春菊と同じように茹でる。
③練りゴマ、ハチミツ、醤油を混ぜ、春菊、ほうれん草を水気を軽く搾り、食べやすい大きさに切る。
④全体をサッと混ぜる。

[一口メモ]
・赤いほうれん草の根は甘く美味しいので、切り落とさず縦に４等分に切っていただきましょう。
・味見をしてお好みで甘味と醤油は加減してください。

【おまけマンガ】「私もまだまだだなと思うとき」

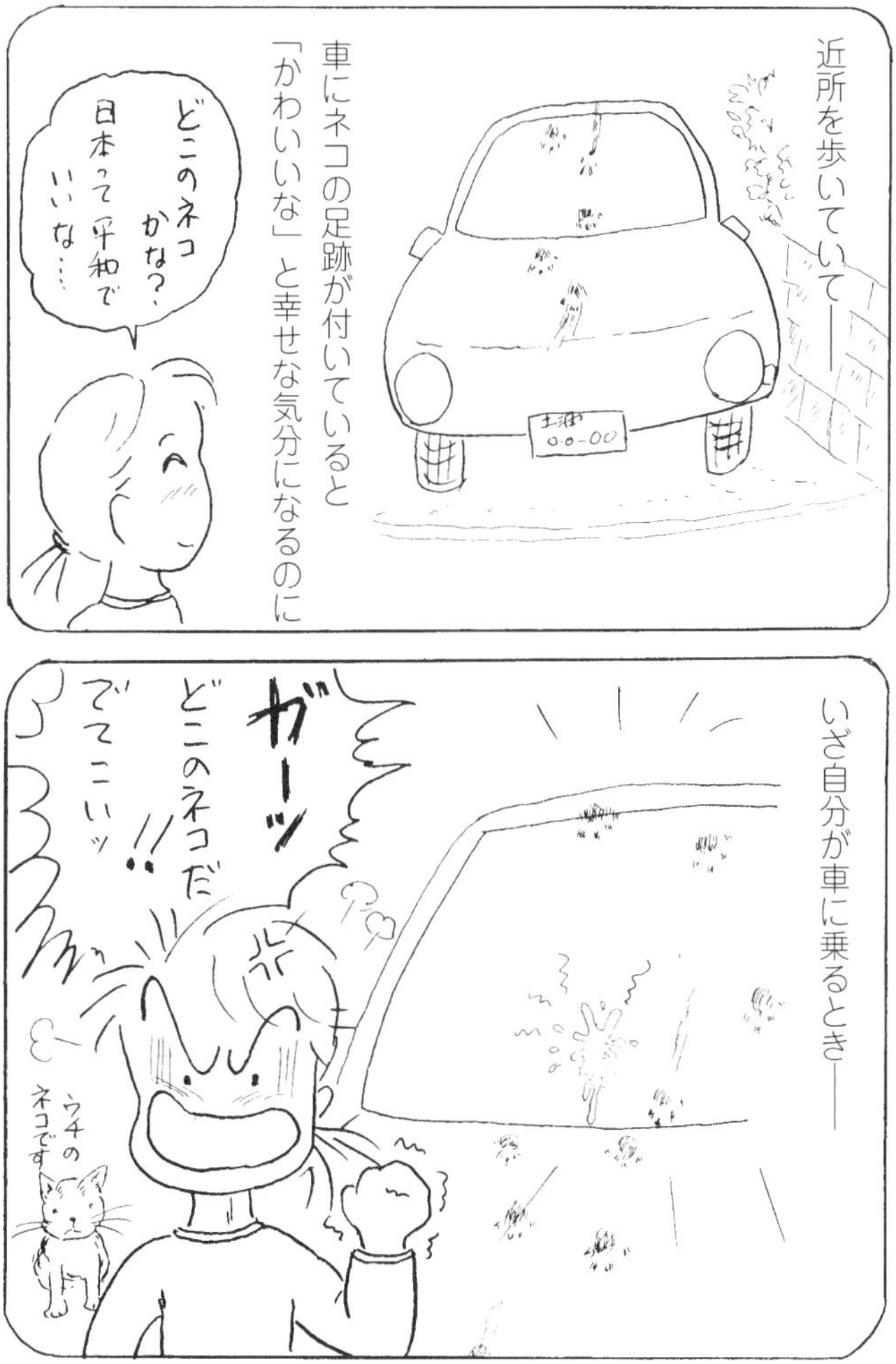
近所を歩いていて――
車にネコの足跡が付いていると「かわいいな」と幸せな気分になるのに
どこのネコかな? 日本って平和でいいな…
いざ自分が車に乗るとき――
ガーッ
どこのネコだ でてこいッ!!
ウチのネコです

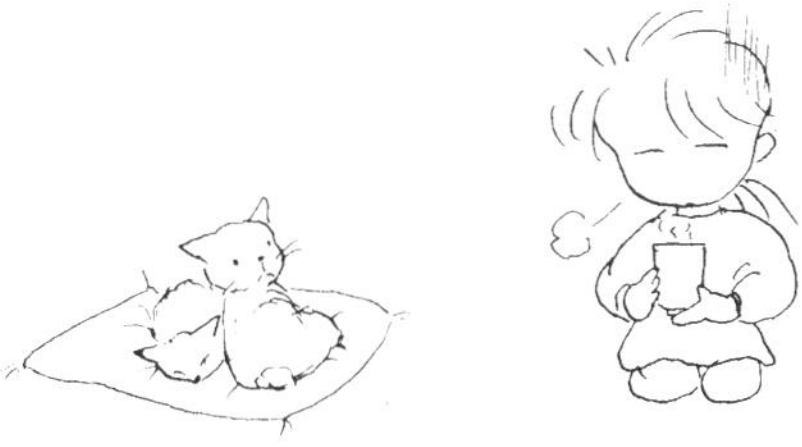

秋

金曜日のメニュー

朝食

○おにぎり（胚芽米・玄米・雑穀）
●呉汁の残りに小松菜を入れて→151ページ
○漬物（大根、人参のぬか漬け）

お弁当

○ご飯（胚芽米・玄米・雑穀）
○小松菜のおひたし
○野菜ソテー（サツマイモ、レンコン、人参、タマネギを２～３ミリぐらいの薄切りにし、フライパンにゴマ油をひき弱火で丁寧にソテーします。仕上げに塩コショウをサッとふって）
○卵焼き
○コンニャク煮（昨日の煮魚の残り汁で昨夜のうちに作っておく）
○漬物（大根、人参のぬか漬け）

夕食

●豆乳スパゲティー→155ページ
○サラダ（人参細切り、わかめ、タマネギ薄切り、水菜）
●ゴマドレッシング→135ページ
○漬物（大根、人参のぬか漬け）

[レシピ 40]

豆乳スパゲティー

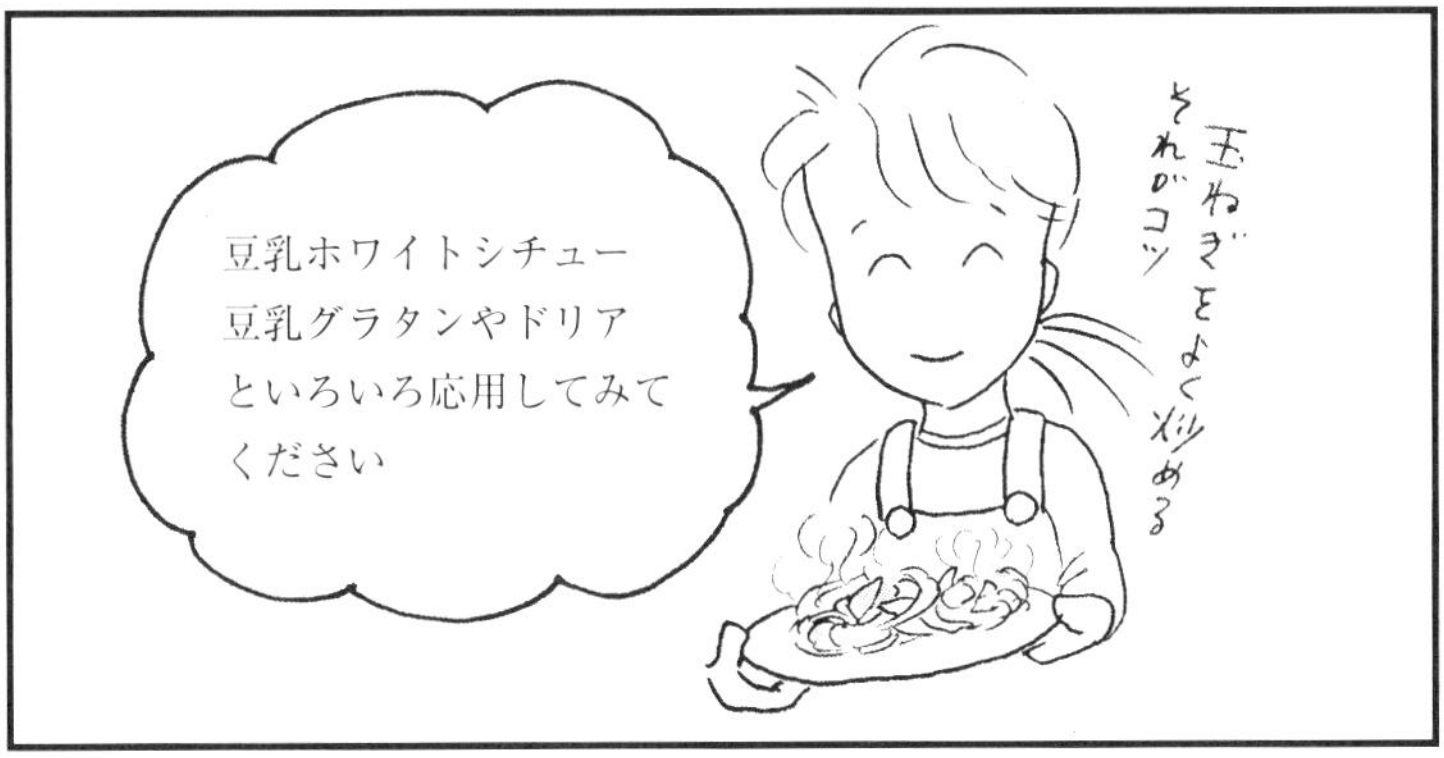
豆乳ホワイトシチュー
豆乳グラタンやドリア
といろいろ応用してみて
ください
玉ねぎをよく炒める
それがコツ

[材料]
スパゲティー 300g、タマネギ小１個、人参 ½ 本、ぶなしめじ１パック、えのき１パック、舞茸１パック、シイタケ３～５個、ほうれん草 ½ 把、無調整豆乳 500cc

[作り方]
①フライパンにオリーブオイルを引き、薄切りにしたタマネギ、細切りにした人参とシイタケ、いしずきを取って食べやすくほぐしたぶなしめじとえのき、舞茸を塩コショウで炒める。
②同時に、鍋でスパゲティーを茹で始める。
③きのこ類にサッと火が通ったら、食べやすい大きさに切ったほうれん草を入れる。
④スパゲティーが茹で上がる１分前に炒めた野菜に豆乳を入れる。
⑤硬めにゆでたスパゲティーを湯上げし、フライパンに入れて塩コショーで味を調えながら軽く炒める。

[一口メモ]
・キノコ類はマッシュルームやエリンギでも良い。
・鶏ササミ１００g 入れればご馳走料理になります。
・ナツメグを入れれば豆臭さが気になりません。
・コーン缶などを入れて、お子様のお誕生日メニューにも。

秋 土曜日のメニュー

朝食

○全粒粉パン
○りんご

昼食

●豆乳うどん→157ページ
○漬物（カブのぬか漬け）

夕食

○ご飯（胚芽米、玄米、雑穀）
○味噌汁（タマネギ、わかめ、小松菜）
○焼秋刀魚
○大根おろし（大根は上のほうを使いましょう。残っていた大根全部すりおろします。食後に残った大根おろしの汁は醤油を入れて飲むと消化を助けてくれます。余ったら蓋付き容器に入れておき、翌日の味噌汁に入れると良いです）
●ほうれん草と春菊のゴマ和え→153ページ
●春雨ときのこの炒め物→175ページ
○漬物（カブのぬか漬け）
○たまにはビールまたは日本酒

[レシピ41]

豆乳うどん

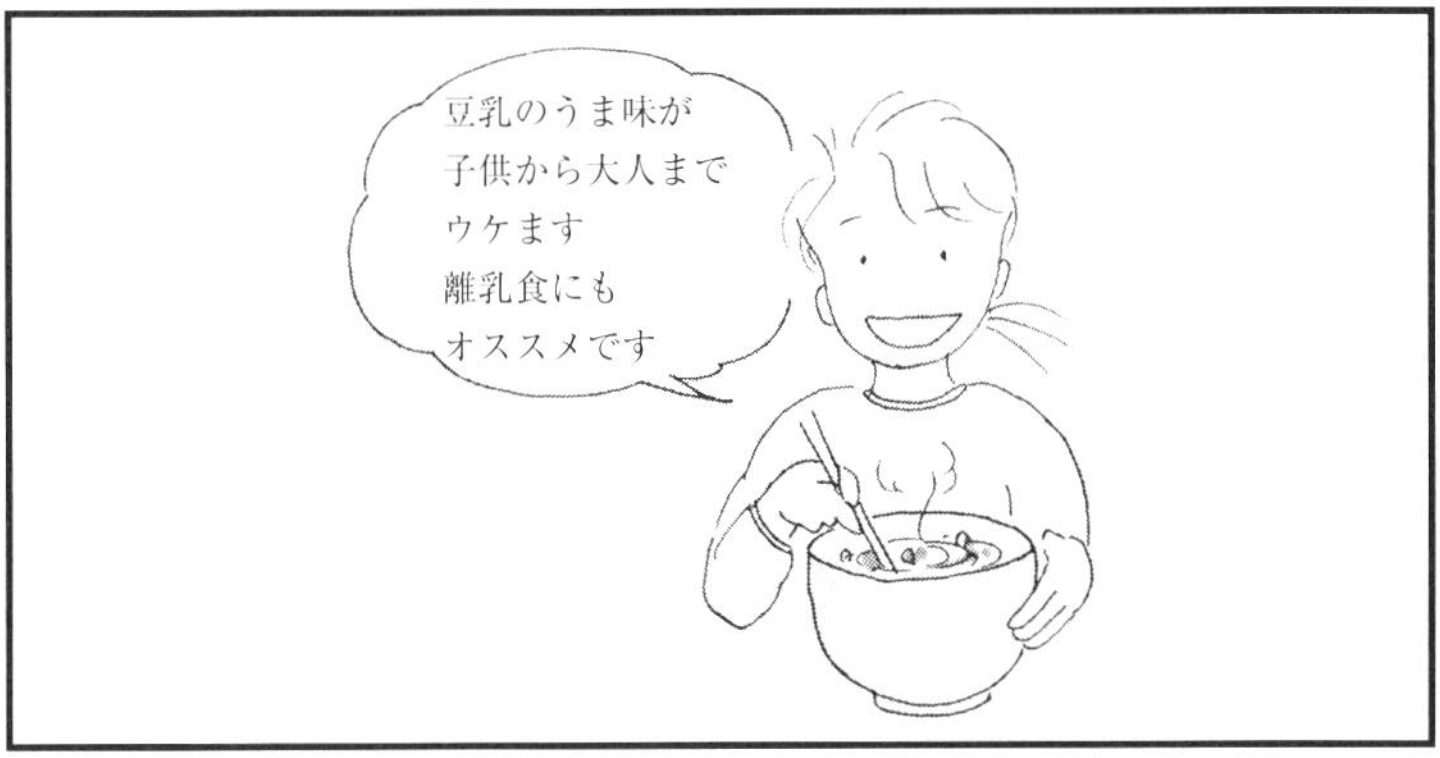
豆乳のうま味が
子供から大人まで
ウケます
離乳食にも
オススメです

[材料]

うどん（できれば全粒粉）2～300ｇ、豆乳500ｃｃ、煮干出汁2カップ、日本酒大さじ2、ハチミツ大さじ1、醤油大さじ3、大根約100g、人参⅓本、タマネギ½個、里芋3～4個、ゴボウ½本、シイタケ2～3個、大根葉、小松菜2～3把、長ネギ1本、油揚げ1枚、味噌

[作り方]

①煮干出汁、日本酒、ハチミツ、醤油を煮る。
②いちょう切りにした大根、人参、薄切りにしたタマネギとシイタケ、薄く皮をむいた里芋、ささがきにしたゴボウを弱火で野菜が柔らかくなるまで火を通す。アク取りは最小限で。
③里芋が柔らかくなったら大根葉のみじん切り、食べやすい大きさに切った小松菜、斜め切りした長ネギ、縦1/2に切ってから細切りにした油揚げと豆乳を入れる。
④ゆでたうどんを入れ、味見をしてお好みの量の味噌を入れ味を調える。

[一口メモ]

・豆乳は豆乳スパゲティーで使った残りを使うと良いでしょう。
・うどんが全粒粉入りの黒うどんなら良いのですが、白い普通のうどんの時はすりゴマをタップリかけていただくと香ばしく美味しい上にカルシウムなどのミネラル類も摂れます。

秋 日曜日のメニュー

朝食

○豆乳うどん→157ページに玄米餅→75ページを入れて
○漬物（大根のぬか漬け）

昼食

○冷蔵庫整理きのこチャーハン(冷蔵庫の残り物､例えばコンニャク煮などときのこ類を細かく刻み、残りご飯と混ぜて炒める。塩コショウで味付け)
○漬物（大根のぬか漬け）

夕食

○汁かけそば（十割蕎麦を茹でお皿に盛り付け､そばの上に納豆､水菜、わかめ、タマネギスライス、焼油揚げを細く切ってのせる。長ネギ、ワサビを添えて）
●めんつゆ→127ページ
●鶏肉と野菜の煮物→159ページ
○漬物（大根のぬか漬け）

[レシピ 42]

鶏肉と野菜の煮物

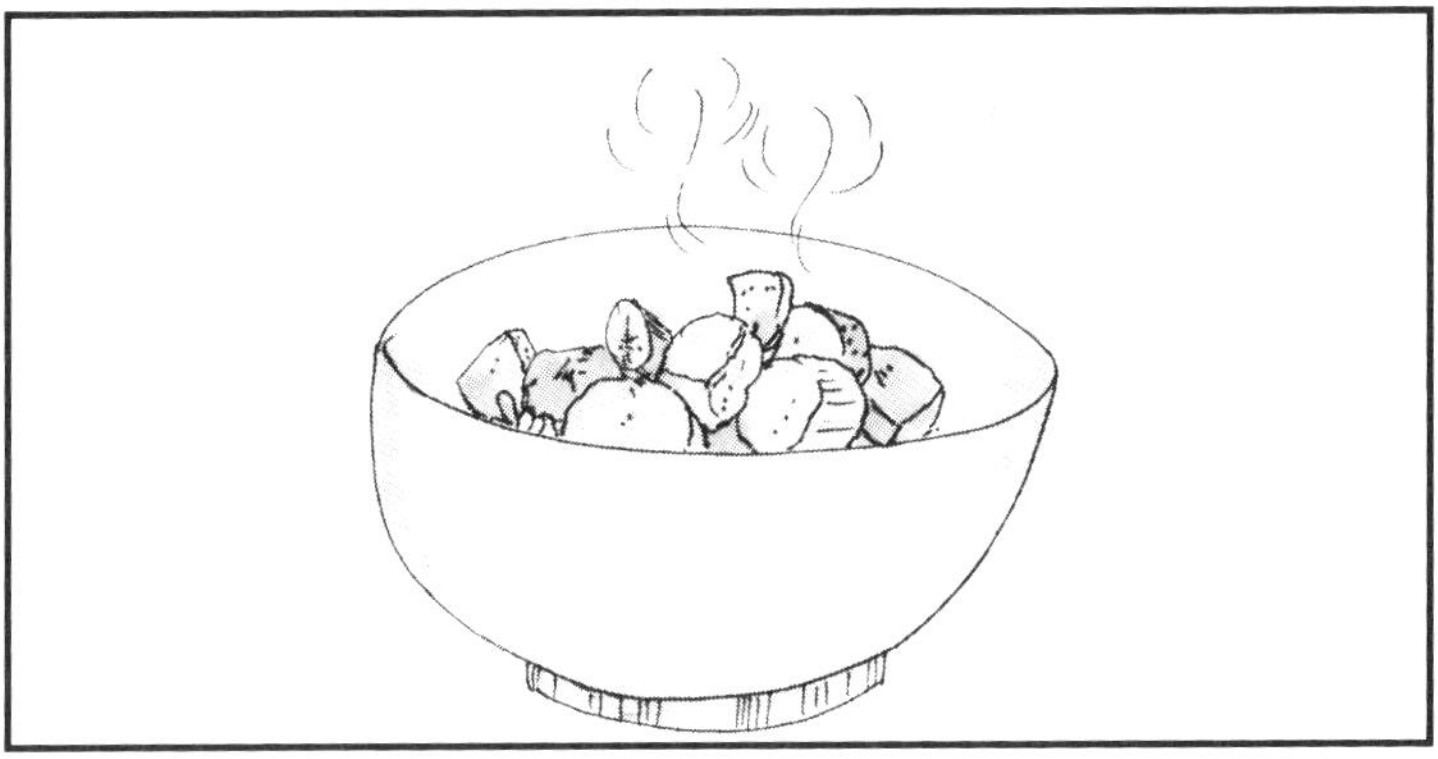

[材料＝３～４人分]

鶏モモ肉 100 g、大根⅓本（下のほう）、人参½本、コンニャク１枚、干しシイタケ３～５個、里芋３～４個，ゴボウ½を、日本酒お玉１杯、みりん大さじ２～３、ハチミツ小さじ１、醤油お玉２杯

[作り方]

①一口大に切った鶏モモ肉、３ｃｍ角の銀杏切りにした大根、銀杏切りにした人参、１ｃｍ厚さに切って真ん中に切れ目を入れてねじったコンニャク、４つに切った干しシイタケ、薄く皮をむき一口大に切った里芋、乱切りにしたゴボウを、日本酒、みりん、ハチミツ、醤油で煮る。

[一口メモ]

・翌日のお弁当にもなります。

・「筑前煮」「いり鶏」「おにしめ」など、作り方、呼び名は地方によって少しずつ違います。いずれも昔はごちそう料理でした。今も同じです。日曜の夜の家族団らんにごちそうとして食べてください。

・「たまには肉も食べたい」というとき、「牛肉や豚肉よりは鶏肉を少量なら」という意味で、決して「鶏肉が体に良い」というわけではありません。

冬の献立・一週間の例

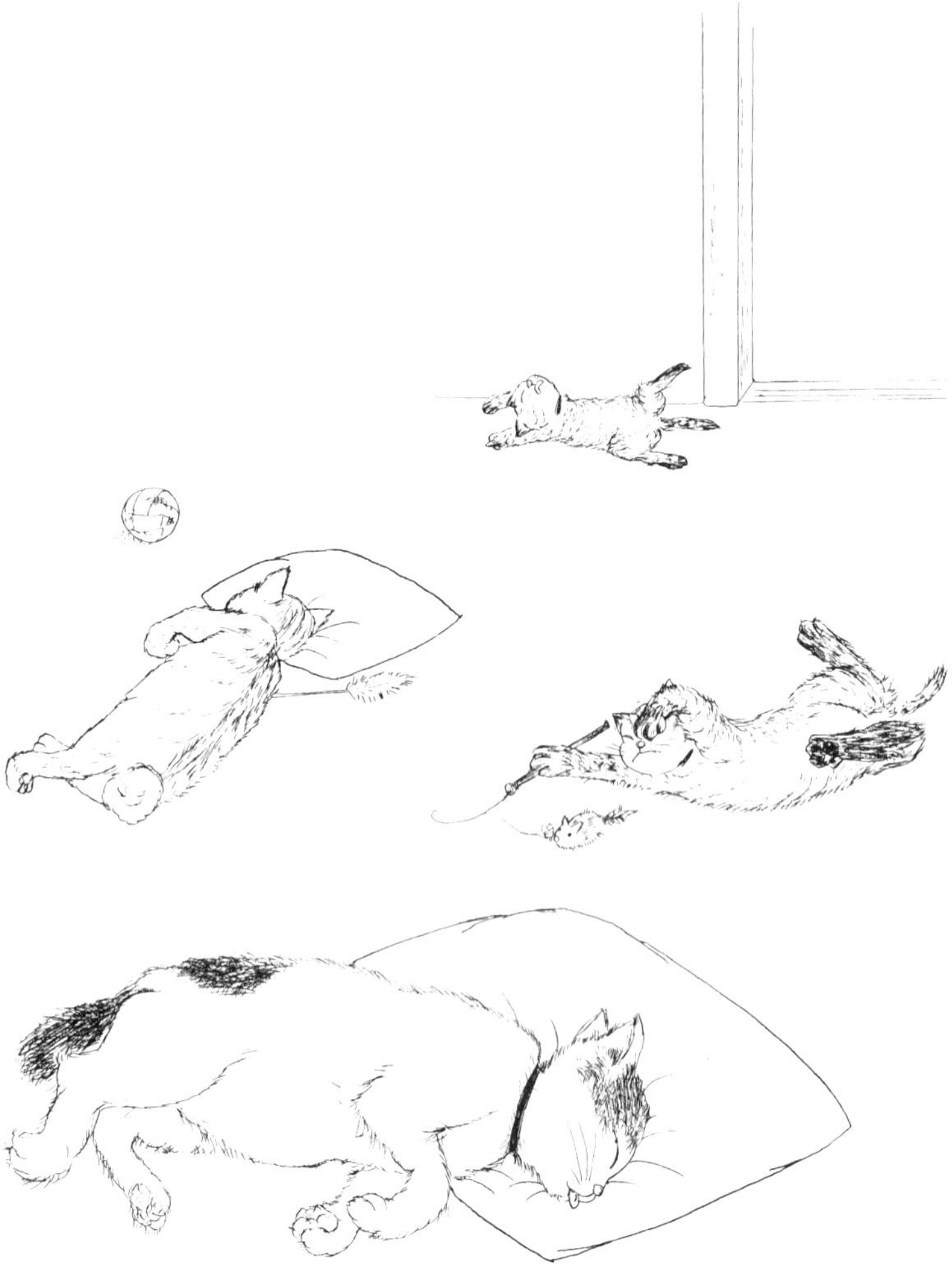

冬野菜の代表は
大根、レンコン、白菜、ほうれん草など
体を温める野菜がたくさん出回ります
寒い冬に負けないよう
栄養を蓄えた冬野菜は
どれもとても甘くて美味しいです
〝野菜が大切だわ〟と言って
冬にキュウリやレタスを食べる人を
よく見かけますが
冬に夏野菜を食べては
かえって体を冷やしてしまいます
冬には冬の食べ物を食べましょう
暖房の効いた部屋で冷たいそば
冷房の効いた部屋で鍋
……なんていけません

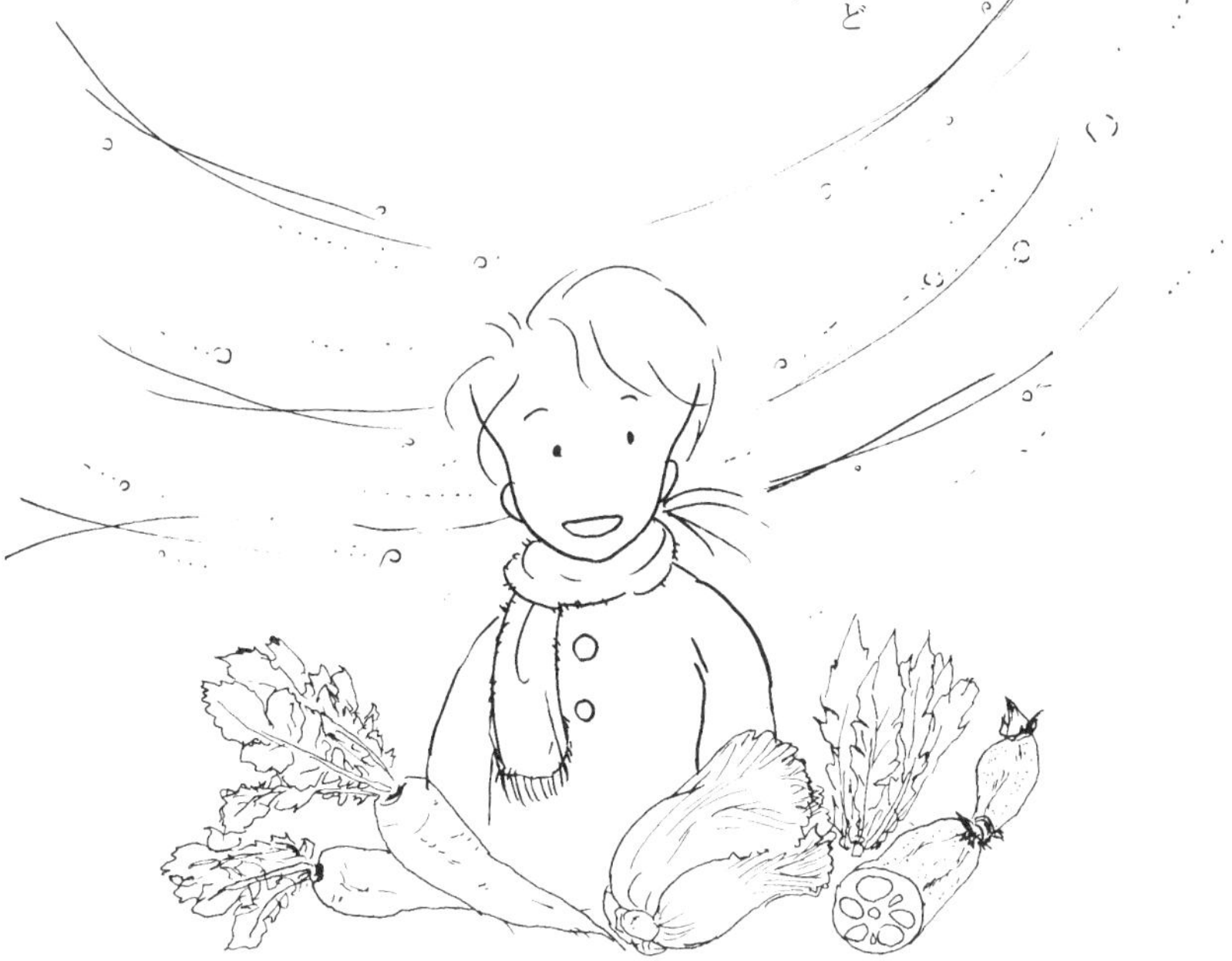

冬 月曜日のメニュー

朝食

●玄米餅（醤油、海苔）→75ページ
○野菜炒め入り味噌汁（お弁当のおかずの野菜をお椀に適量入れ、上から具なしの味噌汁を注ぐ）
○漬物（白菜のぬか漬け）

お弁当

○ご飯（胚芽米・雑穀。お茶碗にご飯を取り、鰹節一つまみ、ハチミツ小さじ半分、醤油一回し、梅干し、すりゴマ大さじ１～２杯をよく混ぜ合わせ弁当箱につめる。もみ海苔を上に散らす）
○ほうれん草おひたし
○油揚げ、ジャガイモ、人参、コンニャクの煮物（前日に作っておく。煮魚などを食べた後の残り汁に、一口大に切った材料を入れ火を通し、一晩置くと中まで味がしみこみます）
○野菜炒め
○漬物（白菜のぬか漬け）

夕食

○ご飯（玄米、胚芽米、雑穀）
○味噌汁（タマネギ、大根、人参、ジャガイモ、小松菜）
●五目豆→163ページ
●大根葉と油揚げの炒め煮→164ページ
○漬物（白菜のぬか漬けにゆずの皮を刻んで一手間かけて）

[レシピ 43]

五目豆

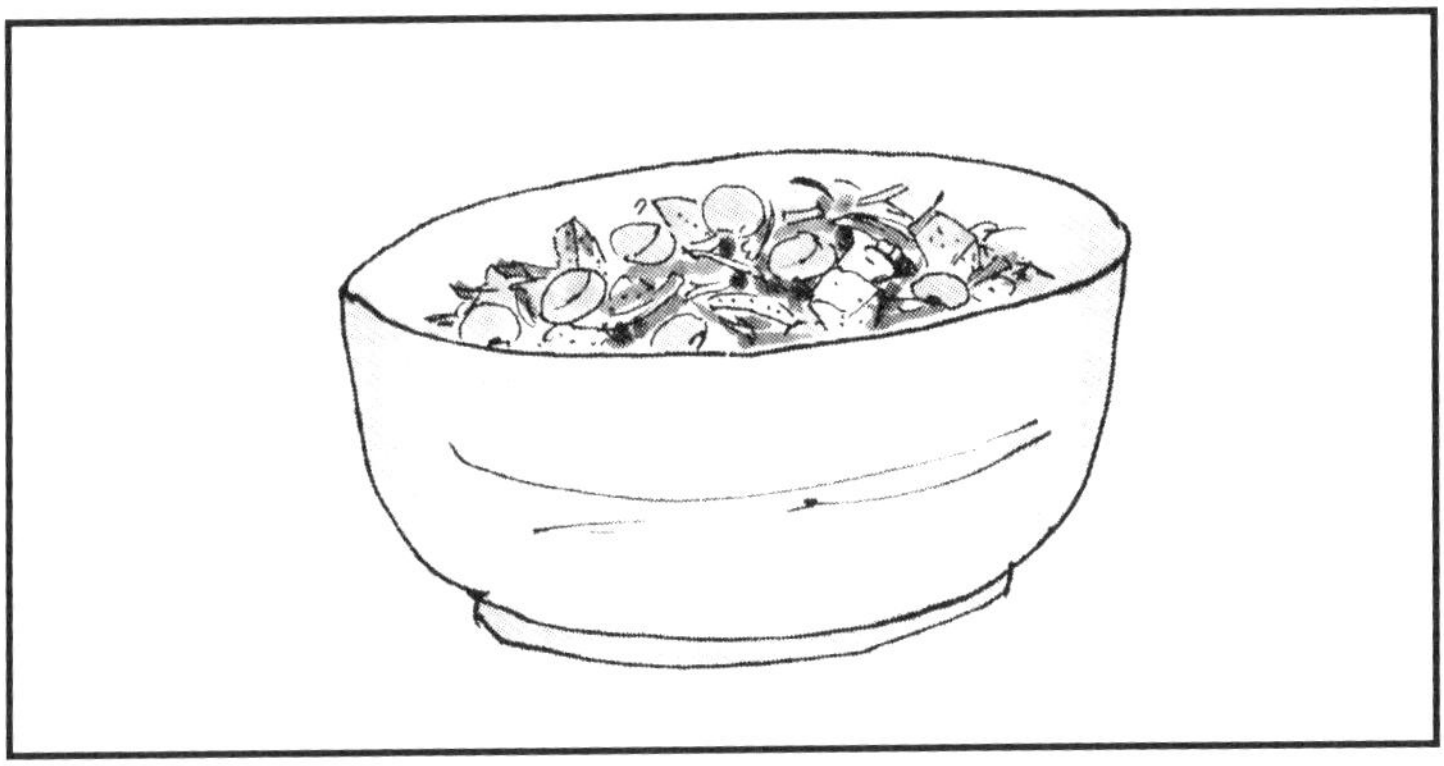

[材料＝３～４人分]
大豆 200 g、コンニャク１枚、ヒジキ 30 g、干しシイタケ４～５個、人参½本、銀杏切り大根¼本、ジャガイモ２個、レンコン約 100 g、ゴボウ⅓本、鶏ムネ肉 100 g、出汁２カップ、日本酒１／２カップ、ハチミツ大さじ２～３、醤油½カップ

[作り方]
①大豆は一晩水に漬けたものを使う。
②コンニャクとゴボウは２～３㎝角に、ジャガイモは芽を取って３～４㎝角に、大根は銀杏切り、レンコンは輪切りを¼にそれぞれ切る。
③ひじきとシイタケは水で戻す。
④鍋に、鶏ムネ肉、出汁、日本酒、ハチミツ、醤油、シイタケ戻し汁、大豆は漬け汁ごと入れて火を付ける。
⑤②を火が通りにくい野菜から鍋に入れ、アクを取りながら煮る。

[レシピ 44]

大根葉と油揚げの炒め煮

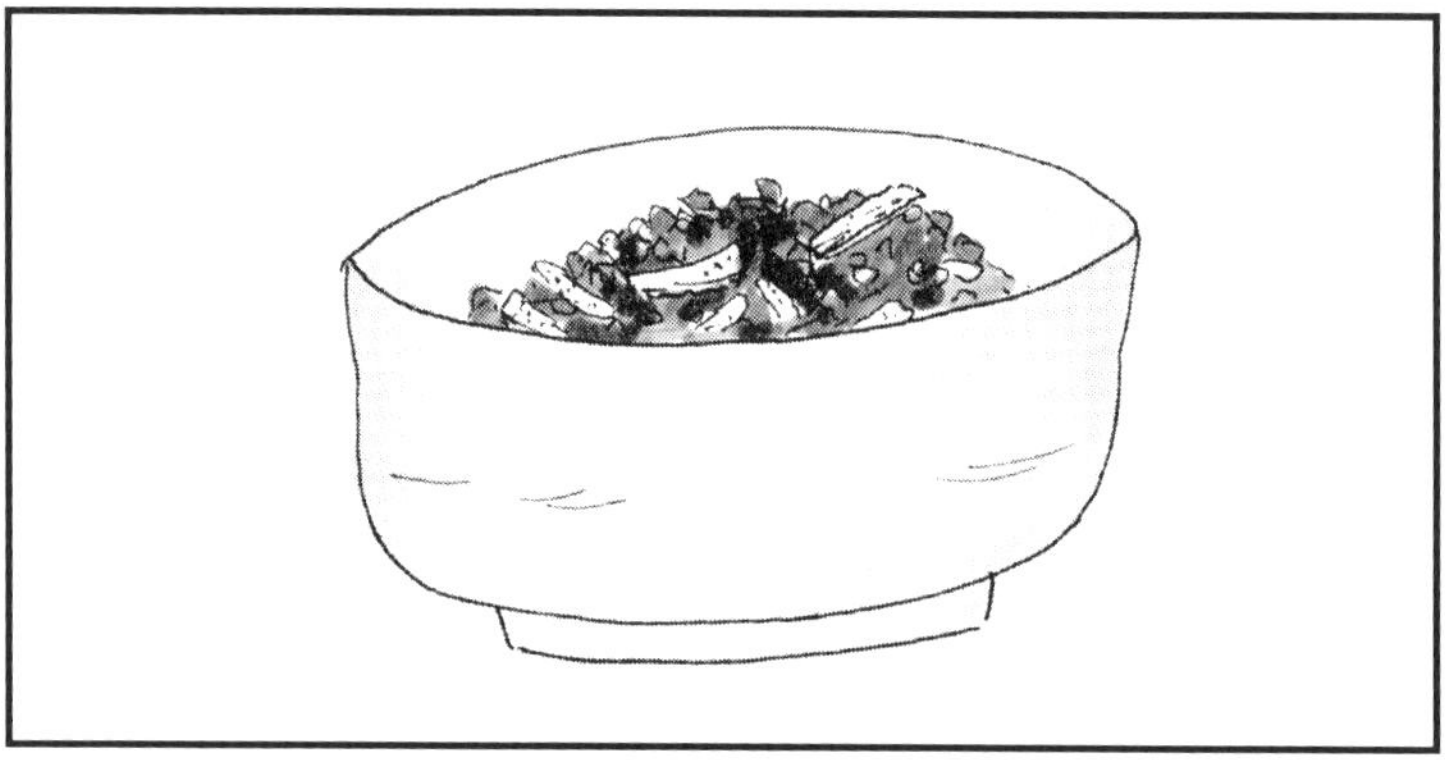

[材料＝３～４人分]
大根葉１本分、油揚げ１枚、ゴマ油適量、味噌汁の出汁おたま１杯、ハチミツ小さじ１～２、醤油大さじ２～３

[作り方]
①大根葉は細かいみじん切り、油揚げは縦 ½ に切ってから細切りにする。
②フライパンにゴマ油をひき、大根葉と油揚げを炒め、出汁、ハチミツ、醤油を入れ、汁気がなくなるまで炒める。焦がさないように丁寧に。

[一口メモ]
・バリエーションに「大根葉の油炒め」(→145ページ)があります。
・ハチミツは最近値段が高いので、黒砂糖などで代用してもいいです。
・他のおかずを触った箸などを入れずに清潔にしておけば、一週間は冷蔵庫で保存できます。

[レシピ 45]

きんぴら

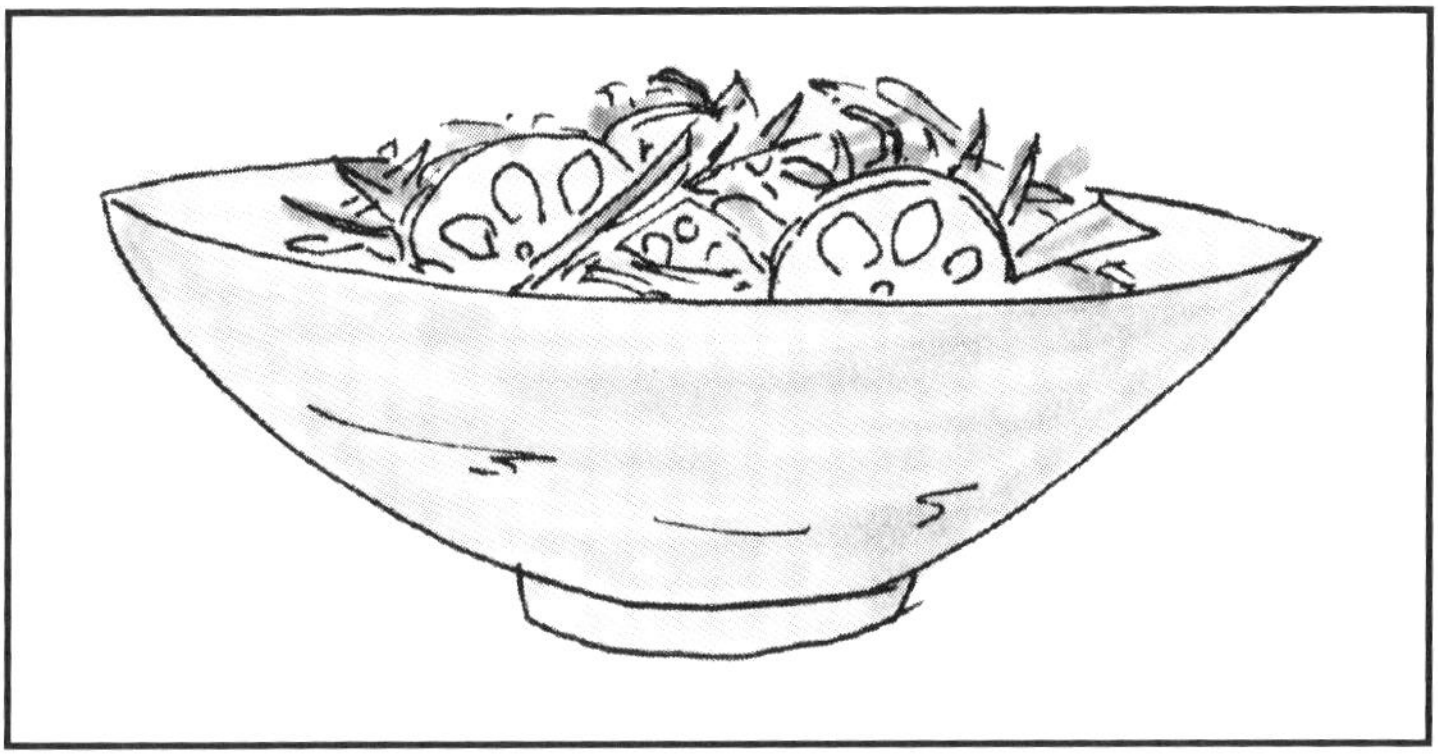

[材料＝３～４人分]
レンコン100g、人参 ½ 本、ゴボウ太 ½ 本、ゴマ油適量、ハチミツ小さじ ½、醤油大さじ２、みりん大さじ１～２

[作り方]
①レンコンは薄切り、人参は細切り、ゴボウはささがきにする。
②野菜ををゴマ油で炒め、みりん、ハチミツ、醤油で味付けし中火で焦げないように丁寧に炒める。

[一口メモ]
・鶏ササミ２～３枚と七味を入れれば、お酒のおつまみにも。

冬　火曜日のメニュー

朝食

●玄米餅（醤油、海苔）→75ページ
○味噌汁（大根、わかめ、長ネギ）
○漬物（白菜のぬか漬け）

お弁当

○三色ご飯（玄米、雑穀、すりゴマ、梅干し。上に炒り卵、大根葉の油いためを乗せる）
○ほうれん草のおひたし
●五目豆（前日の残り）→163ページ
○漬物（白菜のぬか漬け）

夕食

○ご飯（胚芽米、雑穀、すりゴマ）
●けんちん汁→167ページ
○焼き魚
○大根おろし
○野菜炒め（タマネギ、人参、白菜など冷蔵庫の野菜で）
●きんぴら→165ページ
○漬物（白菜のぬか漬け、ゆずの皮を刻んで上に乗せます）

[レシピ 46]

けんちん汁

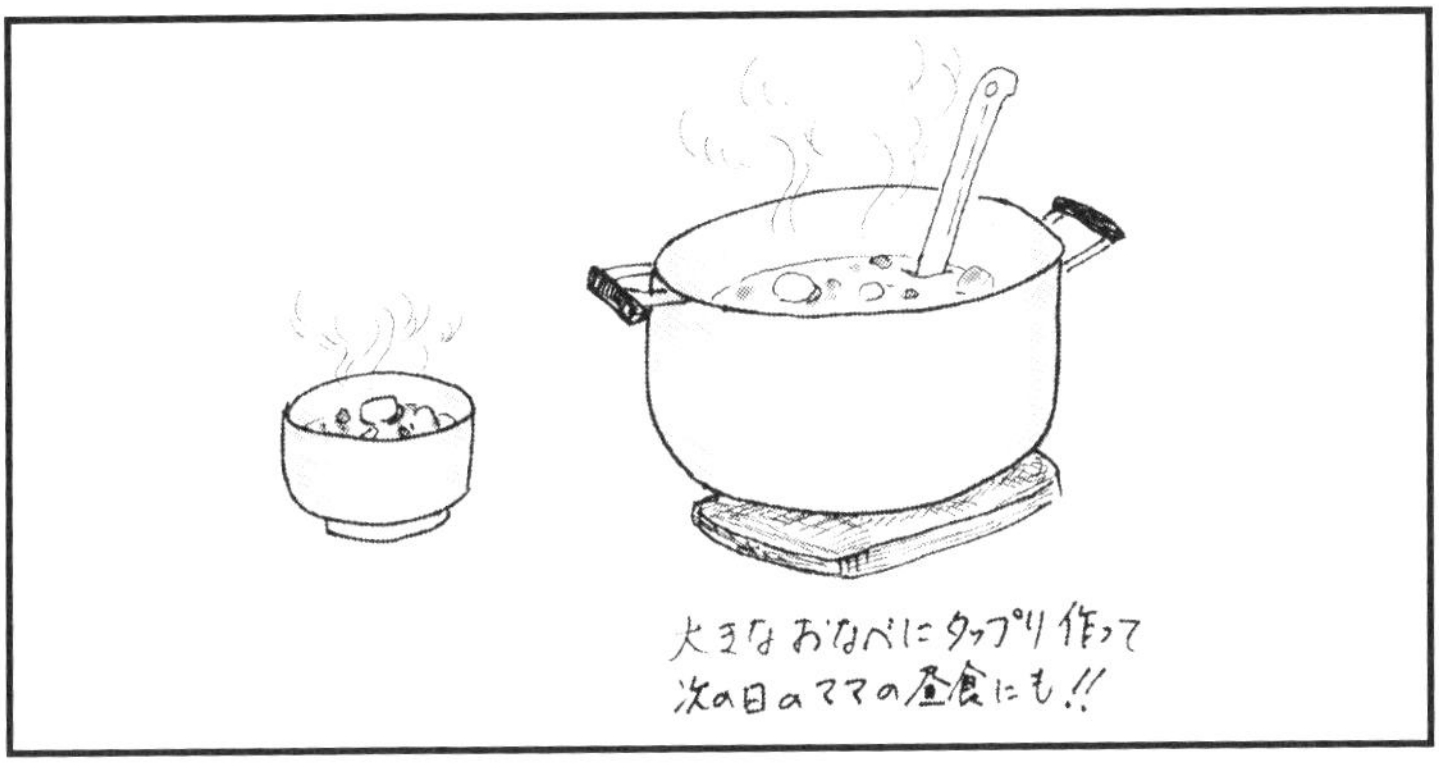
大きなおなべにタップリ作って
次の日のママの昼食にも!!

[材料＝３～４人分]
豆腐１丁、大根¼本、人参小½本、里芋３～４個、油揚げ１枚、タマネギ½個、ゴボウ½本、シイタケ２～４個（エノキダケや舞茸などでもＯＫ）、長ネギ小１本、ハチミツ小さじ２、醤油大さじ１

[作り方]
①深鍋にゴマ油をひき、豆腐を崩し入れてよく炒める。
②さらに、銀杏切りにした大根、細切りにした人参、約２cm 角に切った里芋を入れ炒める。
③湯抜きして縦半分に切ってから細切りにした油揚げ、薄切りにしたタマネギ、ささがきにしたゴボウ、細切りのシイタケ、小口切りにした長ネギを入れ、ハチミツ、醤油を加えて炒める。
④野菜がしんなりしたらカップ２～３杯の水入れ、弱火でじっくり火を通す。
⑤お好みで味噌か醤油などで味付け、細かく刻んだ葉ネギを乗せていただきます。

冬 水曜日のメニュー

朝食

●玄米餅（→75ページ）入りけんちん汁→167ページ
○漬物（大根の浅漬け、大根¼本を千切りにして埋めず大さじ3～4杯を混ぜる）

お弁当

●冬のチャーハン→169ページ
○ほうれん草のおひたし
○きんぴら（昨夜のおかず）
○りんご（一口大に切って、ゆずの絞り汁をかけて）
○漬物（大根の浅漬け）

夕食

○ご飯（胚芽米、玄米、雑穀）
○おでん
○サラダ（大根¼本の千切り、人参小1本千切り、わかめ、水菜各1把）
※余ったサラダはタッパーに入れて、翌日の味噌汁の具にしましょう。
●ゴマドレッシング→135ページ
○漬物（大根の浅漬け）

[レシピ 47]

冬のチャーハン

冷蔵庫の中のちょっとした残り物、
煮たこんにゃく、漬物などを細かく
刻んで入れます。

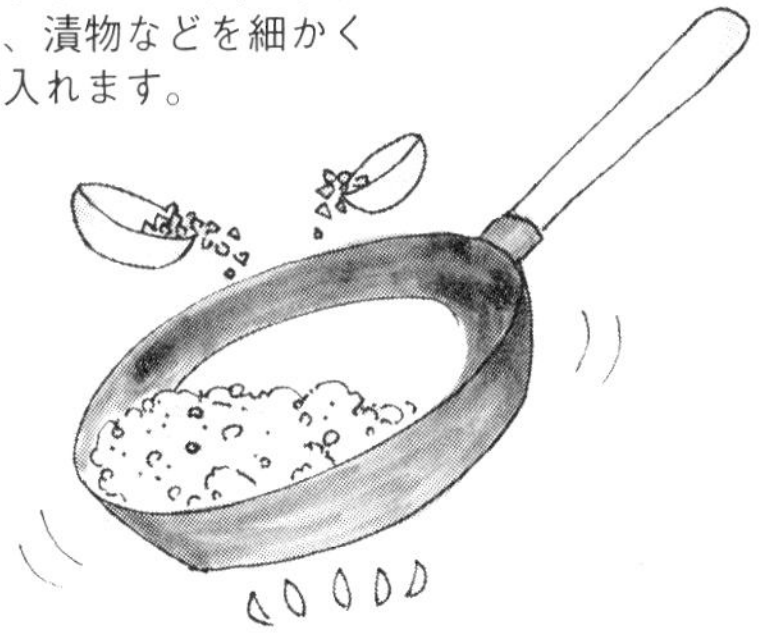

[材料＝３～４人分]
残りご飯、タマネギ ½ 個、人参 ⅓ 本、シイタケ２～３個、溶き卵１個、塩コショウ、葉ネギ１本、その他前日の残り物のおかず（きんぴらや五目豆、大根葉炒めなど）

[作り方]
①タマネギ、人参、シイタケ、葉ネギをそれぞれみじん切りにする。
②残りご飯、タマネギ、人参、シイタケをゴマ油で手早く強火でよく炒める。
③水分がなくなり全体がパラリとしたら、前日の残り物のおかずを入れる。
④溶き卵１個、塩コショウし、同じように強火で炒める。
⑤最後に葉ネギを入れ、水分が飛ぶようにフライパンを何度も大きく振って全体がパラリとなったら出来上がり。

[一口メモ]
・強火で、でも焦がさないように最初から最後までよくフライパンを振りながら炒めましょう。
・１人前 50 回以上振ったチャーハンはなぜかコクが出て、余計な調味料を入れなくても美味しくなります。やはり手間が大事ということ。
・弁当箱に詰めるのは、ある程度冷めてから。

【コラム】おでんの話

おでんは地方によっていろいろな具材と各家庭での味付けというものがあるのでそれを大事にしてください。我が家は東京風でちくわぶを入れます。大根は皮もむかないし面取りもしません。ジャガイモと人参も入れますが、ジャガイモの芽を取っただけで皮はむきません。練り製品類は、値段が高くても添加物の入っていない本物を探してください。昔はさつま揚げなど練り製品は、お魚屋さんでは売れない安い魚が原料で作られていたので、安価な食べ物となり、手軽な庶民の食べ物、子供のおやつとなりましたが、それは冷凍冷蔵技術がなく獲れた魚はその日の内に加工しなくてはならない昔、手間と時間がかかる手作りが当たり前だった昔のことです。

今手ごろな値段で売られている練り製品は、材料の半分以上が化学薬品でできている、食べ物とは言えない物です。簡単便利が当たり前、時短がもてはやされ、手間と時間がかかることを嫌がる今の時代に、昔のような新鮮な魚のすり身だけで造る練り製品はなかなか探すのが大変です。正直に添加物なしで作られた本物のさつま揚げ、ちくわ、つみれ、はんぺんはとても高価ですが、とても美味しいです。本物のおでんは、今では駄菓子ではありません。ご馳走です。大切な家族が囲む食卓には本物を並べてください。

身の回りのものを
手作りしなくなった
日本文化は
どうなるんだろう……

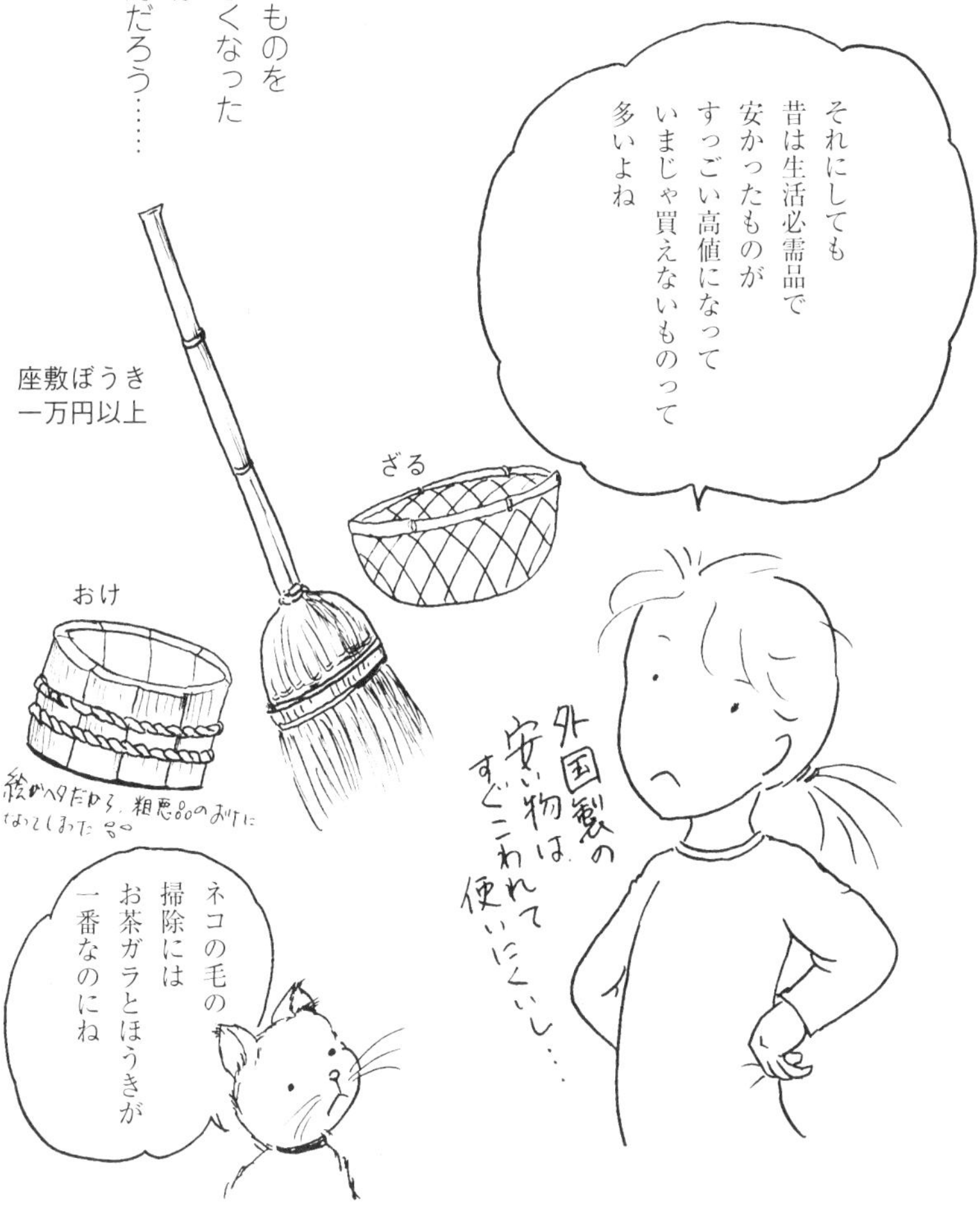
それにしても
昔は生活必需品で
安かったものが
すっごい高値になって
いまじゃ買えないものって
多いよね
座敷ぼうき
一万円以上
ざる
おけ
絵がヘタだから、粗悪品のおけになってしまった
外国製の
安い物は
すぐこわれて
使いにくいし……
ネコの毛の
掃除には
お茶ガラとほうきが
一番なのにね

冬

木曜日のメニュー

朝食

〇おにぎり（玄米・胚芽米、梅干し、海苔）
〇味噌汁（前日のサラダの残り）
〇おでん（前日の残り）
〇漬物（白菜のぬか漬け）

お弁当

〇おにぎり（玄米・胚芽米、梅干し、海苔）
〇ほうれん草
〇おでん（前日の残り）
〇野菜ソテー（サツマイモ、タマネギ、人参、レンコンを同じくらいの薄さに切りしフライパンで焼き塩コショウ）
〇漬物（白菜のぬか漬け）

夕食

●おでん温素麺→173ページ
〇温野菜サラダ（ジャガイモと人参をふかして、一口大に切り、茹でたブロッコリーと彩りよく盛る。タマネギスライスを上に乗せる）
※ジャガイモは翌日のお弁当の分もあるので多めにふかす。
●ゴマドレッシング→135ページ
〇漬物（白菜のぬか漬け）

[レシピ 48]

おでん温素麺

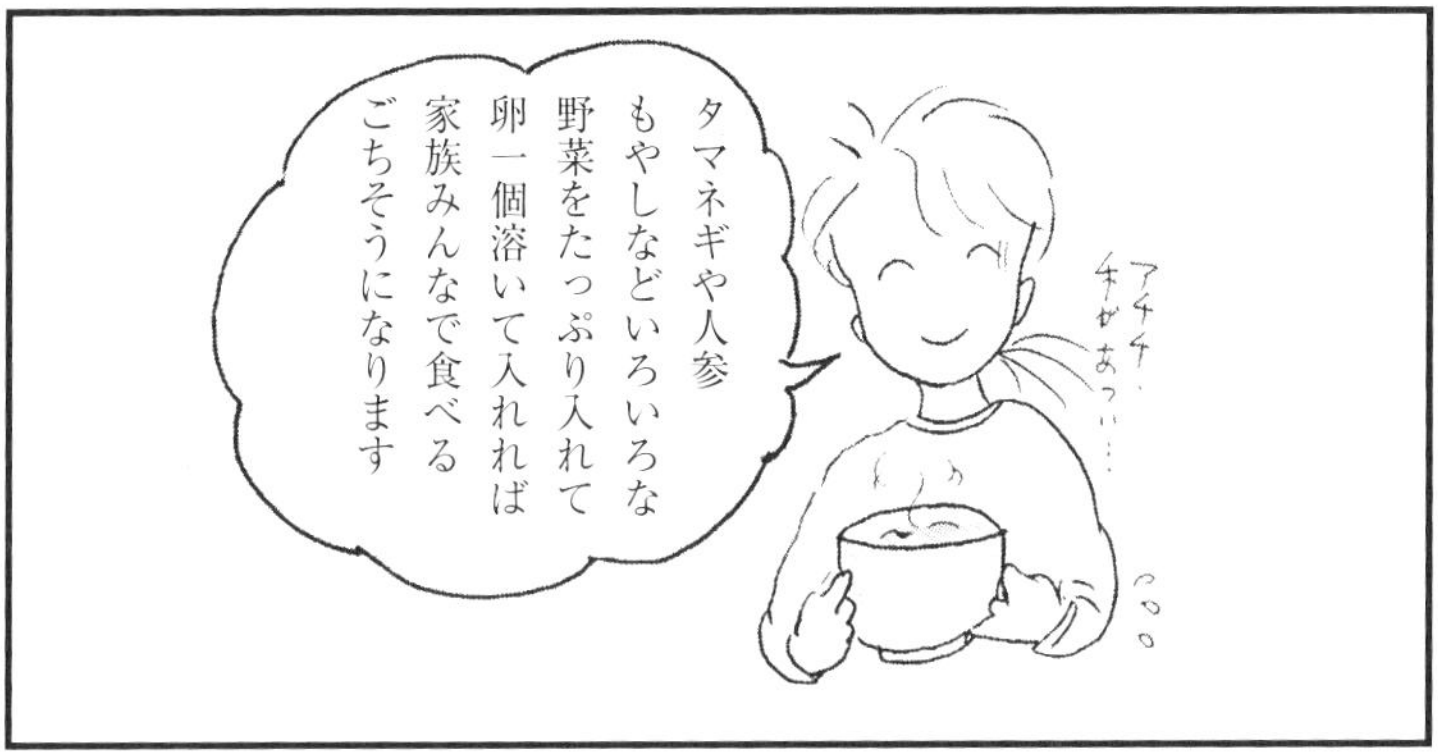
アチチ・
手があつい…
タマネギや人参
もやしなどいろいろな
野菜をたっぷり入れて
卵一個溶いて入れれば
家族みんなで食べる
ごちそうになります

[材料＝３～４人分]
素麺 300 g、おでんの汁、葉ネギ１把、小松菜½把、白菜３～４枚、油揚げ１枚

[作り方]
①おでんの汁には、良い材料の美味しい出汁がたくさん出ているので捨てるのはもったいないです。汁が少ないときは日本酒半カップ、水半カップを足し、味見をして、醤油などで味を調えてください。
②葉ネギや小松菜、白菜などの野菜を足し、油揚げとゆでた素麺を入れます。
③器に盛ってからわかめとすりゴマを乗せてください。ゆずを添えてもおいしいです。

[一口メモ]
・素麺ではなくうどんでも良いです。
・ゴボウや里芋、キノコなども入れて、具だくさんで食べてください。
・素麺やうどんは真っ白な小麦粉を使っています。たっぷりすりゴマをかけて食べましょう。

冬　金曜日のメニュー

朝食	○おにぎり（玄米・胚芽米、梅干し、海苔） ○味噌汁（白菜、わかめ、油揚げ） ○漬物（大根½本、人参１本を千切りにしてハチミツ大さじ½、砂糖大さじ１、酢大さじ３～４に漬ける。前日に作っておくと味が染みます）
お弁当	○ご飯（玄米・胚芽米、梅干し、海苔） ○ほうれん草のおひたし ○焼魚 ○ジャガイモ炒め（昨日ふかしておいたジャガイモを芽だけ取った皮付きのまま一口大に切る） ○漬物（朝と同じもの）
夕食	○ご飯（玄米・胚芽米） ○味噌汁（白菜、タマネギ、豆腐、わかめ） ●春雨とキノコの炒め物→175ページ ●煮魚→151ページ ○納豆 ○白菜のおひたし ○漬物（朝と同じもの）

[レシピ 49]

春雨とキノコの炒め物

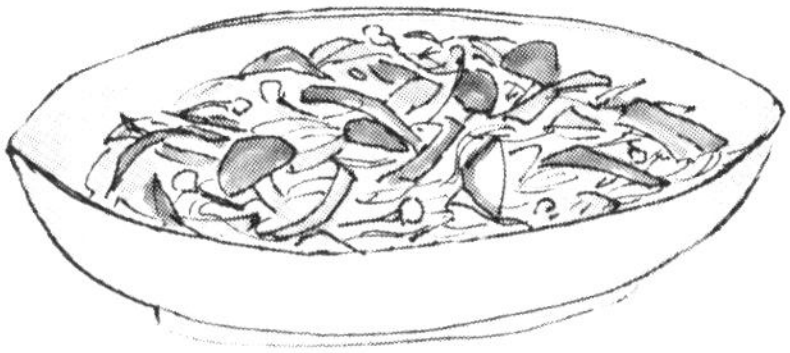

[材料＝ 100 g]
春雨 100 g、きのこいろいろ（シイタケやえのきなど）各1パック、タマネギ½個、人参½本、その他冷蔵庫の残り野菜

[作り方]
①きのこ類とタマネギ、人参ほか冷蔵庫の残り野菜をゴマ油で炒め、醤油、コショウで味付け。隠し味にハチミツを少々。
②最後に硬めに茹でた春雨をいれゴマ油少々でより香り付けして出来上がり。

[一口メモ]
・すりゴマをタップリかけてください。

冬　土曜日のメニュー

朝食

●玄米餅（海苔、醤油）→75ページ
●味噌汁（春雨とキノコの炒め物と小松菜）→175ページ

昼食

●焼きうどん→175ページ
○漬物（白菜のぬか漬け）

夕食

○寄せ鍋（昆布と煮干で出汁をとる。日本酒、ハチミツ少々、醤油で味付けし、大根、人参、白菜、シイタケ、えのきだけ、舞茸、白身魚、カキ、ホタテ、イカ、春菊、長ネギ、もやし、お豆腐、シラタキなど。玄米餅を煮たり、残りご飯でおじやにして）
○漬物（白菜のぬか漬け）
○日本酒

[レシピ 50]

焼きうどん

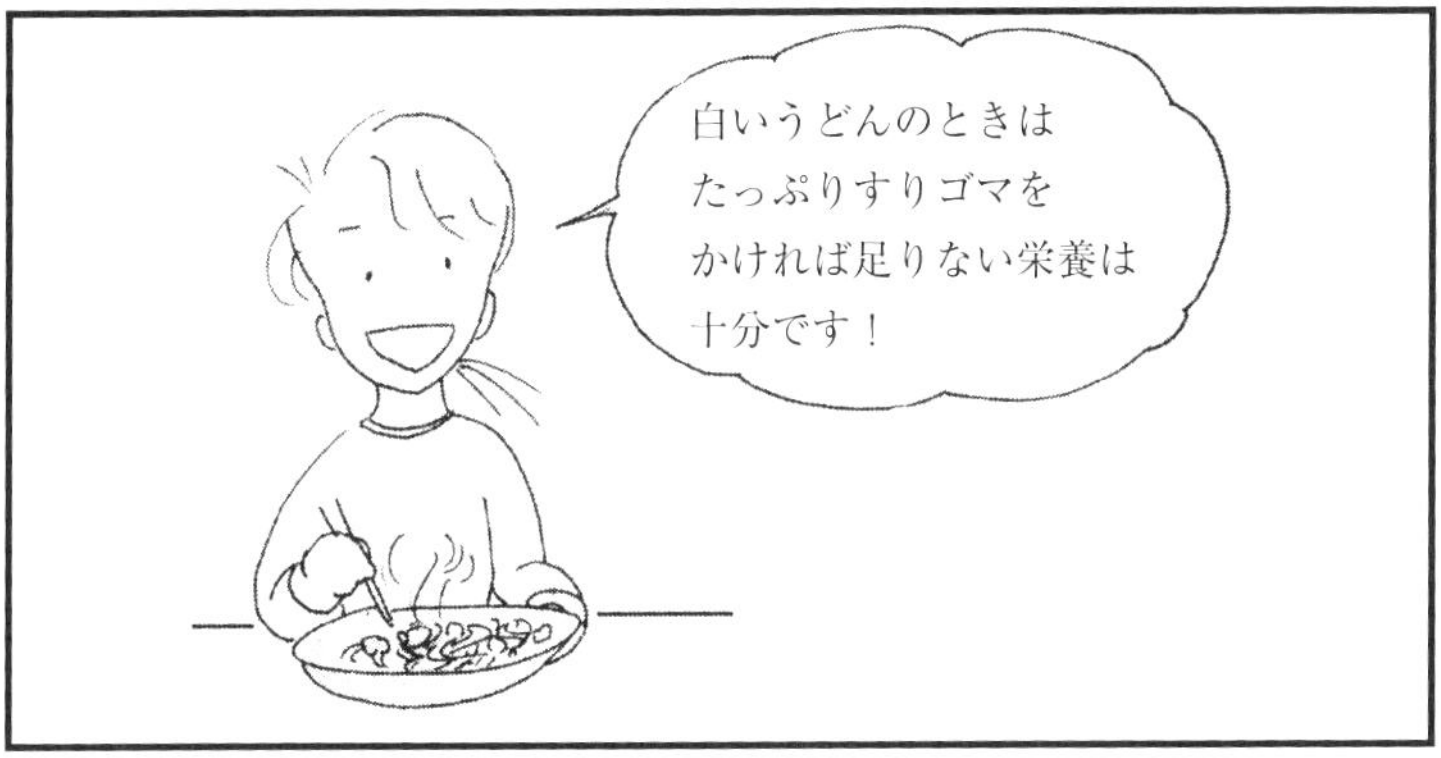
白いうどんのときは
たっぷりすりゴマを
かければ足りない栄養は
十分です！

[材料＝３～４人分]
うどん（できれば全粒粉）300 g、タマネギ½個、人参½本、エノキダケ１袋、ぶなしめじ１パック、油揚げ２枚、長ネギ１本、大根葉½本分、かつお節粉、醤油、ハチミツ少々、コショウ、海苔

[作り方]
①タマネギ、人参、エノキダケ、ぶなしめじ、油揚げを食べやすい大きさに切りゴマ油で炒める。
②長ネギ、大根葉を炒め茹でたうどんを入れ、かつお節粉、醤油、ハチミツ少々、コショウで味付け。
③最後に海苔を上にかけてできあがり。

[一口メモ]
・冷蔵庫の残り野菜いろいろで作ってください。

冬 日曜日のメニュー

朝食

○全粒粉パン

昼食

●けんちん蕎麦（けんちん汁に茹でた蕎麦を入れる）→167ページ
○漬物（白菜のぬか漬け）

夕食

○ご飯（胚芽米・雑穀）
○味噌汁（けんちん蕎麦の残りの汁に野菜を足して）
○煮物（大根、人参、ゴボウ、レンコン、里芋、コンニャク、昆布を煮干と鰹節の出汁でよく煮て）
●あんかけ豆腐→179ページ
○セリとほうれん草のゴマ和え
○漬物（白菜のぬか漬け）

[レシピ 51]

あんかけ豆腐

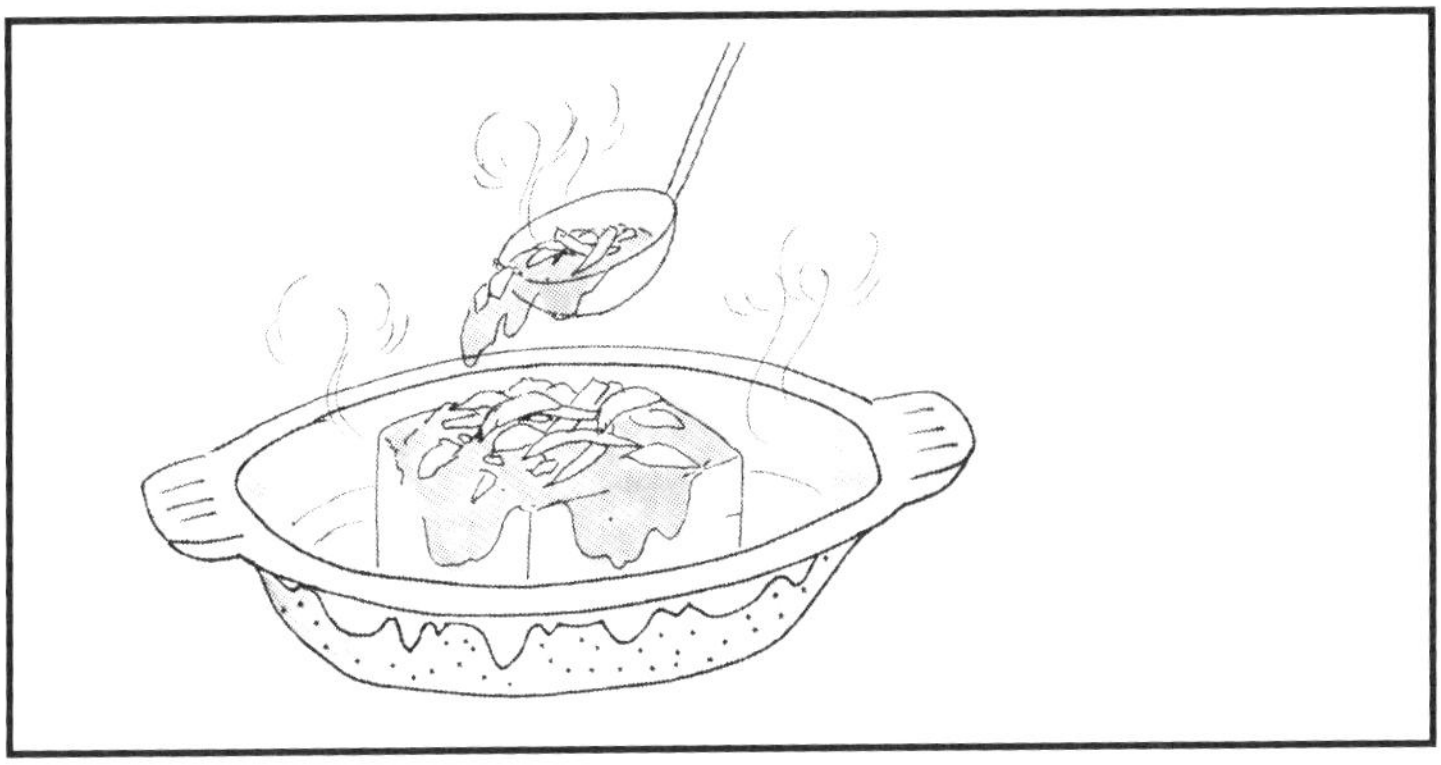

[材料＝３～４人分]
豆腐１丁、人参½本、シイタケ３～４個、ゴボウ太½本、煮物を作る前の出汁１カップ、ハチミツ大さじ１、醤油大さじ２、日本酒大さじ１、片栗粉（純良の葛粉がよい）小さじ１～２、長ネギ１本

[作り方]
①夕食のおかずの煮物を作る前の出汁を鍋に取り分け、ハチミツ、醤油、日本酒を入れよく煮る。
②人参、シイタケ、ゴボウをみじん切りにして入れる。
③野菜に火が良く通ったら、片栗粉を水で溶いて入れる。
④豆腐は水切りせずに、小さめの土鍋に入れて火にかける。
⑤豆腐が温まってきたら、細かく刻んだ長ネギをタップリ乗せて、あんかけを上からかける。

[一口メモ]
・温かいうちに土鍋のまま食卓へ。

子供のおやつ

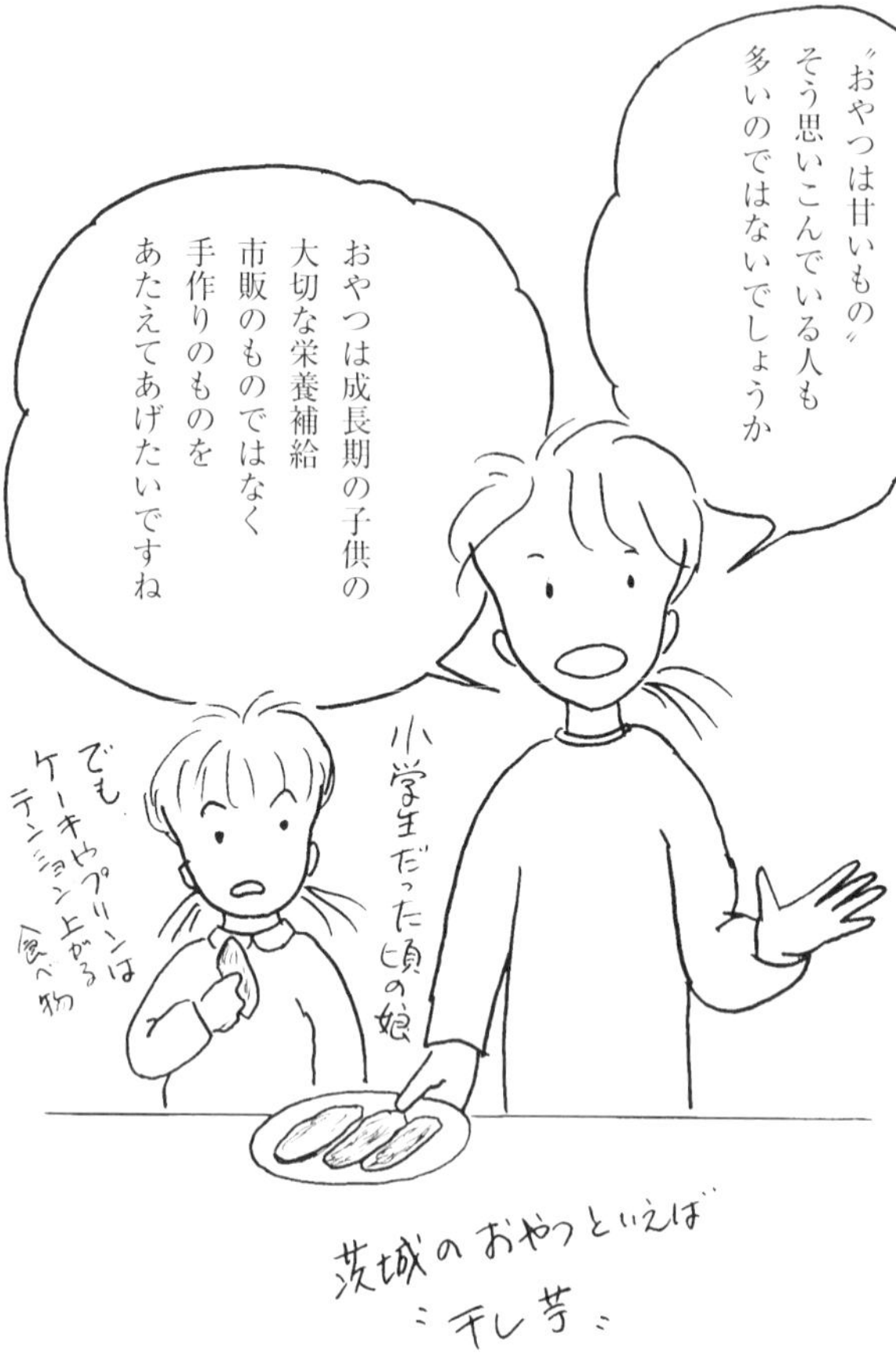
〝おやつは甘いもの〟
そう思いこんでいる人も
多いのではないでしょうか
おやつは成長期の子供の
大切な栄養補給
市販のものではなく
手作りのものを
あたえてあげたいですね
小学生だった頃の娘
でも
ケーキやプリンは
テンション上がる
食べ物
茨城のおやつといえば
＝干し芋＝

娘の友達が遊びに来てくれたので、子供受けするおやつを出したところ……。

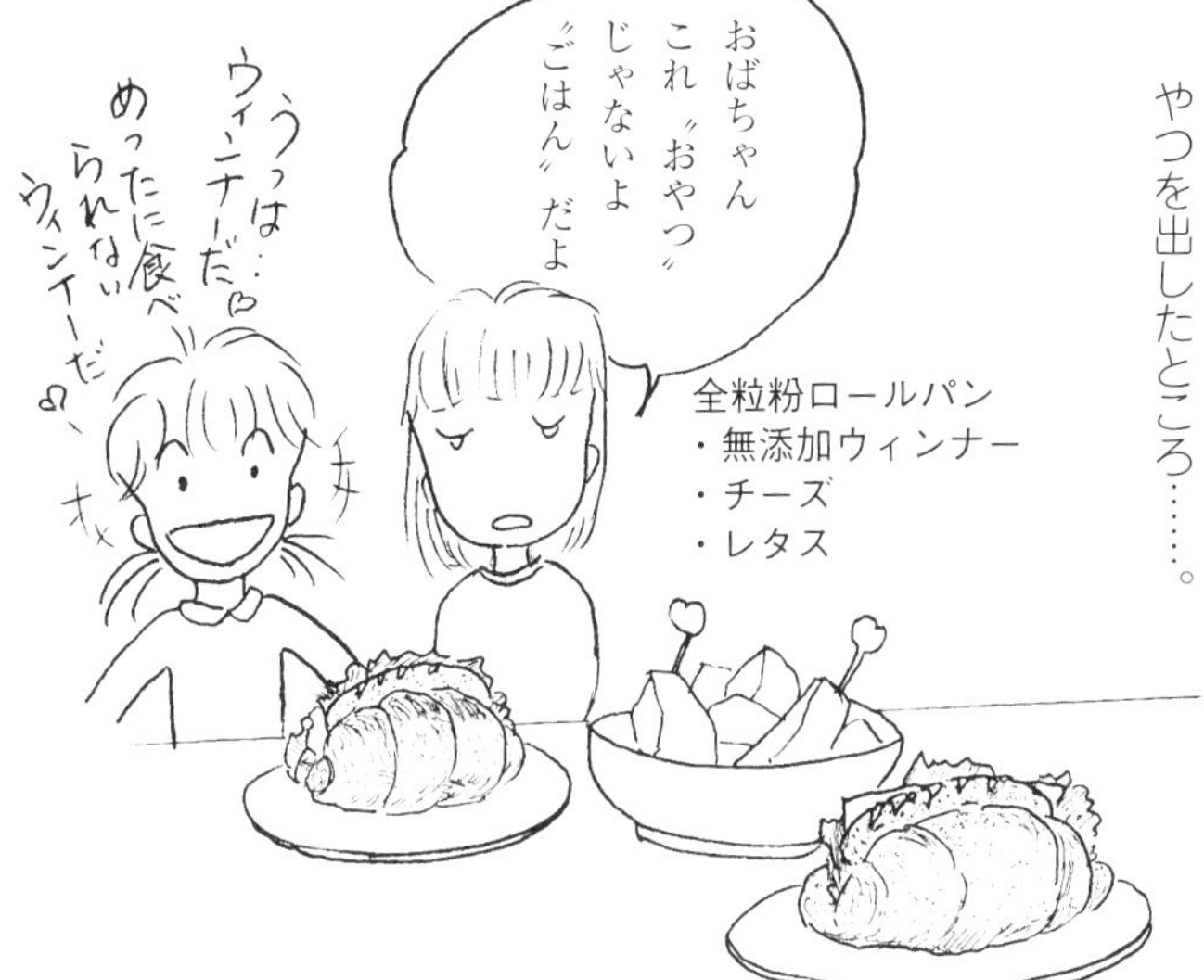

おばちゃん これ〝おやつ〟じゃないよ 〝ごはん〟だよ
全粒粉ロールパン
・無添加ウィンナー
・チーズ
・レタス
うっは…ウィンナーだ♡
めったに食べられないウィンナーだ♡

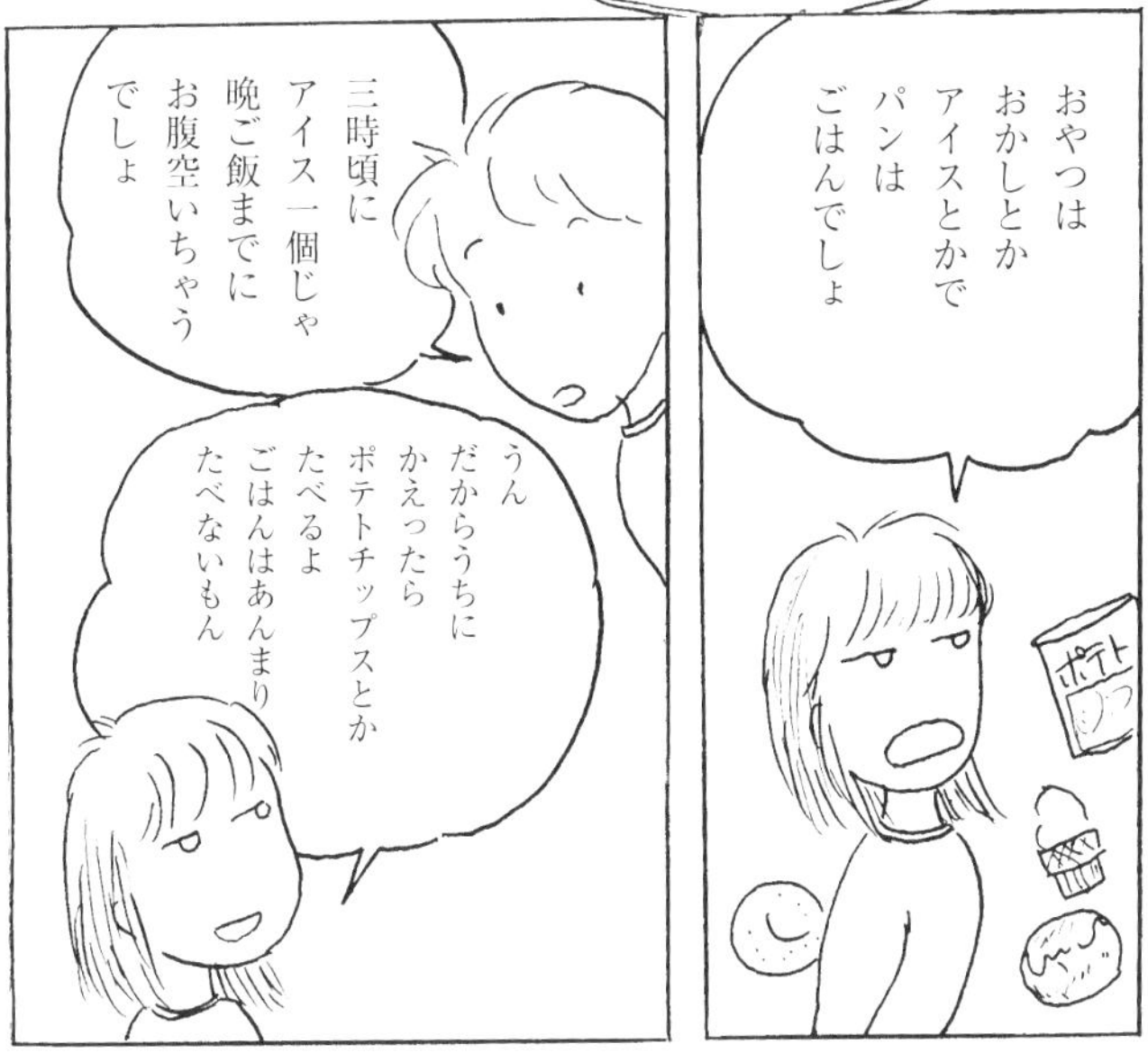

おやつは おかしとか アイスとかで パンは ごはんでしょ
三時頃に アイス一個じゃ 晩ご飯までに お腹空いちゃう でしょ
うん だからうちに かえったら ポテトチップスとか たべるよ ごはんはあんまり たべないもん
ポテト

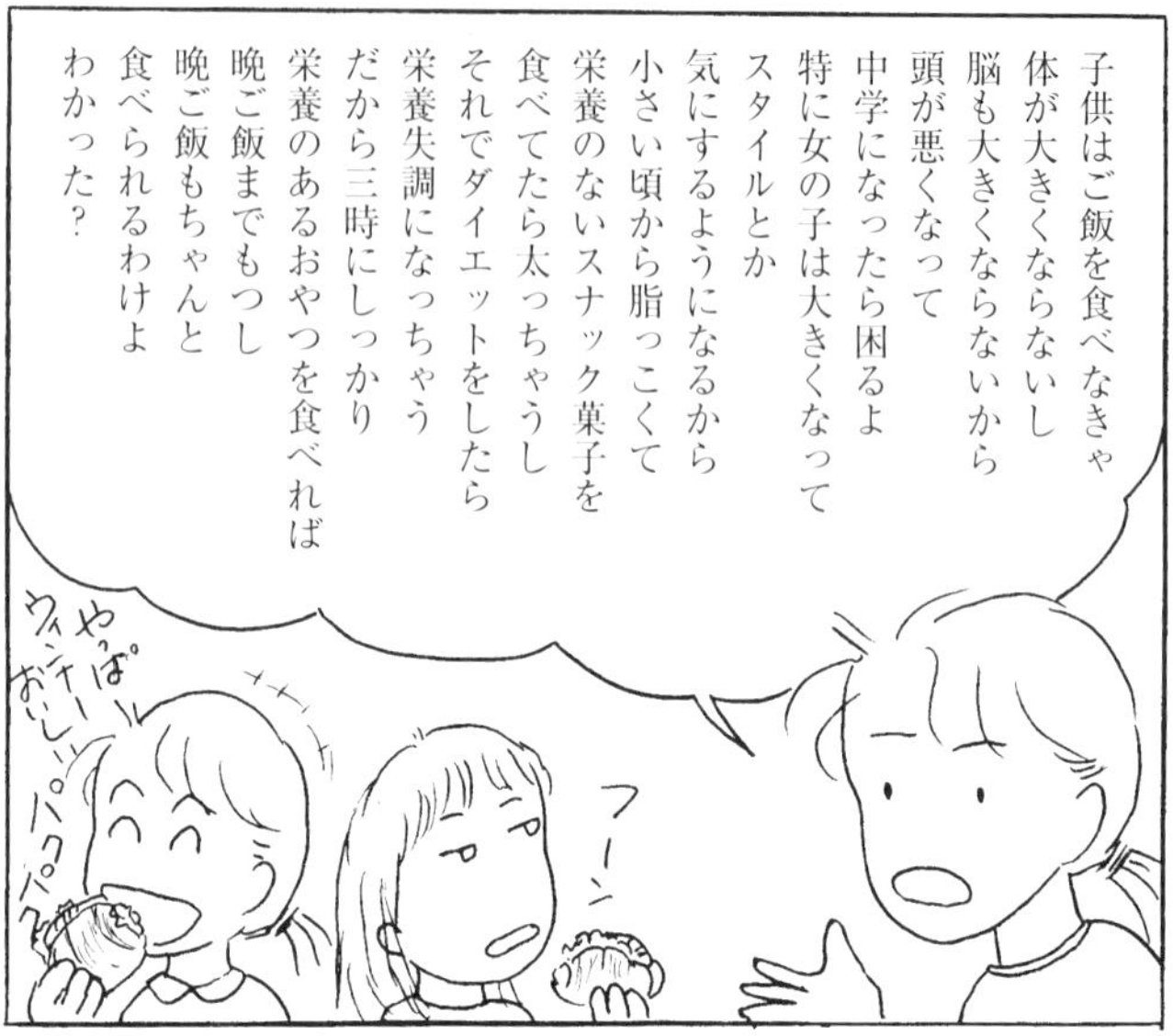
子供はご飯を食べなきゃ
体が大きくならないし
脳も大きくならないから
頭が悪くなって
中学になったら困るよ
特に女の子は大きくなって
スタイルとか
気にするようになるから
小さい頃から脂っこくて
栄養のないスナック菓子を
食べてたら太っちゃうし
それでダイエットをしたら
栄養失調になっちゃう
だから三時にしっかり
栄養のあるおやつを食べれば
晩ご飯までもつし
晩ご飯もちゃんと
食べられるわけよ
わかった？
フーン
やっぱウィンナー
おいしい!!
パクパク

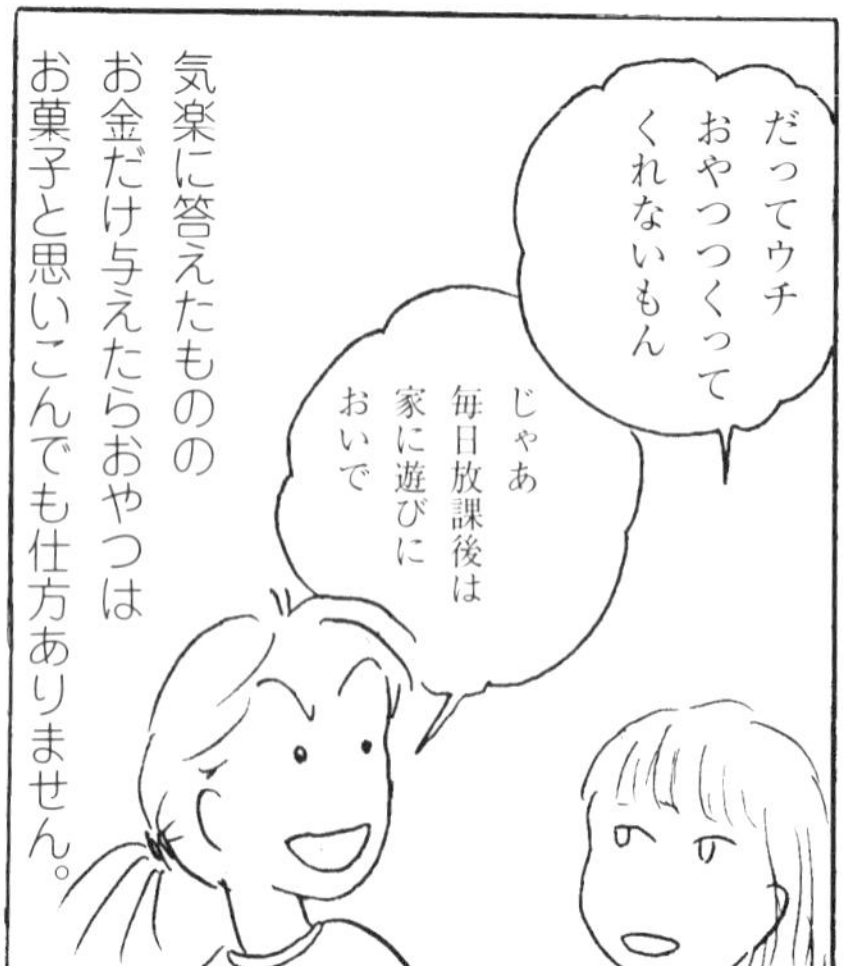
だってウチ
おやつつくって
くれないもん
じゃぁ
毎日放課後は
家に遊びに
おいで
気楽に答えたものの
お金だけ与えたらおやつは
お菓子と思いこんでも仕方ありません。

だから子育てって
人類にとって
一番大事な仕事だと
思うのですが……

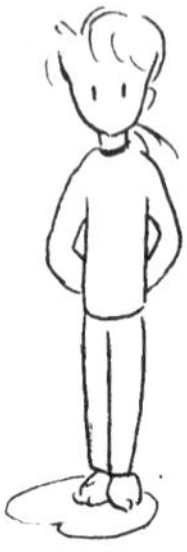

[レシピ52]

焼きおにぎり

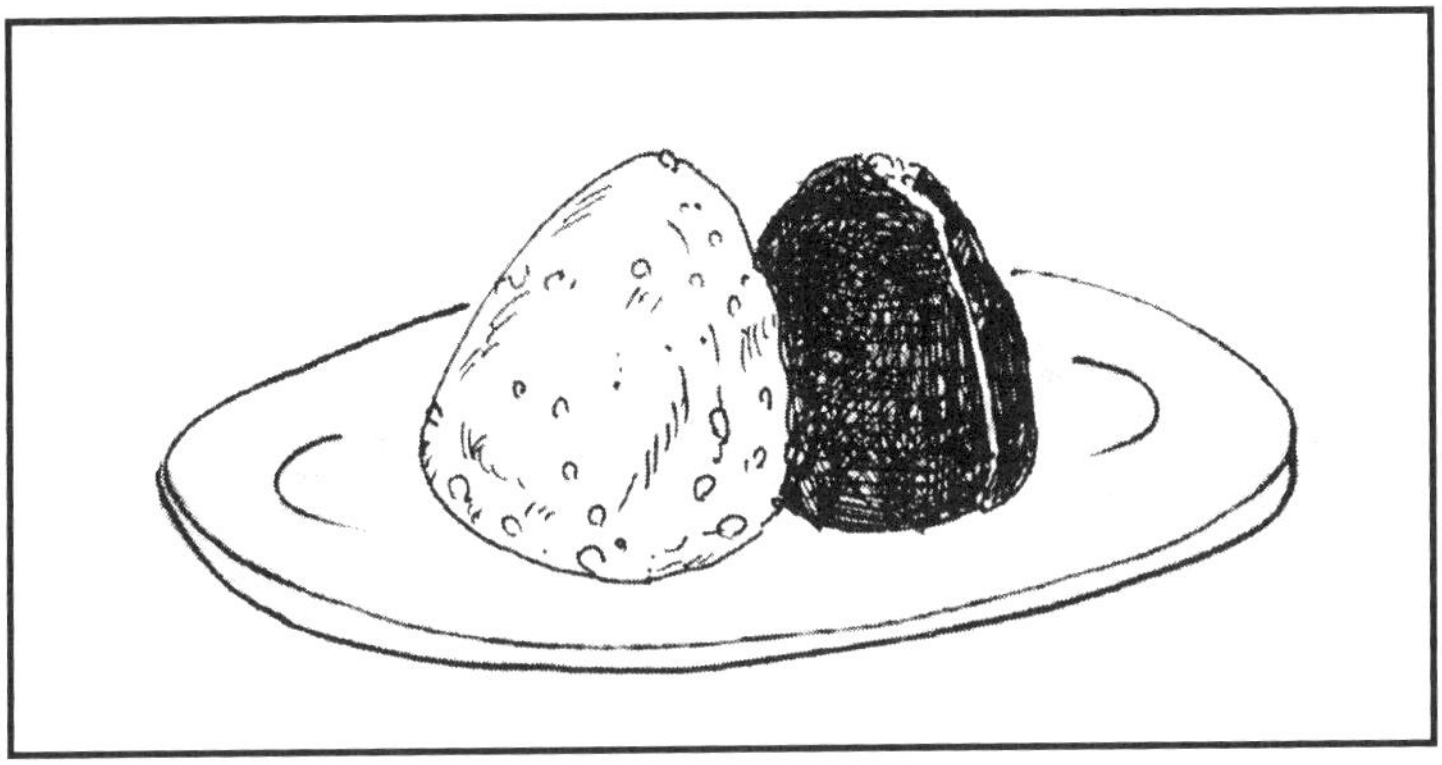

[材料]
ご飯茶碗一杯、かつお節ひとつまみ、ハチミツ小さじ½、醤油少々

[作り方]
①朝のうちに材料を混ぜ、おにぎりを作ってラップを掛けて冷蔵庫へ。
②子供が帰宅後、オーブントースターかグリルで焼けば出来上がり。

[一口メモ]
・握った状態で冷蔵してあるので、崩れる心配がありません。
・熱々を食べられるので、冬場のおやつに最適。
・旬のミカンを一緒に食べれば、栄養的にも完全食です。
・前日に作っておけば、火を使わずに子供が一人でも食べられるので、働くお母さんにもお勧めのおやつです。
・海苔を巻いてから焼いても美味しいです。ごはん粒がトースターにつくのを防ぐことができます。

[レシピ 53]

フルーツ寒天

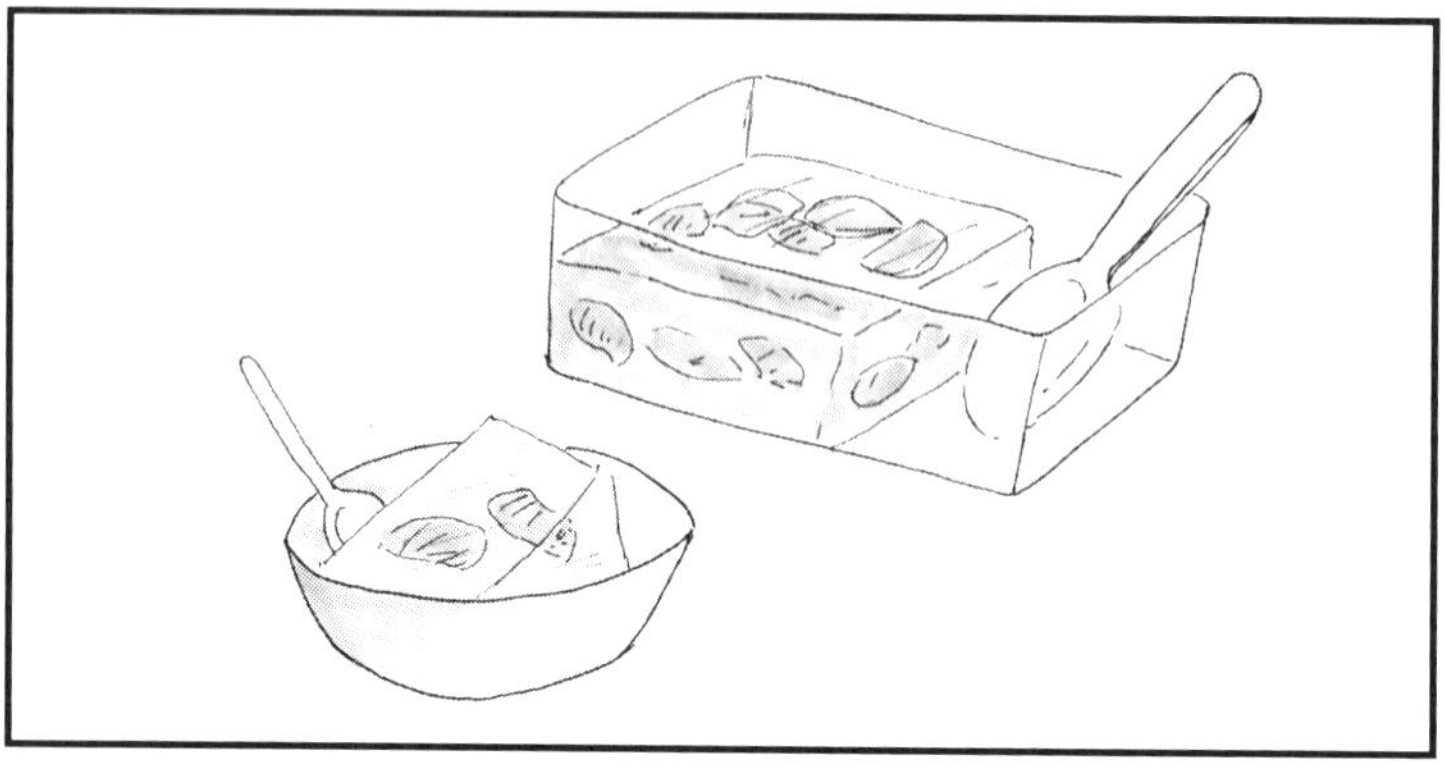

[材料]

粉寒天5g、フルーツ缶詰1缶

[作り方]

①フルーツ缶のシロップと水を合わせて300ccにしたものを温め、粉寒天を混ぜる。

②フルーツを入れた密閉容器に液を入れ、あら熱を取ってから冷蔵庫へ。

[一口メモ]

・前日に作っておけば、火を使わずに子供が一人でも食べられるので、働くお母さんにもお勧めのおやつです。

[レシピ 54]

青梅ジュース

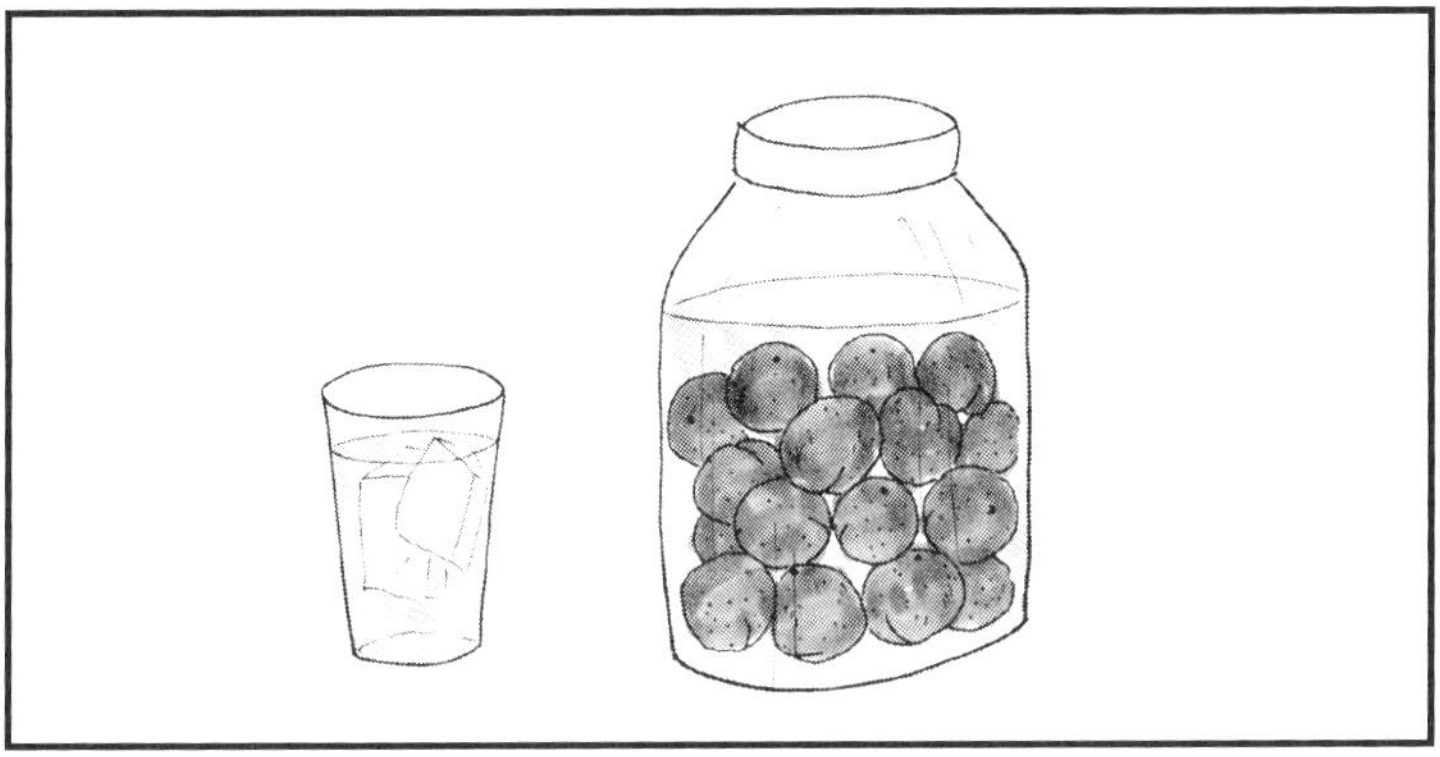

[材料]
青梅1kg、ハチミツ（国産の純良の物）約2kg

[作り方]
①青梅1kg を洗って水を拭き、竹串で表面全体に穴を開ける。
②密閉容器に入れ上からハチミツ（国産の純良の物）約2kg を入れる
③1ヶ月ほどで梅からエキスが出てくるので、水で4～5倍に薄めて飲みます。

[一口メモ]
・梅は取り出して、水カップ2～3入れお鍋で煮てジャムにしましょう。
・種の中の天神様（種の核）はくるみ割りなどで割って食べましょう。カリカリで甘くとても美味しいです。

[レシピ 55]

そば粉のクレープ

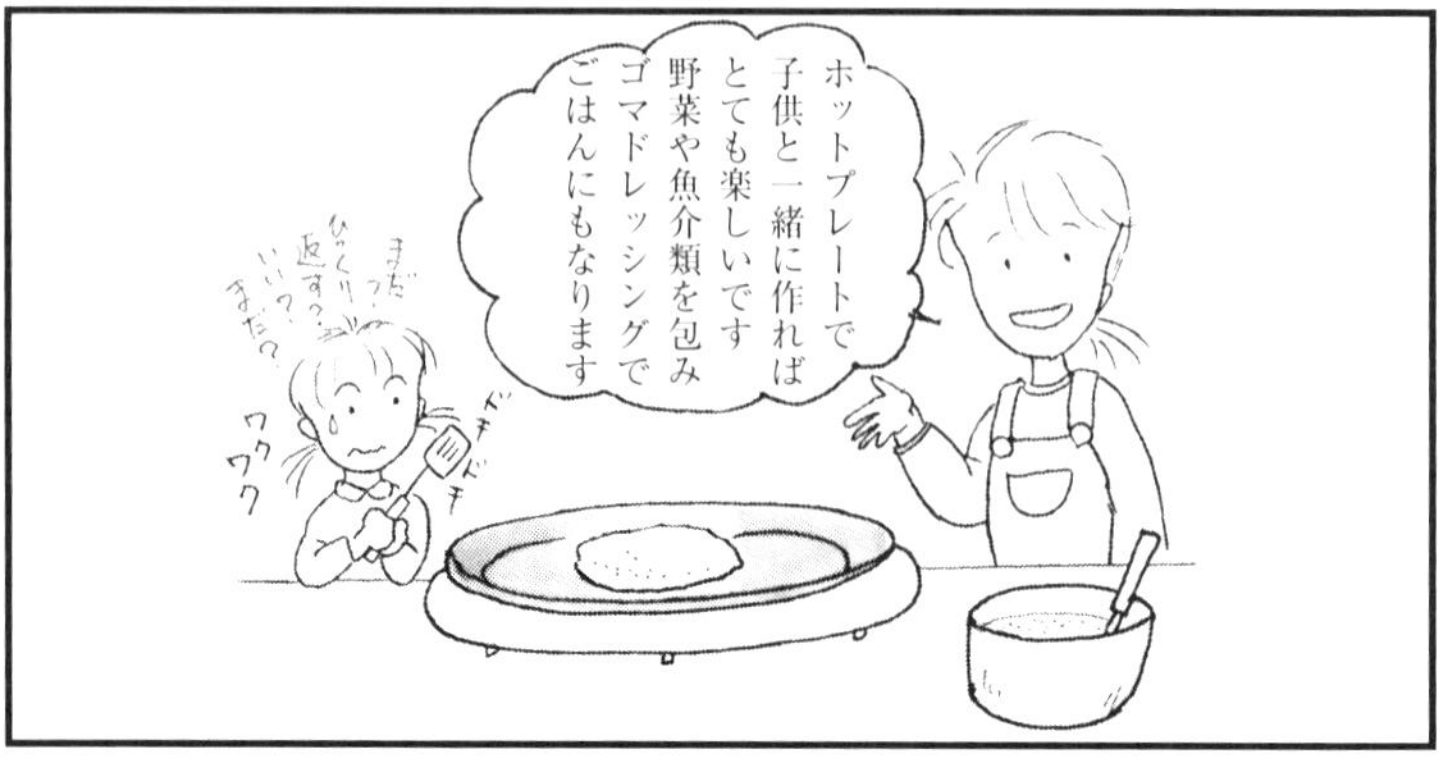
ホットプレートで子供と一緒に作ればとても楽しいです野菜や魚介類を包みゴマドレッシングでごはんにもなります
まだ？ひっくり返す？いい？まだ？
ワクワク
ドキドキ

[材料]

そば粉1カップで4～5枚作れます。

[作り方]

①そば粉を水に溶き、薄くフライパンで焼く。

②レタス、薄切りのタマネギ、チーズ、シーチキンをくるむと「サラダ風クレープ」

③輪切りのバナナ、きな粉、ハチミツ少々をくるむと「バナナクレープ」

[一口メモ]

・子供と一緒に作る手作りおやつです。

[レシピ 56]

きな粉玄米餅

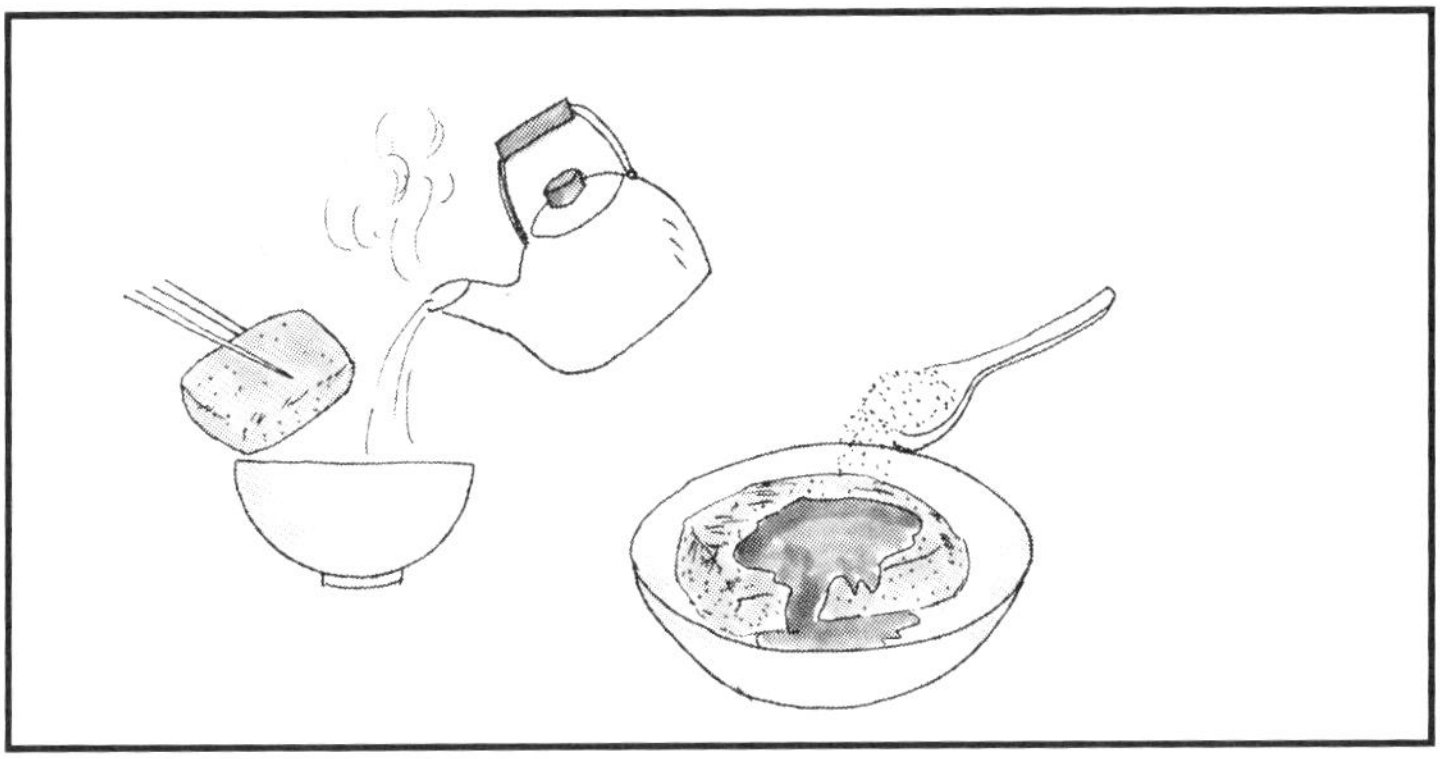

[材料]
玄米餅、ハチミツ、きな粉

[作り方]
①玄米餅を焼き、熱いお湯にサッと浸し、器に取りハチミツをかける。
②きな粉（砂糖の入っていない物）をまぶす。

[一口メモ]
・玄米餅の作り方→75ページ

[レシピ 57]

全粒粉パンの練りゴマハチミツトースト

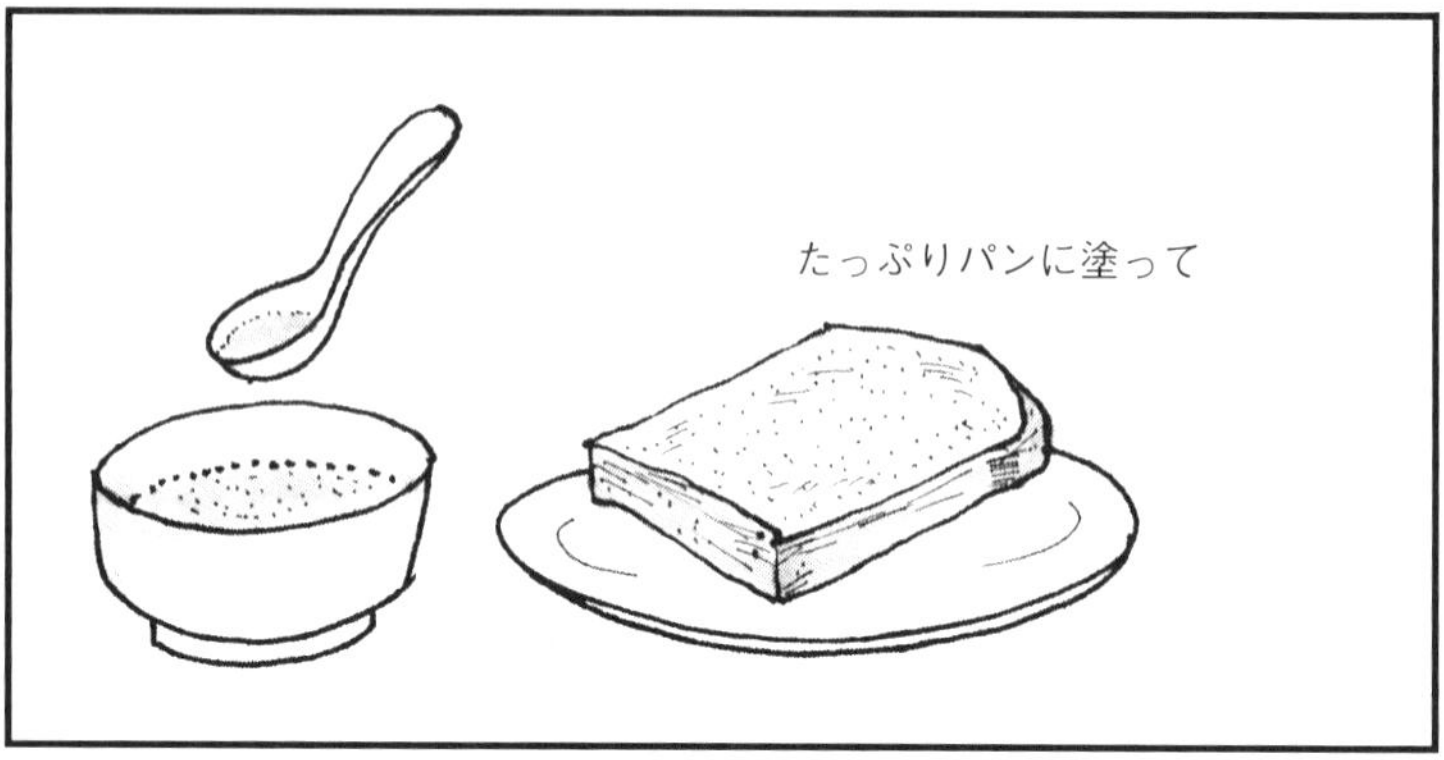

[材料]
全粒粉パン、練りゴマ、ハチミツ

[作り方]
①練りゴマにハチミツを同量混ぜると美味しいゴマクリームを作る。
②トーストした全粒粉パンにゴマクリームを塗る。

[一口メモ]
・練りゴマは自然食品店か大きなスーパーにあります。
・全粒粉パンは"国産小麦、天然酵母使用"のパン屋さんなら必ずあるはずです。お家の近くのパン屋を探して聞いてみてください。
・青梅ジュースで作った梅ジャムも利用してください。

[レシピ 58]

玄米餅ピザ

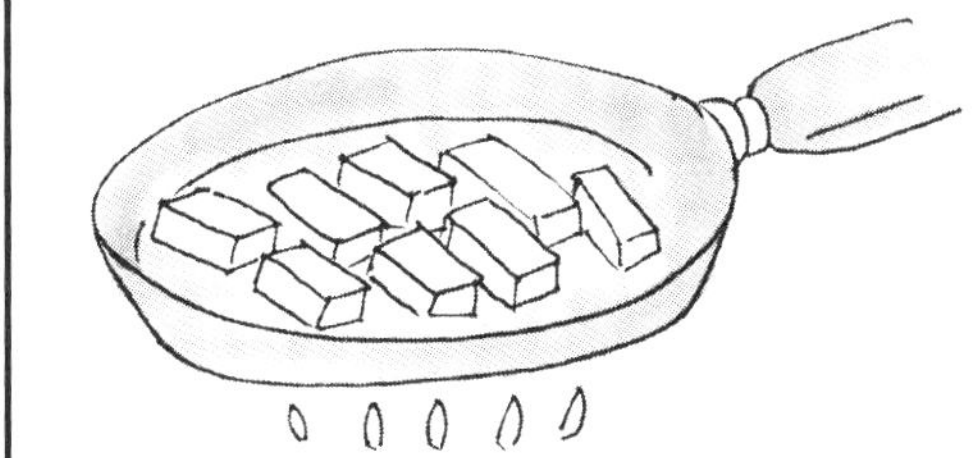
お餅はふくらむので、
すき間をあけてフライパンに置いてください

[材料]
玄米餅３～４個、ナチュラルチーズ、タマネギ、ピーマン、エリンギ

[作り方]
①玄米餅３～４個を３cm ぐらいの大きさに切り、ゴマ油をひいたフライパンに乗せる。
②上にナチュラルチーズと薄く切ったタマネギ、ピーマン、エリンギを乗せて醤油を１回しかける。
③フタをして弱火で５分ほど焼く。

[一口メモ]
・玄米餅の作り方→75 ページ
・おやつだけでなく、ご飯にもなります。
・ボリュームがあって手早くできるのでお腹をすかせて帰ってきた子にはとても喜ばれます。
・ナチュラルチーズは開封後は早めに食べなければならないので、密閉して冷凍にしておきましょう。

［レシピ59］

茨城名産干し芋

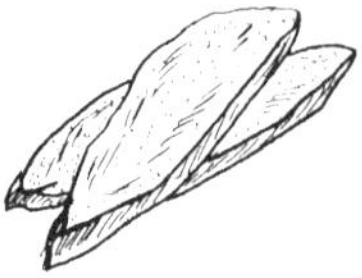

茨城名産の干し芋は、天日に干した正直な手作りですからとっても美味しいです。白い粉はカビではなく芋の糖分です。

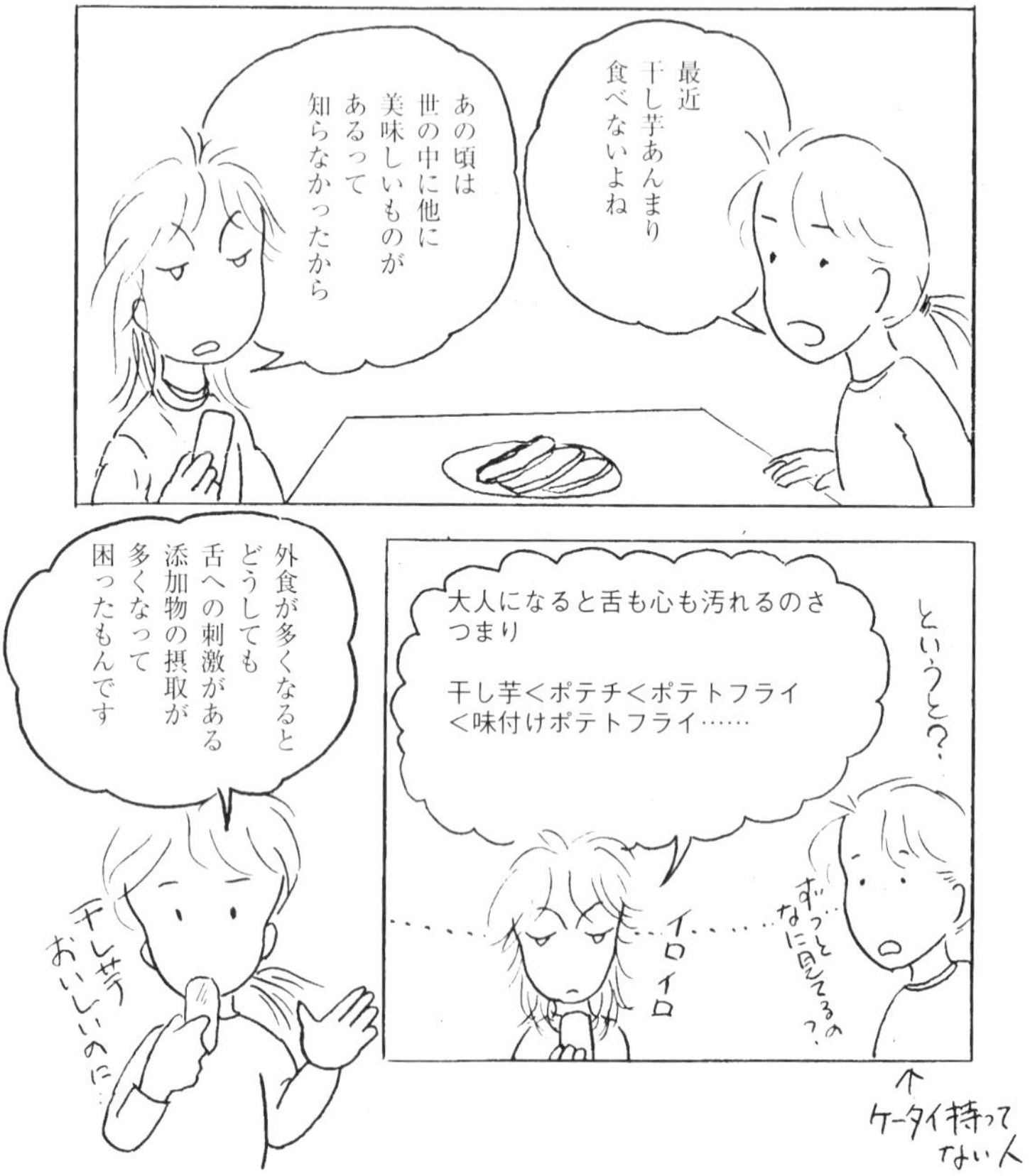

最近干し芋あんまり食べないよね
あの頃は世の中に他に美味しいものがあるって知らなかったから
というと？
大人になると舌も心も汚れるのさ
つまり
干し芋＜ポテチ＜ポテトフライ＜味付けポテトフライ……
イロイロ
ずっとなに見てるの？
ケータイ持ってない人
外食が多くなるとどうしても舌への刺激がある添加物の摂取が多くなって困ったもんです
干し芋おいしいのに

第4章

ＤＪ市くんのＱ＆Ａコーナー

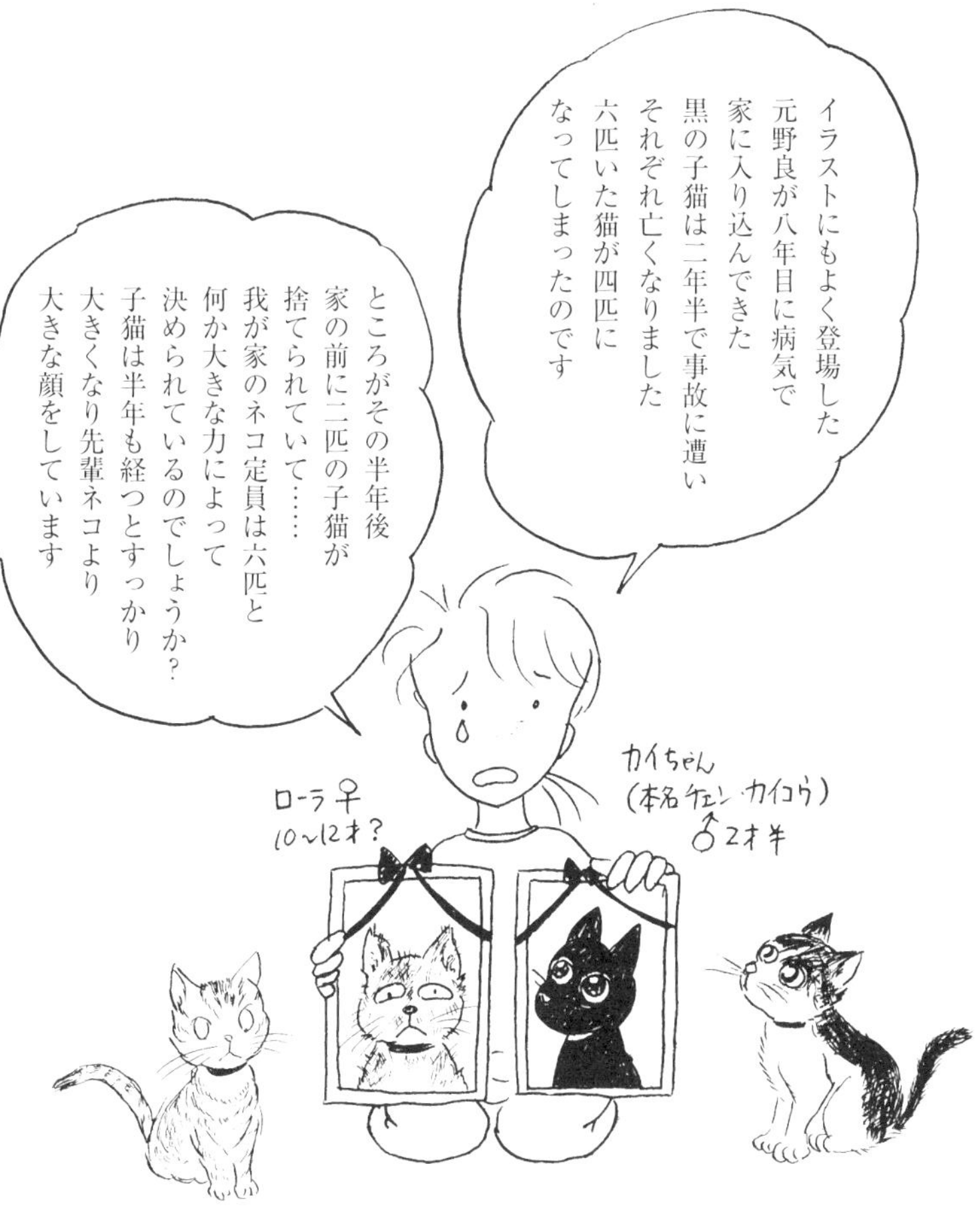
イラストにもよく登場した元野良が八年目に病気で家に入り込んできた黒の子猫は二年半で事故に遭いそれぞれ亡くなりました六匹いた猫が四匹になってしまったのです
ところがその半年後家の前に二匹の子猫が捨てられていて……我が家のネコ定員は六匹と何か大きな力によって
決められているのでしょうか？子猫は半年も経つとすっかり大きくなり先輩ネコより大きな顔をしています
カイちゃん（本名チェン・カイコウ）♂2才半
ローラ♀ 10〜12才？

朝から偏（変）食
どうしたらいい？

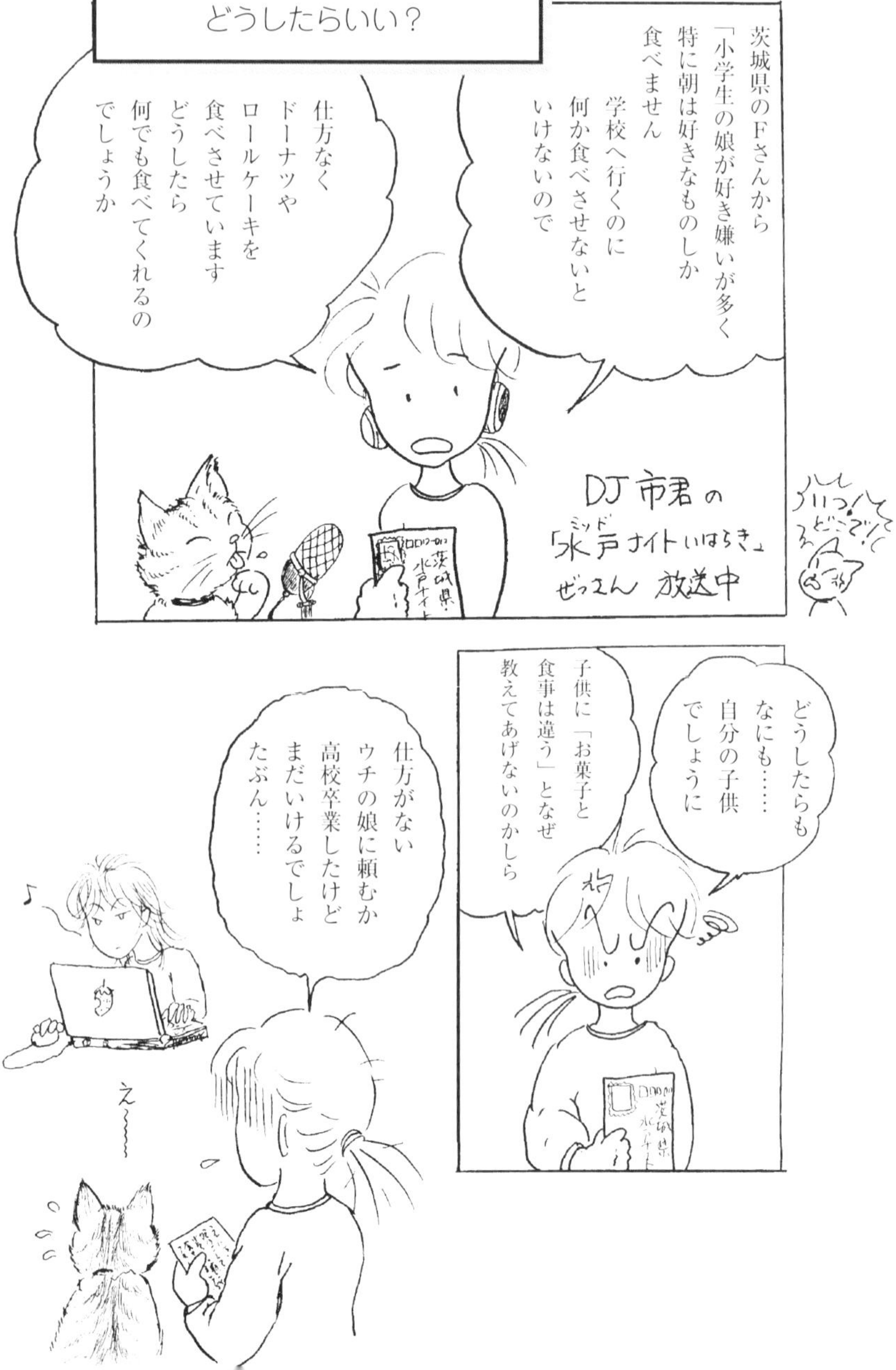
茨城県のFさんから「小学生の娘が好き嫌いが多く特に朝は好きなものしか食べません　学校へ行くのに何か食べさせないといけないので
仕方なくドーナツやロールケーキを食べさせています　どうしたら何でも食べてくれるのでしょうか
DJ市君の「水戸《ミッド》ナイトいはらき」ぜっさん放送中
ハッ！どこで！
どうしたらもなにも……自分の子供でしょうに
子供に「お菓子と食事は違う」となぜ教えてあげないのかしら
仕方がないウチの娘に頼むか　高校卒業したけどまだいけるでしょたぶん……
え～～～

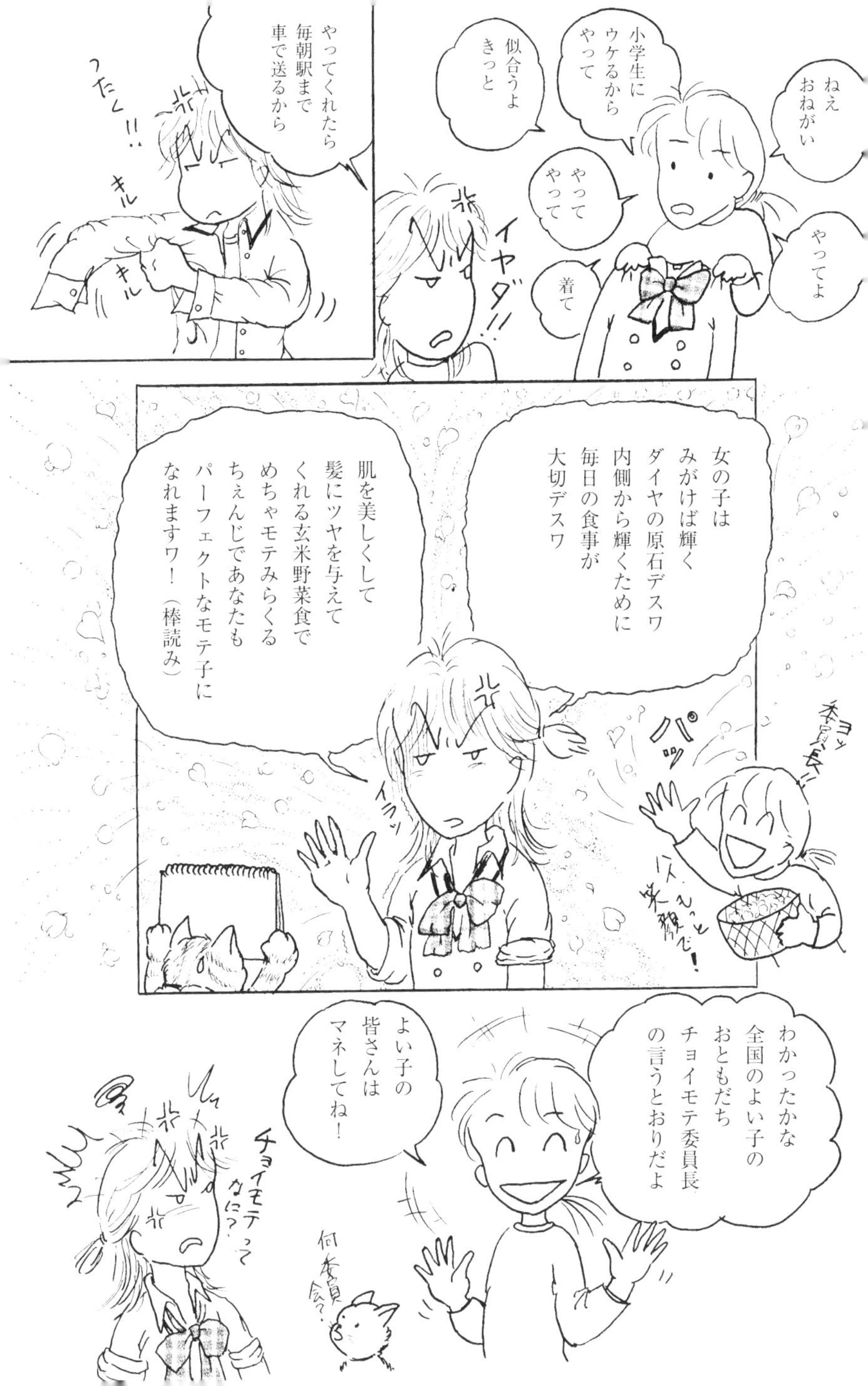

ねえ
おねがい
小学生に
ウケるから
やって
似合うよ
きっと
やってよ
やって
やって
着て
イヤダ!!
やってくれたら
毎朝駅まで
車で送るから
ったく!!
キル
キル
女の子は
みがけば輝く
ダイヤの原石デスワ
内側から輝くために
毎日の食事が
大切デスワ
肌を美しくして
髪にツヤを与えて
くれる玄米野菜食で
めちゃモテみらくる
ちぇんじであなたも
パーフェクトなモテ子に
なれますワ!(棒読み)
イラッ
パッ
ヨッ委員長!!
ハイ、もっと笑顔で!
わかったかな
全国のよい子の
おともだち
チョイモテ委員長
の言うとおりだよ
よい子の
皆さんは
マネしてね!
チョイモテってなに?
何委員会?

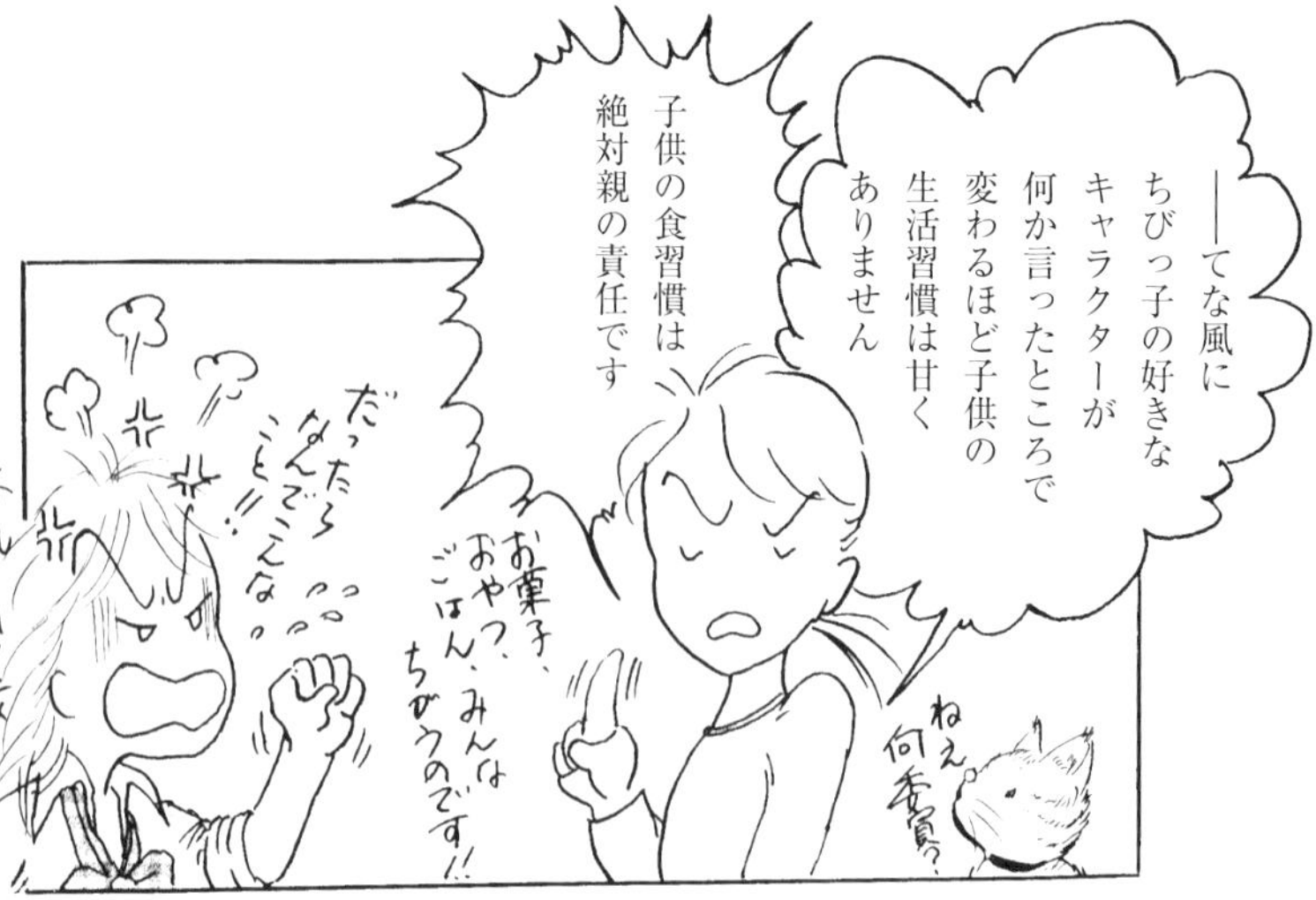
――てな風に
ちびっ子の好きな
キャラクターが
何か言ったところで
変わるほど子供の
生活習慣は甘く
ありません
子供の食習慣は
絶対親の責任です
ねえ
お菓子、
おやつ、
ごはん、みんな
ちがうのです!!
だったら
なんでこんなこと!!
しかも
土曜の朝アニメ
って!!

育ち盛りの子供に朝から栄養のないお菓子などを食べさせては、将来、生活習慣病になるリスクは相当高くなるでしょう。子供の喜ぶものを食べさせることが子供への愛情と勘違いしては困ります。子供を甘やかすこと、子供のワガママを何でも聞いてあげることは、子供を虐待するのと同じくらい悪いことだと私は思います。

前の日の夕食に、消化の負担になるような食事、主食が少なくて肉や脂っこいものを多く摂る食事内容では、次の日の朝に食欲がなくなるのも当たり前です。

そもそも子供は、大人と違い寝ている間に体が大きく成長します。また、大人に比べて寝相が悪いので、結果睡眠中でも多くのエネルギーを消費します。ですから、本来子供は、朝起きたらお腹がすくものでした。

しかし現代の食生活は、消化吸収代謝だけに体機能とエネルギーを使われてしまい、本来体にとって不要な栄養分はそのまま排出できないので、いったん別のものに変換し（消化）、体の中にいったん取り込み（吸収）、排出できる形に直してから（代謝）排泄しなければなりません。つまり、体に必要のない栄養をいくらたくさん摂っても、体を作る栄養にはならず、かえって体への負担にしかならないのです。その結果、朝起きても元気がなく、食欲もなくなってしまうのです。

しかし、最近は保育園や幼稚園、小中学校などで、朝食指導がさかんになっています。それを受けて親の側も、

「朝食を食べさせないと、悪い親だと思われる」

「朝食を作らない親と思われたら嫌だ」

といった、世間体のみを気にした理由で朝食を食べさせようとするから、何も考えず子供が食べやすい〝口当たりのよいもの〟〝噛まずにすぐ飲み込めるもの〟を与えることになるのです。

育ち盛りの子供が朝から食欲がなかったら、全ての食事内容を見直してください。ただし、玄米野菜食に変えたらすぐに朝から食欲が出るかというと、そういうわけでもありません。

まずは朝、野菜や小梅一個と芋、豆腐など具だくさんの味噌汁一杯から始めてみてください。初めは汁を飲むだけでも大丈夫。徐々に具も食べられるようになります。お椀の味噌汁一杯分で、一日必要なタンパク質は十分に摂れるといいます。それに野菜が入れば、卵や牛乳がなくても栄養は満点です。

　ただし、これを毎朝欠かさず作るお母さんの姿こそ、一番大切なのです。

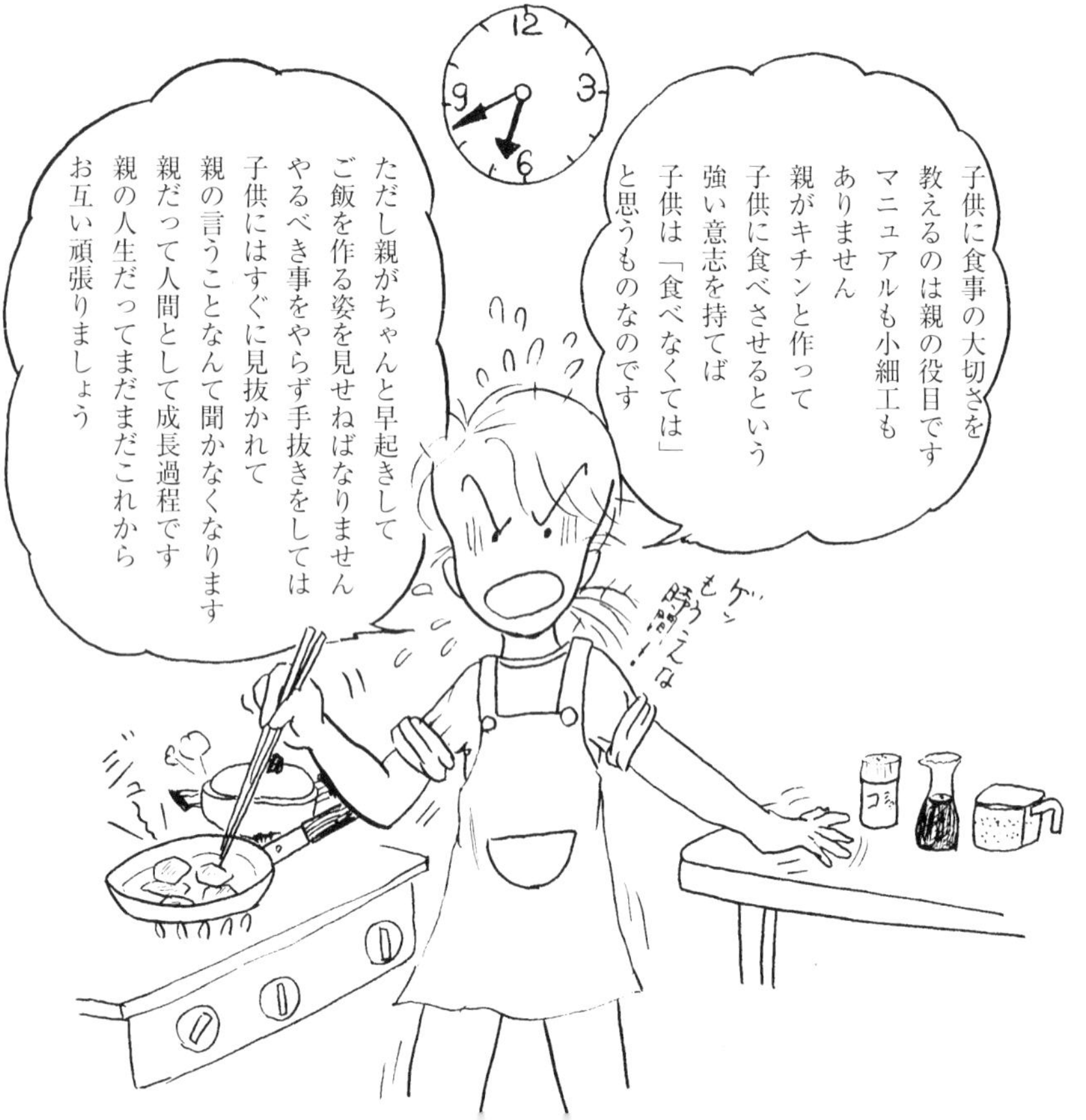
子供に食事の大切さを
教えるのは親の役目です
マニュアルも小細工も
ありません
親がキチンと作って
子供に食べさせるという
強い意志を持てば
子供は「食べなくては」
と思うものなのです
ただし親がちゃんと早起きして
ご飯を作る姿を見せねばなりません
やるべき事をやらず手抜きをしては
子供にはすぐに見抜かれて
親の言うことなんて聞かなくなります
親だって人間として成長過程です
親の人生だってまだまだこれから
お互い頑張りましょう

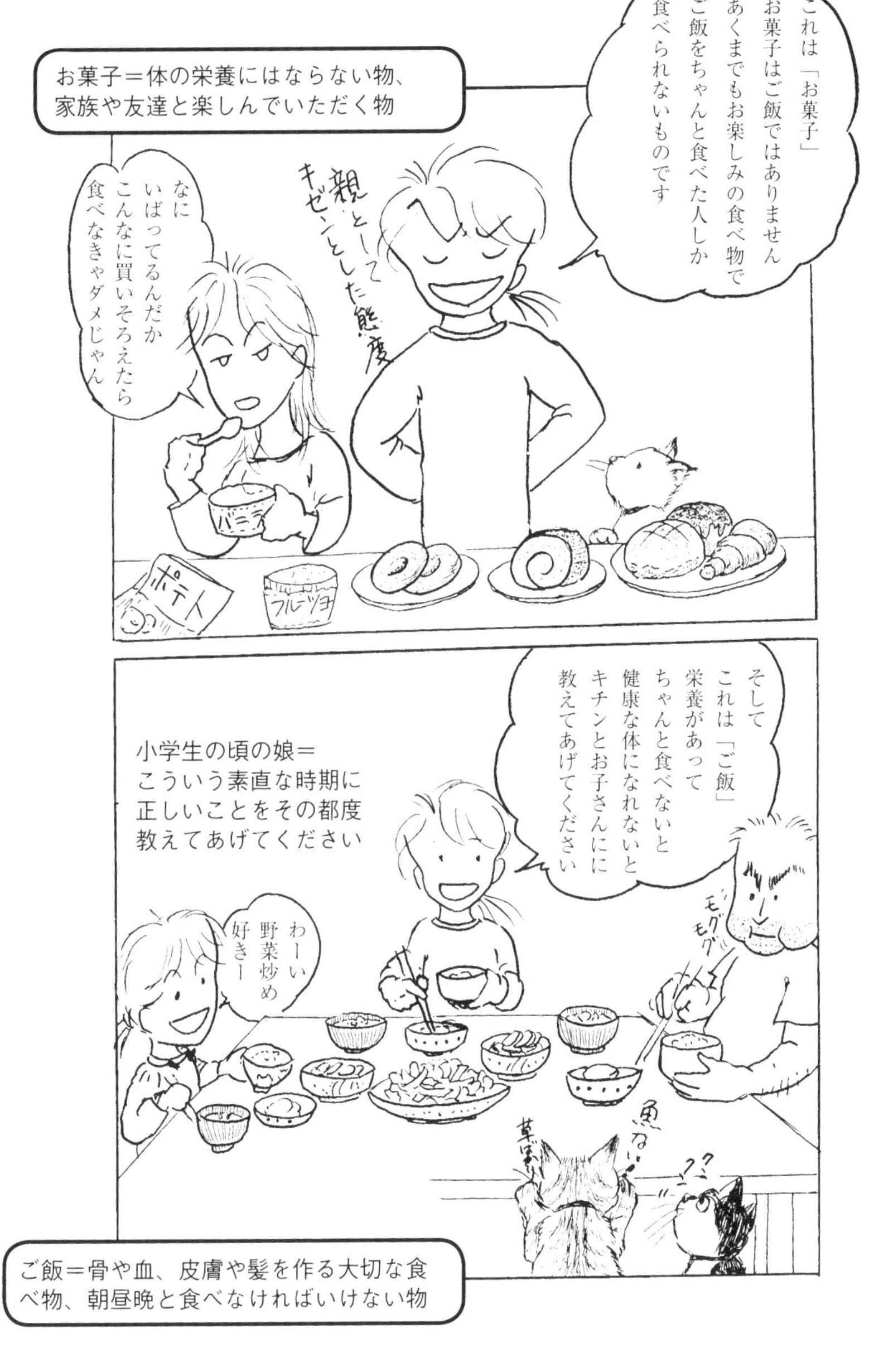

これは「お菓子」
お菓子はご飯ではありません
あくまでもお楽しみの食べ物で
ご飯をちゃんと食べた人しか
食べられないものです
お菓子＝体の栄養にはならない物、家族や友達と楽しんでいただく物
親としてキゼンとした態度
なに
いばってるんだか
こんなに買いそろえたら
食べなきゃダメじゃん
そして
これは「ご飯」
栄養があって
ちゃんと食べないと
健康な体になれないと
キチンとお子さんにに
教えてあげてください
小学生の頃の娘＝
こういう素直な時期に
正しいことをその都度
教えてあげてください
モグモグ
わーい
野菜炒め
好きー
ご飯＝骨や血、皮膚や髪を作る大切な食べ物、朝昼晩と食べなければいけない物

食物アレルギーも自然療法で治るの？

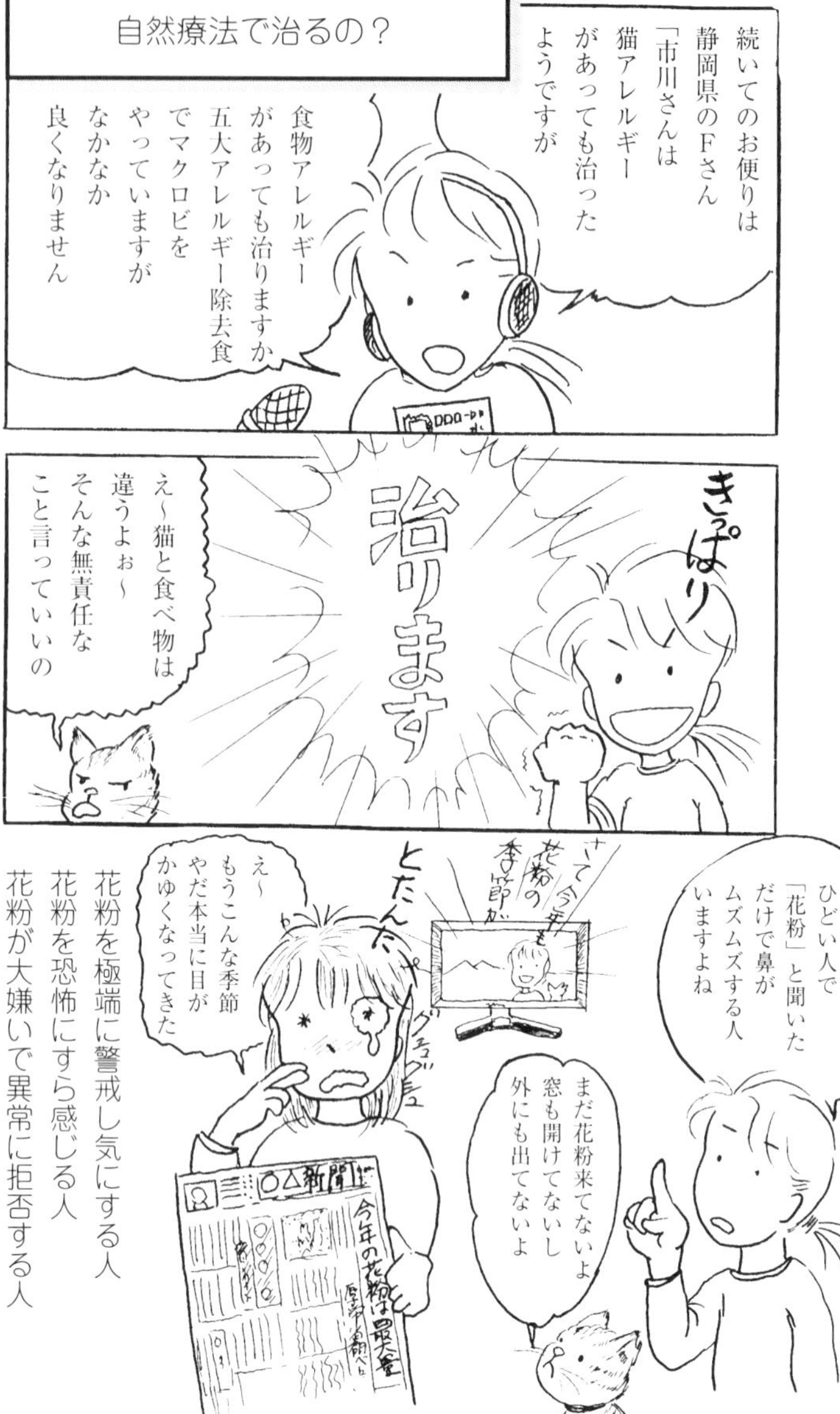
続いてのお便りは
静岡県のFさん
「市川さんは
猫アレルギー
があっても治った
ようですが
食物アレルギー
があっても治りますか
五大アレルギー除去食
でマクロビを
やっていますが
なかなか
良くなりません
きっぱり
治ります
え～猫と食べ物は
違うよぉ～
そんな無責任な
こと言っていいの
例えば花粉症の
ひどい人で
「花粉」と聞いた
だけで鼻が
ムズムズする人
いますよね
さて今年も
花粉の
季節が
とたんに
え～
もうこんな季節
やだ本当に目が
かゆくなってきた
○△新聞
今年の花粉は最大量
まだ花粉来てないよ
窓も開けてないし
外にも出てないよ
花粉を極端に警戒し気にする人
花粉を恐怖にすら感じる人
花粉が大嫌いで異常に拒否する人

※マクロビ（マクロビオティック）＝玄米野菜食のこと

本当に嫌なもの
本当に怖いものは
花粉以外にあるはずです。
あなたが普段意識していない
でも心の奥ではわかっている
本当に嫌なものが……

食事を変えれば
病気が治る

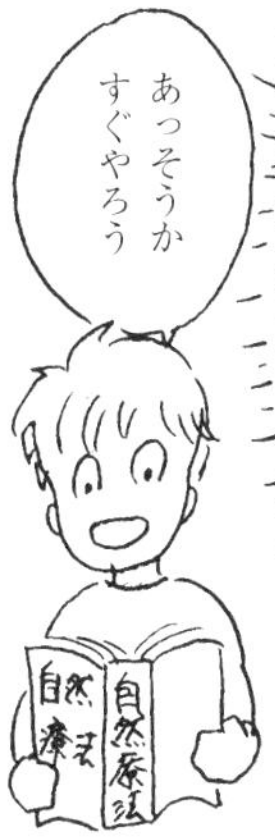

あっそうか
すぐやろう
自然療法

疑わず、納得でき、素直にすぐ実行できる人は、断食もつらくなく、好きな肉やお菓子を食べなくても平気で完治も早いでしょう。

でも私のところにお便りをくれる方は、やり方が中途半端でそれを指摘すると「実はなかなか実行できないのです」と悩んでいる人が多いのです。

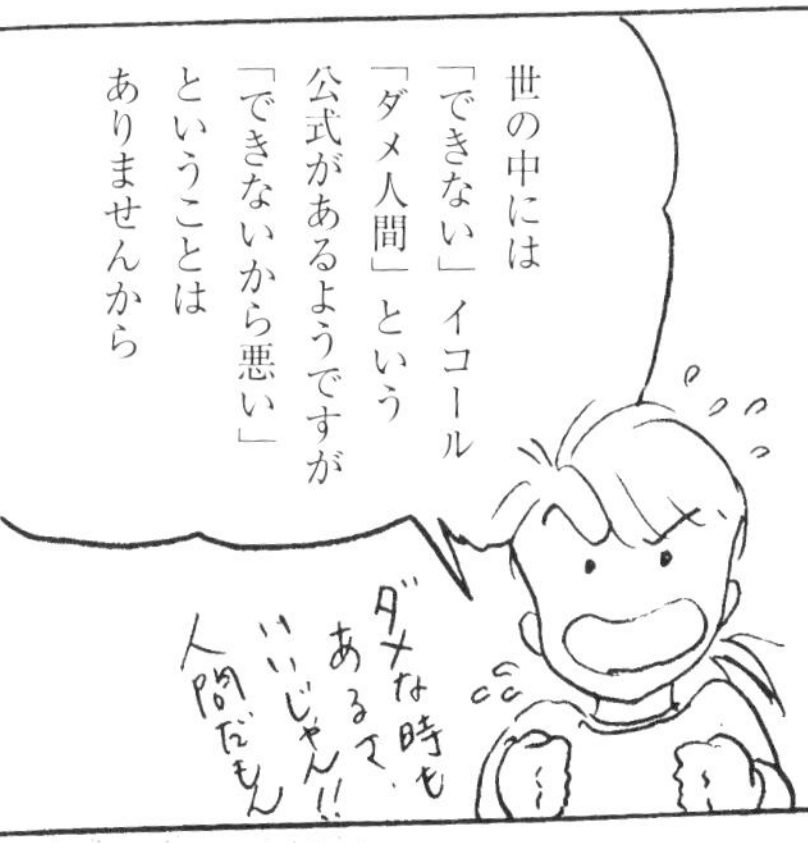

世の中には
「できない」イコール
「ダメ人間」という
公式があるようですが
「できないから悪い」
ということは
ありませんから
ダメな時もあるって、いいじゃん!! 人間だもん

スギ花粉が悪い
猫が悪い
ダニが悪い
麦が悪い
大豆が悪い
……

と次から次に
言い出したら
大変なことに
なってしまいます

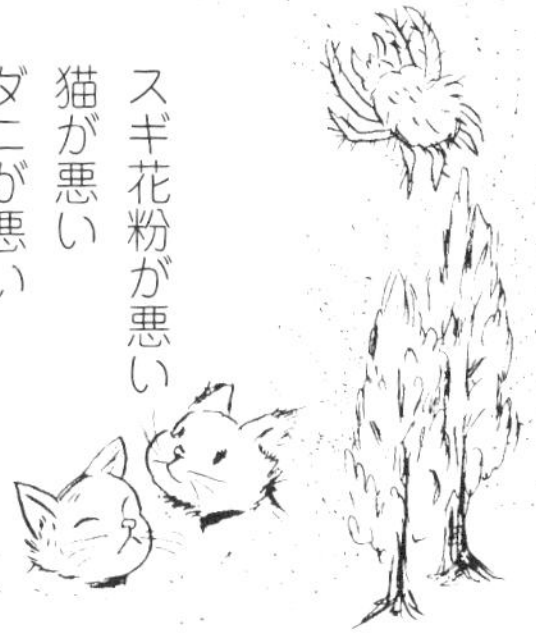

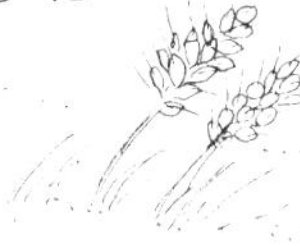

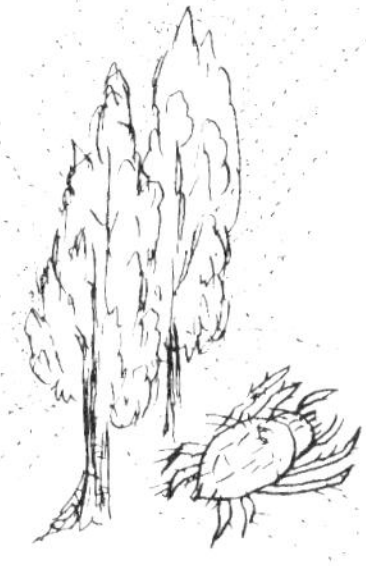

個人の価値基準でしかない〝良い〟〝悪い〟の二種類で世の中のものを仕分けることなどできません。花粉も猫もダニもあなたも私も、みんな地球における大切な存在なのです。

ですからまず、「病気を治せない私が悪い」と考えるのをやめてください。そして本当にあなたが嫌だと思うものの正体を見つけてみましょう。

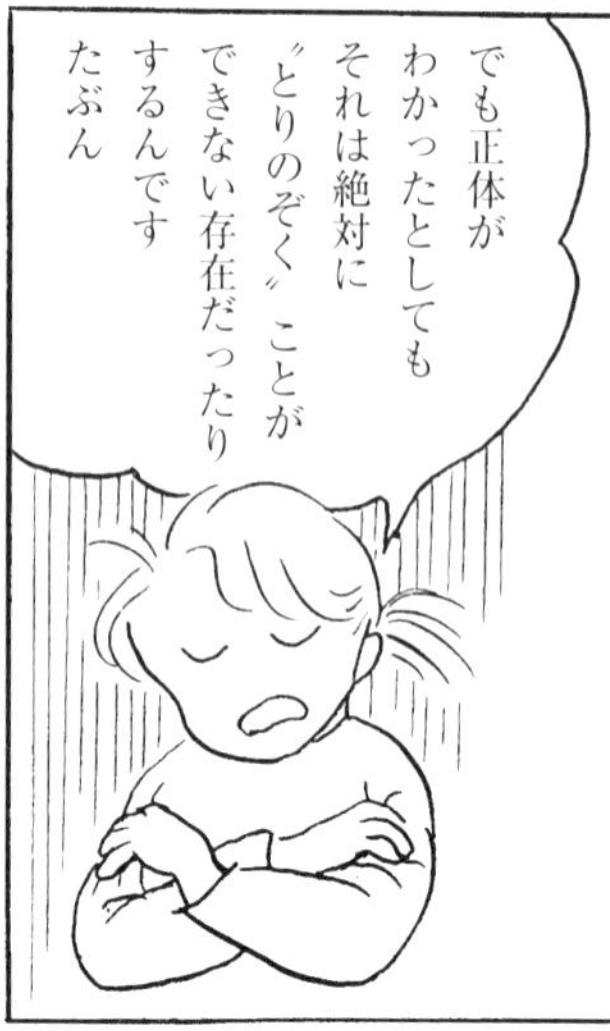
でも正体が
わかったとしても
それは絶対に
〝とりのぞく〟ことが
できない存在だったり
するんです
たぶん

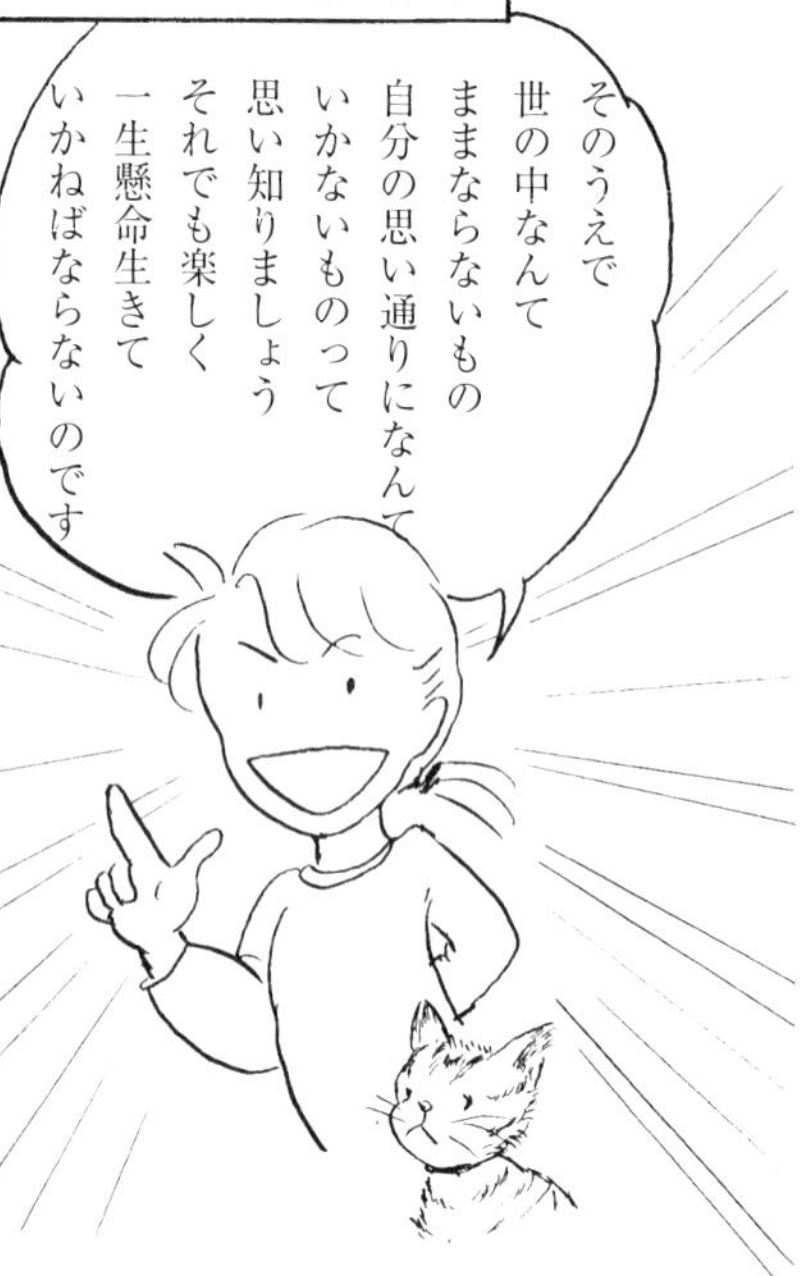
そのうえで
世の中なんて
ままならないもの
自分の思い通りになんて
いかないものって
思い知りましょう
それでも楽しく
一生懸命生きて
いかねばならないのです

東城百合子さんの『自然療法』には〝病気は治すものではなく学ぶもの〟とあります。

治病とは、今までの間違った生活を見直し、「人間本来の生き方とは何か」を考えるところから始まります。

一人一人がみな〝自然の申し子〟なのだとわかることが、何ものにも囚われず自然に生きることになるのです。

私だってまだまだです。皆さん、一緒に勉強していきましょう。

なぜ肉卵牛乳の危険性が指摘されないの？

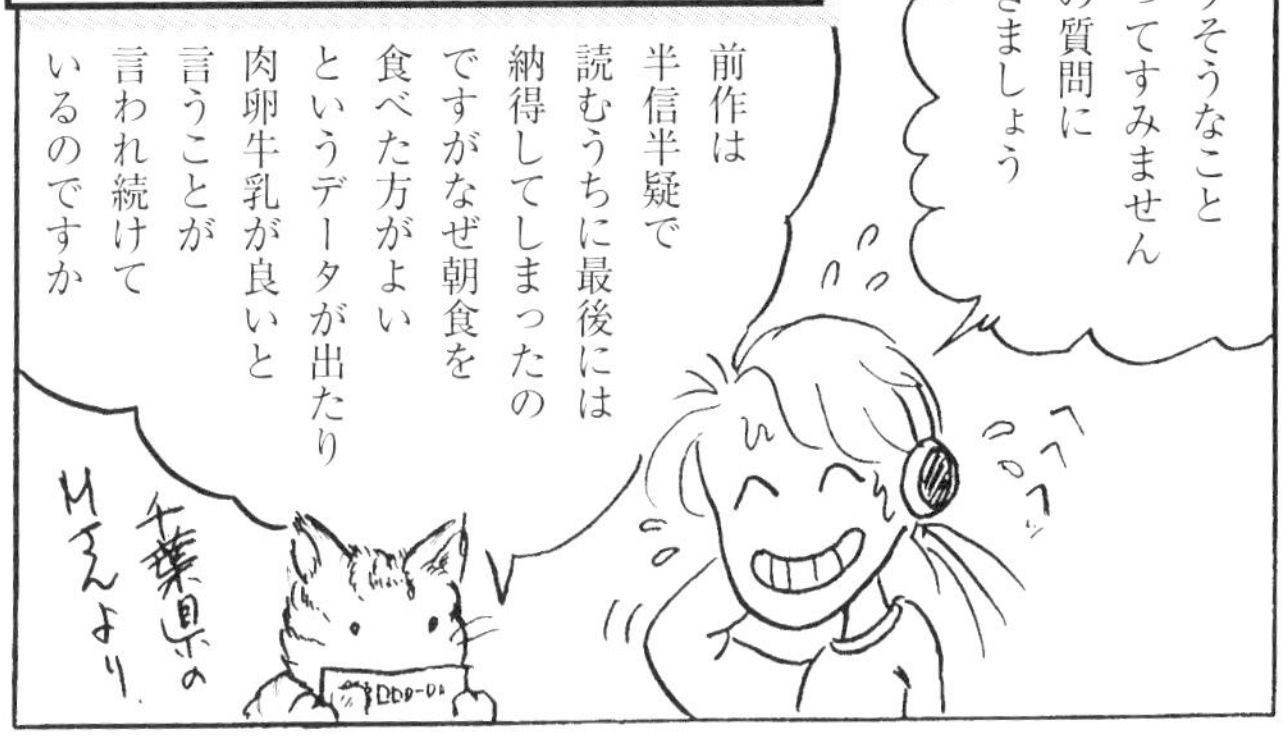

前作は半信半疑で読むうちに最後には納得してしまったのですがなぜ朝食を食べた方がよいというデータが出たり肉卵牛乳が良いと言うことが言われ続けているのですか
千葉県のMさんより
エラそうなこと言ってすみません次の質問に行きましょう

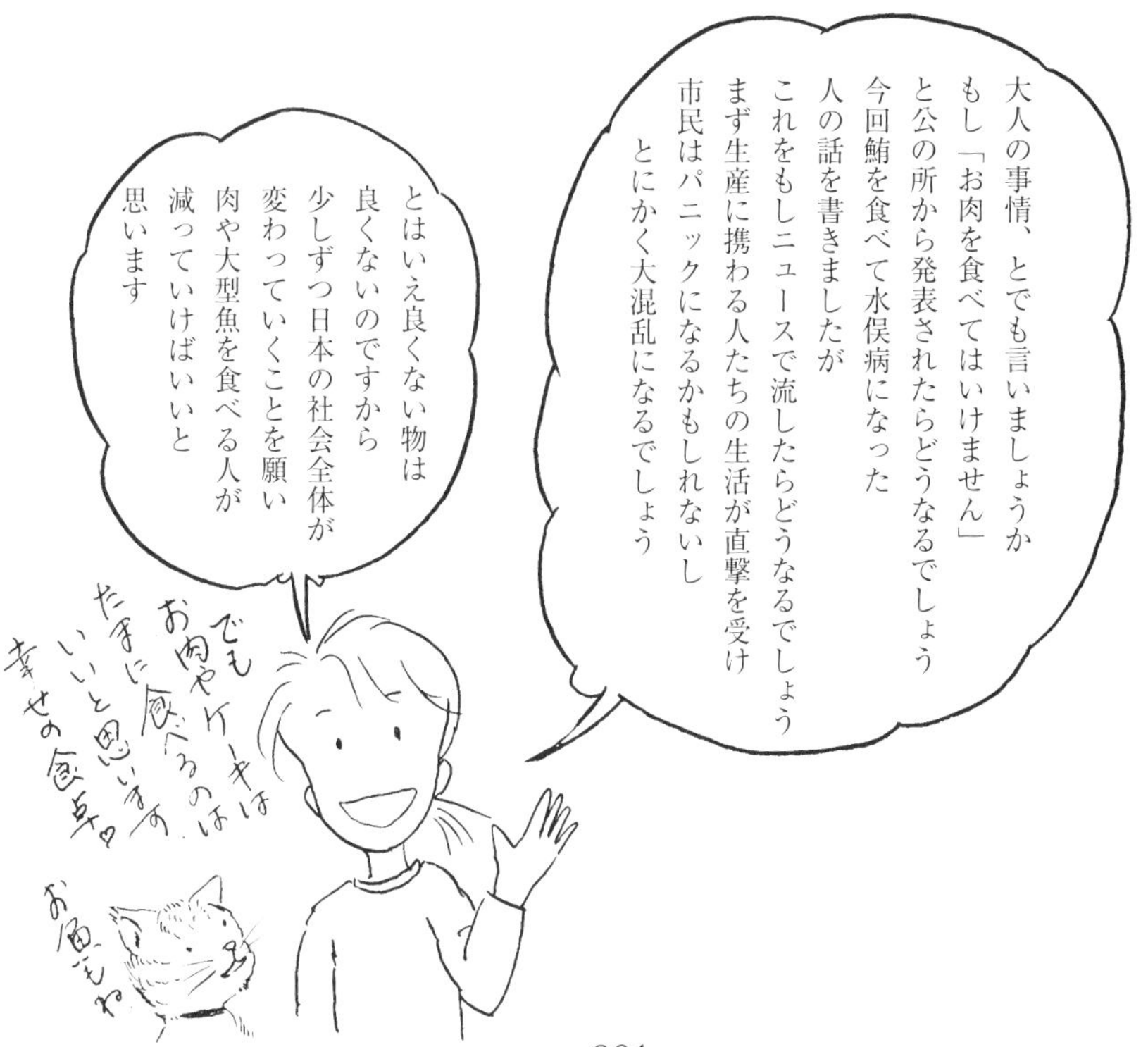

大人の事情、とでも言いましょうか
もし「お肉を食べてはいけません」と公の所から発表されたらどうなるでしょう
今回鮪を食べて水俣病になった人の話を書きましたが
これをもしニュースで流したらどうなるでしょう
まず生産に携わる人たちの生活が直撃を受け
市民はパニックになるかもしれないし
とにかく大混乱になるでしょう
とはいえ良くない物は良くないのですから少しずつ日本の社会全体が変わっていくことを願い肉や大型魚を食べる人が減っていけばいいと思います
でもお肉やケーキはたまに食べるのはいいと思います
幸せの食卓♡
お魚もね

【おまけマンガ】「ネコたちが見ているもの」

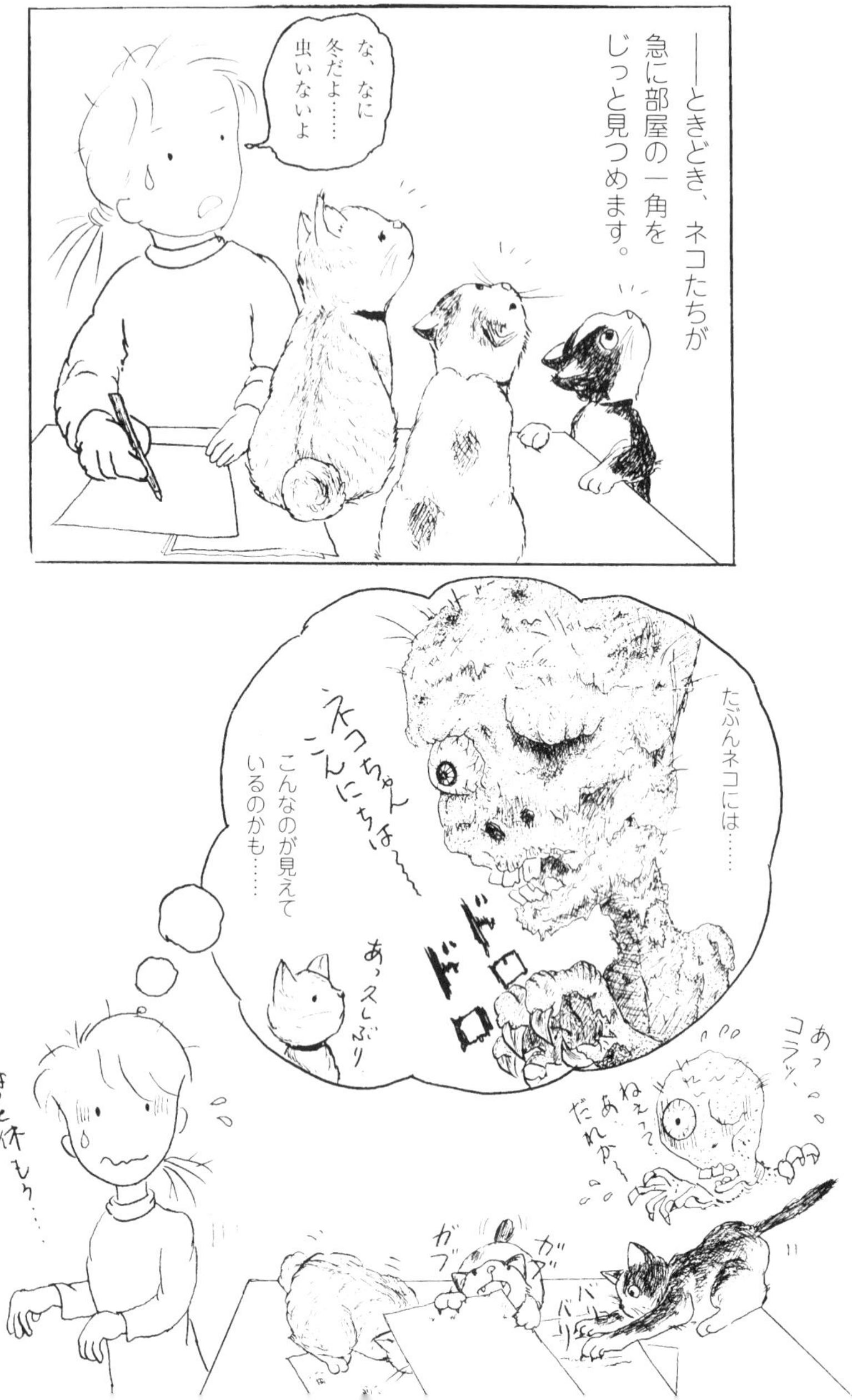

——ときどき、ネコたちが急に部屋の一角をじっと見つめます。
な、なに 冬だよ…… 虫いないよ
たぶんネコには……
ネコちゃんこんにちは〜
こんなのが見えているのかも……
ドロドロ
あっ久しぶり
あっコラッ、
ねえってあ だれか〜
ガブ
ガブ
バリバリ
ちょっと休もう……

エピローグ
「治す」のは食べ物ではない

——ある日、遅い朝食（早い昼食？）を摂る娘との会話——

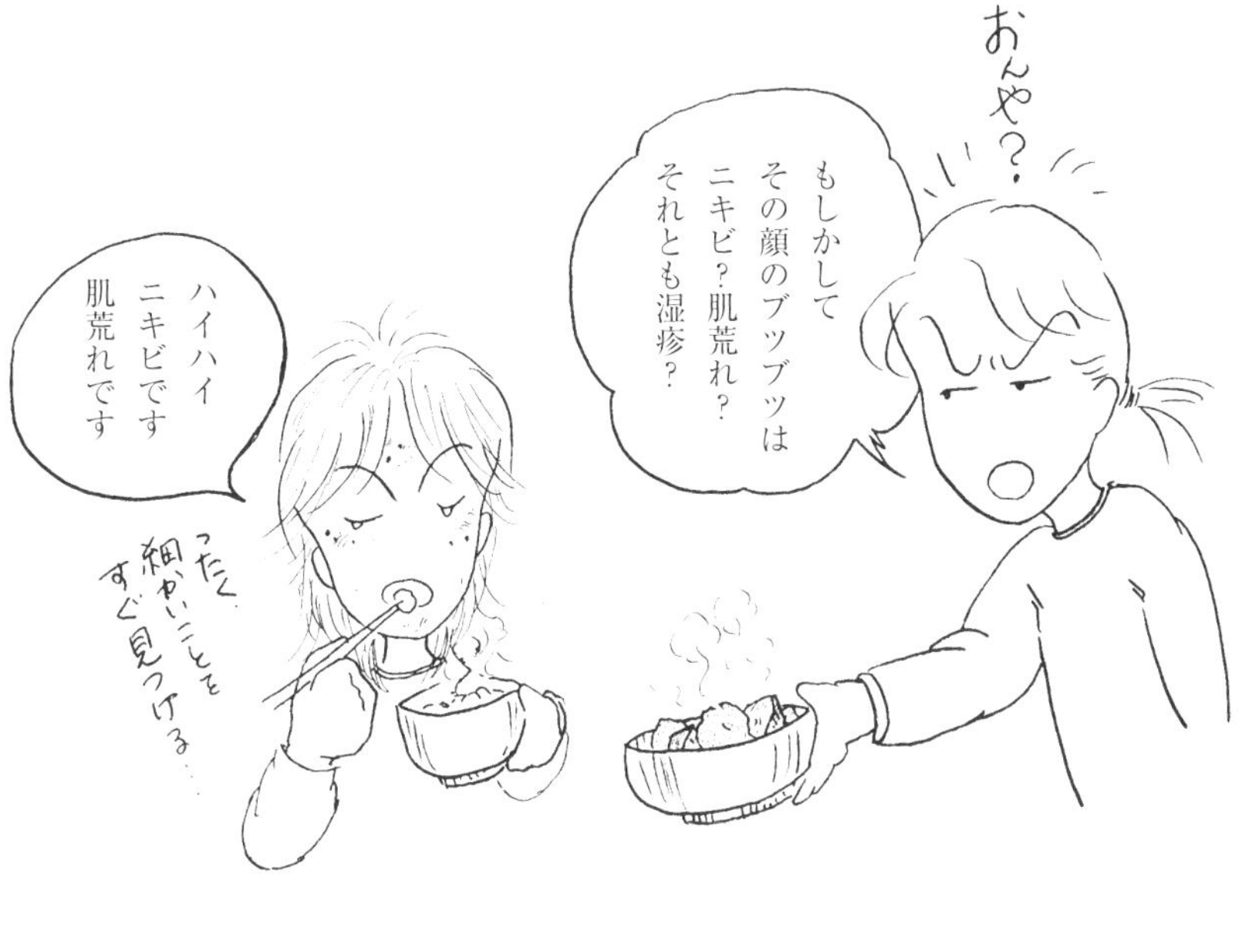
おんや？
もしかして その顔のブツブツは ニキビ？肌荒れ？ それとも湿疹？
ハイハイ ニキビです 肌荒れです
ったく、細かいことを すぐ見つける…

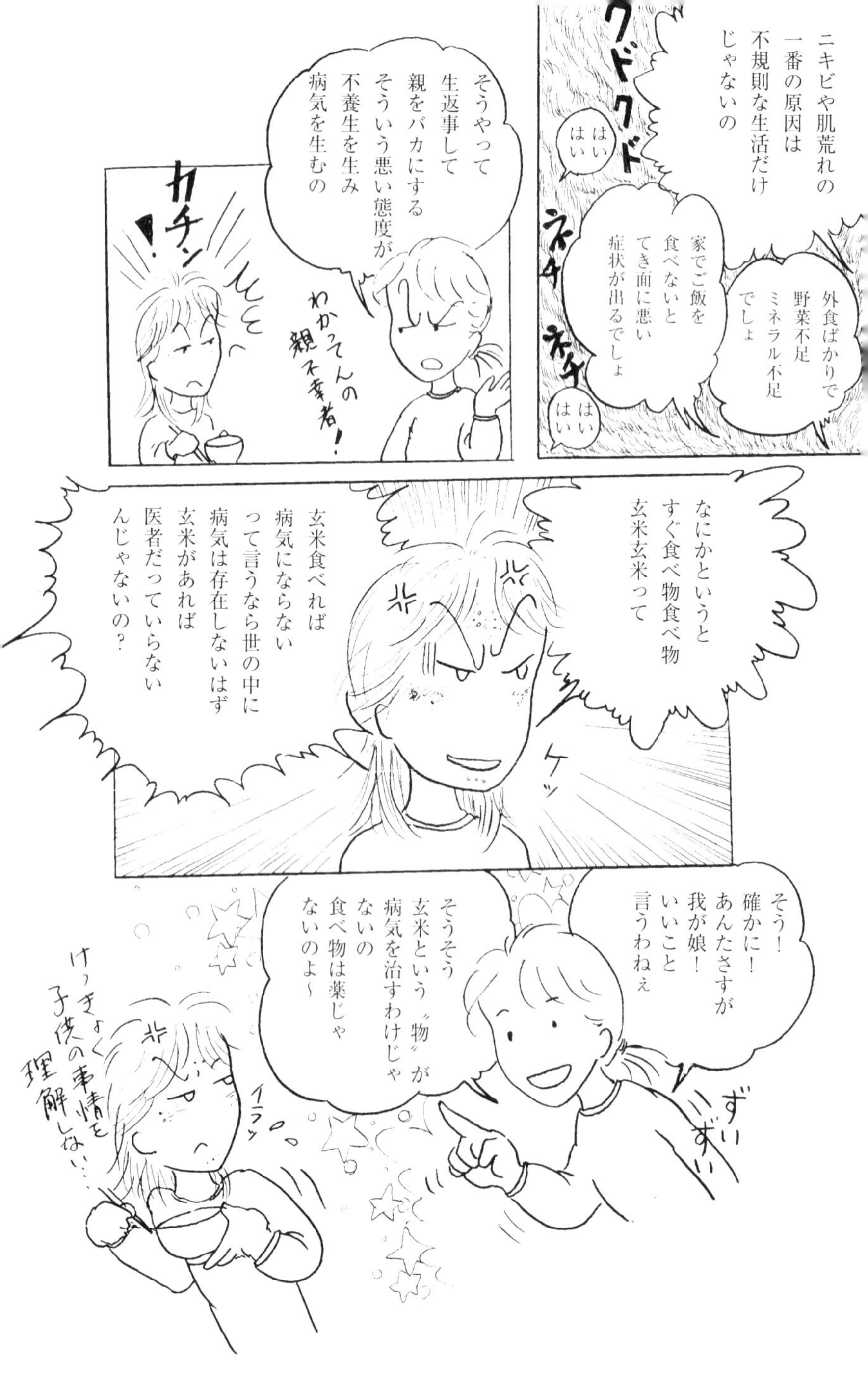
ニキビや肌荒れの一番の原因は不規則な生活だけじゃないの
クドクド
はい はい
外食ばかりで野菜不足ミネラル不足でしょ
家でご飯を食べないとてき面に悪い症状が出るでしょ
ネチネチ
はい はい
そうやって生返事して親をバカにするそういう悪い態度が不養生を生み病気を生むの
カチン!
わかってんの親不幸者!
なにかというとすぐ食べ物食べ物玄米玄米って
玄米食べれば病気にならないって言うなら世の中に病気は存在しないはず玄米があれば医者だっていらないんじゃないの?
ケッ
そう!確かに!あんたさすが我が娘!いいこと言うわねぇ
そうそう玄米という〝物〟が病気を治すわけじゃないの食べ物は薬じゃないのよ~
ずい ずい
イラッ
けっきょく子供の事情を理解しない…

「治る食事」と書いてはいますが、玄米や野菜という〝物〟が病気を治すわけではありません。玄米や野菜が薬のように病気の症状をピタリと抑える、と思っていただいては大間違いです。

病気を治すのは、自然治癒力といわれる生き物の体内にもともと備わっている自然の力なのです。

病気になってしまったら、この自然治癒力を活発に働かせることが重要です。そのために今までの間違った食べ物を、日本人本来の食性である正しい食事に戻すこと、そして体機能を正常化させる働きのある薬草を上手に利用することが必要となるのです。

「玄米には多種多様なミネラルや微量栄養素が含まれているから良い」「スギナに含まれるケイ素が良い」「梅干しのクエン酸や酵素が良い」と便宜上対外的に説明はしていますが、ある特殊な成分だけが〝効く〟のではありません。そのような考え方が、栄養分析になって「じゃあ足りない分だけサプリメントで補えばより吸収しやすいはずだ」という考え方

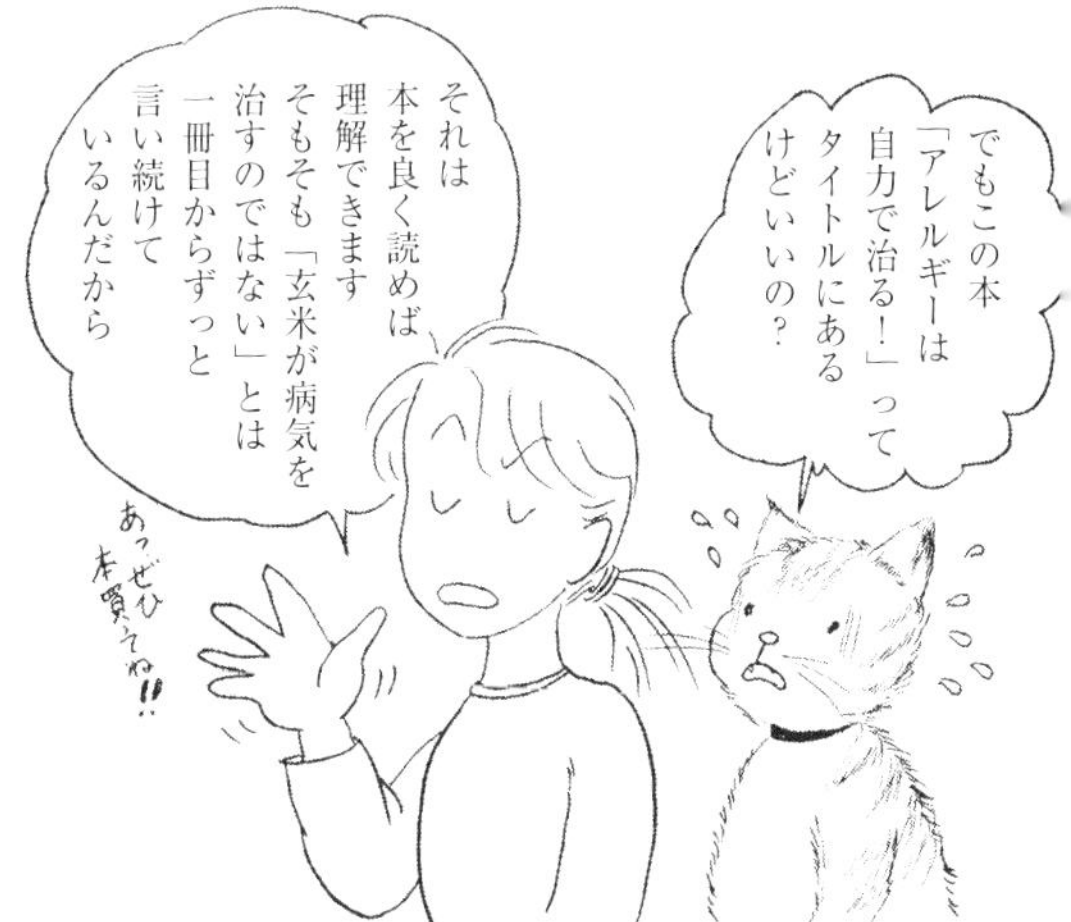
でもこの本「アレルギーは自力で治る！」ってタイトルにあるけどいいの？
それは本を良く読めば理解できます　そもそも「玄米が病気を治すのではない」とは一冊目からずっと言い続けているんだから
あっぜひ本買ってね!!

になってしまうのです。

　玄米や野菜、薬草の中には今の化学ではまだ解明できない成分もあるでしょうし、何より玄米には白米にない芽を出すという生命力があります。玄米も野菜も丸ごと全てをいただくことで、自然の不思議な力が体の中に入り、体内の自然治癒力を活発にするのです。玄米なら、次の年の春にちゃんと芽を出し、秋になればたった一粒だった米が何十倍にも実る能力ですし、天日に干した本物の梅干しなら何十年でも腐らず保存できる。これが自然の力なのです。

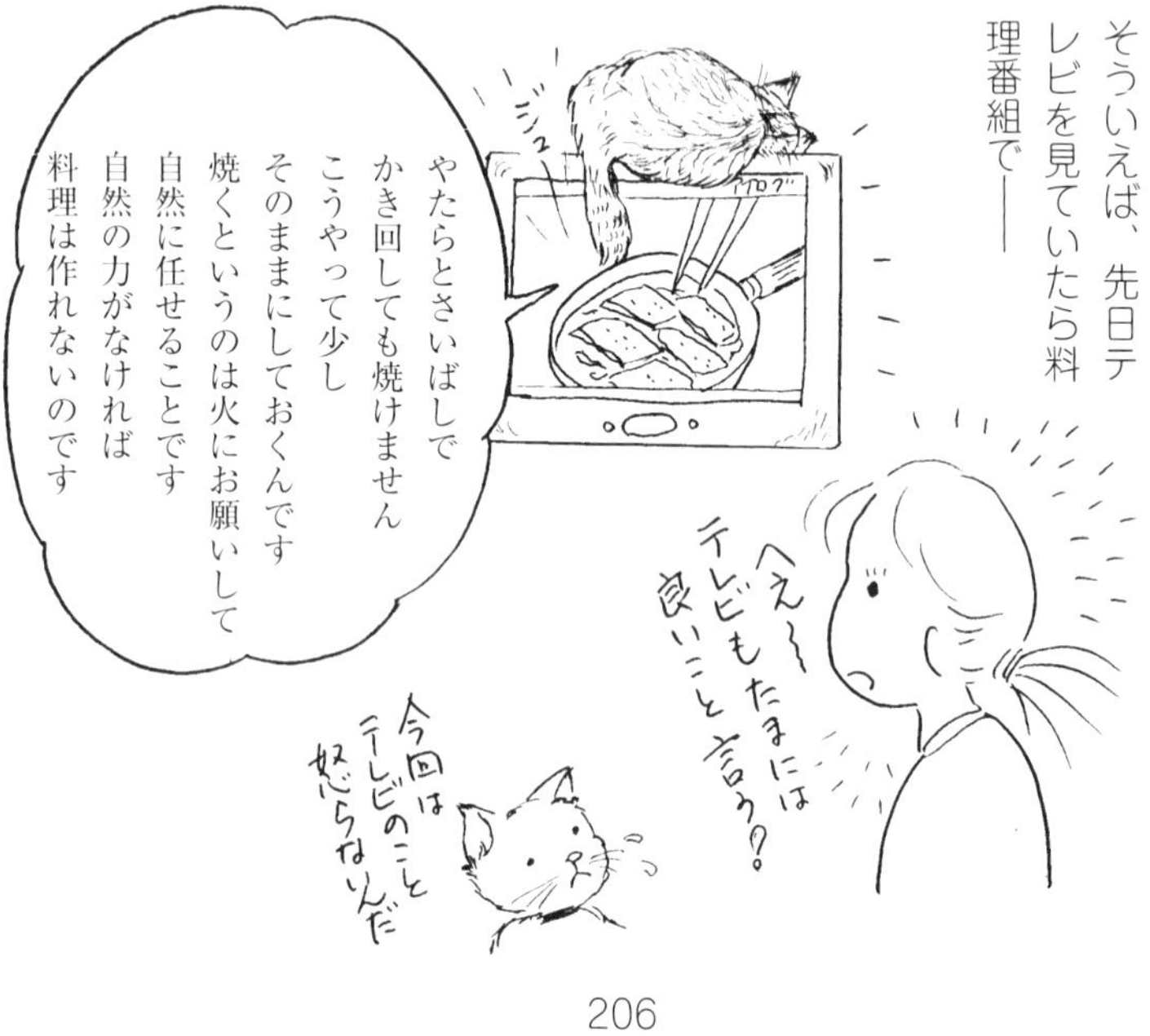
そういえば、先日テレビを見ていたら料理番組で——
ジュ
やたらとさいばしで　かき回しても焼けません　こうやって少し　そのままにしておくんです　焼くというのは火にお願いして　自然に任せることです　自然の力がなければ　料理は作れないのです
へえ〜テレビもたまには良いこと言う??
今回はテレビのこと怒らないんだ

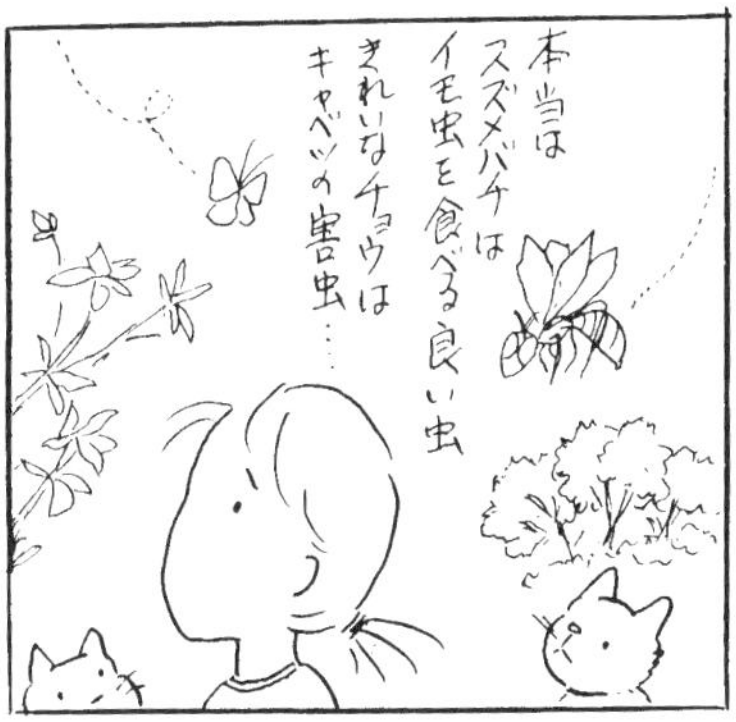
本当は
スズメバチは
イモ虫を食べる良い虫
きれいなチョウは
キャベツの害虫……

人間って自分の能力で何でも作っているように思っているけれど、人間の力だけが作れるものなんて何にもないと思います。

橋に使う鉄にしても、田んぼのお米にしても、農作物にしても、きれいな花壇の花にしても、みんな自然の力がなければできないのです。

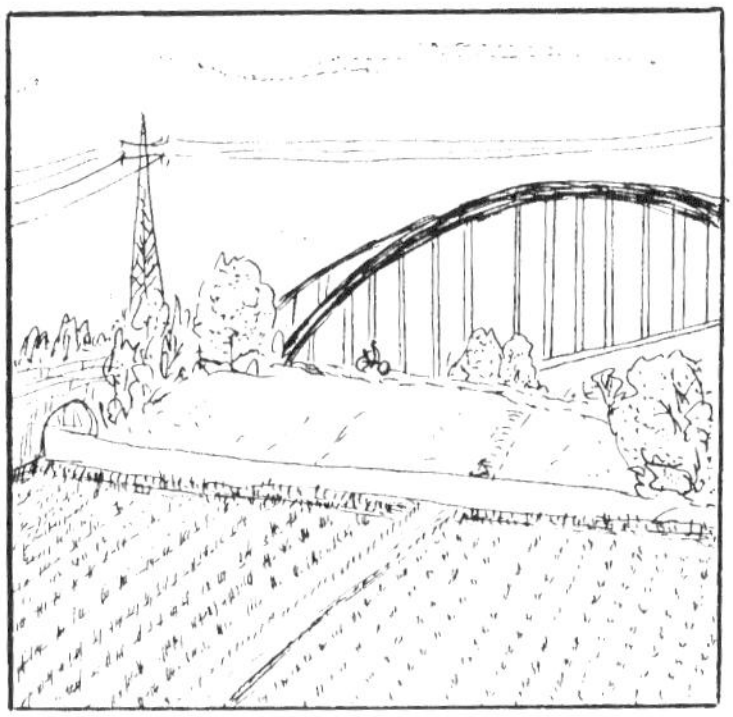

自然の力がなければ何一つとして人間が作り出せるものなんてないのです。

どんな化学製品だって、元はと言えば自然界から取れたもの……

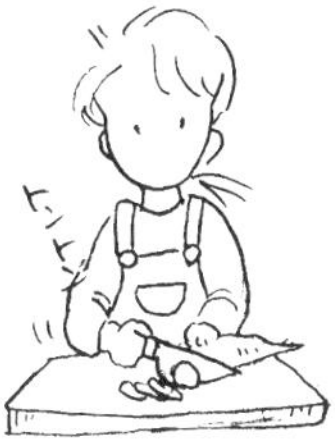
トントン

人間は自然界から頂いたものを、自分たちの都合のいいように手間を掛けて加工しているに過ぎないのです……。

稲でも梅干しでも人が作っているように思いがちですがそれは大きな間違いです。人は手間をかけているだけで、お日様や雨、気温という自然の力がなくては、何一つ出来上がらないのです。その手間を惜しむ風潮が現代日本に蔓延していますが、人から手間を取ったら何が人の役目でしょう。そして何より人間は今の科学では、命の無い物から生命そのものは生み出すことができていないのです。

「人間が一番エライ動物だ」とか、「世の中のことは科学で全て解明できている」とか、そういう考え方は人間の思い上がりでしかありません。

現代の科学で解明されていることなんて自然界のホンの一部分でしかないし、科学万能といってもやっぱり自然にはかなわず、大きな火山が一つ噴火すれば交通も経済も大きく狂うのです。自然の大きな力に気づいて謙虚になり、この自然の力をいただくという気持ちで日々を生きること、心を柔らかくして自然の神秘を信じることが大切なのです。玄米をただの〝物〟としか考えずに食べても、不思議と自然治癒力はうまく働きだしません。体内の自然治癒力こそ自然の神秘ですからかたくなな心では反応しないのです。

まずはお米一粒一粒に命がありそれをいただくと思いましょう。自然の神秘を生活の中で身近に感じて暮らすことのできた日本人ですので、昔の人は「お米一粒一粒にご先祖様の魂が宿っているのだから、一粒でも無駄にしてはいけないよ」と教えてくれました。

現代社会で「自然の神秘を信じる」などと言うと社会人として笑われてしまうと常識的に考えている人も多いようですが、

例えば

宇宙人とか

イエティとか鬼とか……

とにかくそういうものもどこかにいるかもしれないな、という心の余裕も必要なのではないかな、と思います。

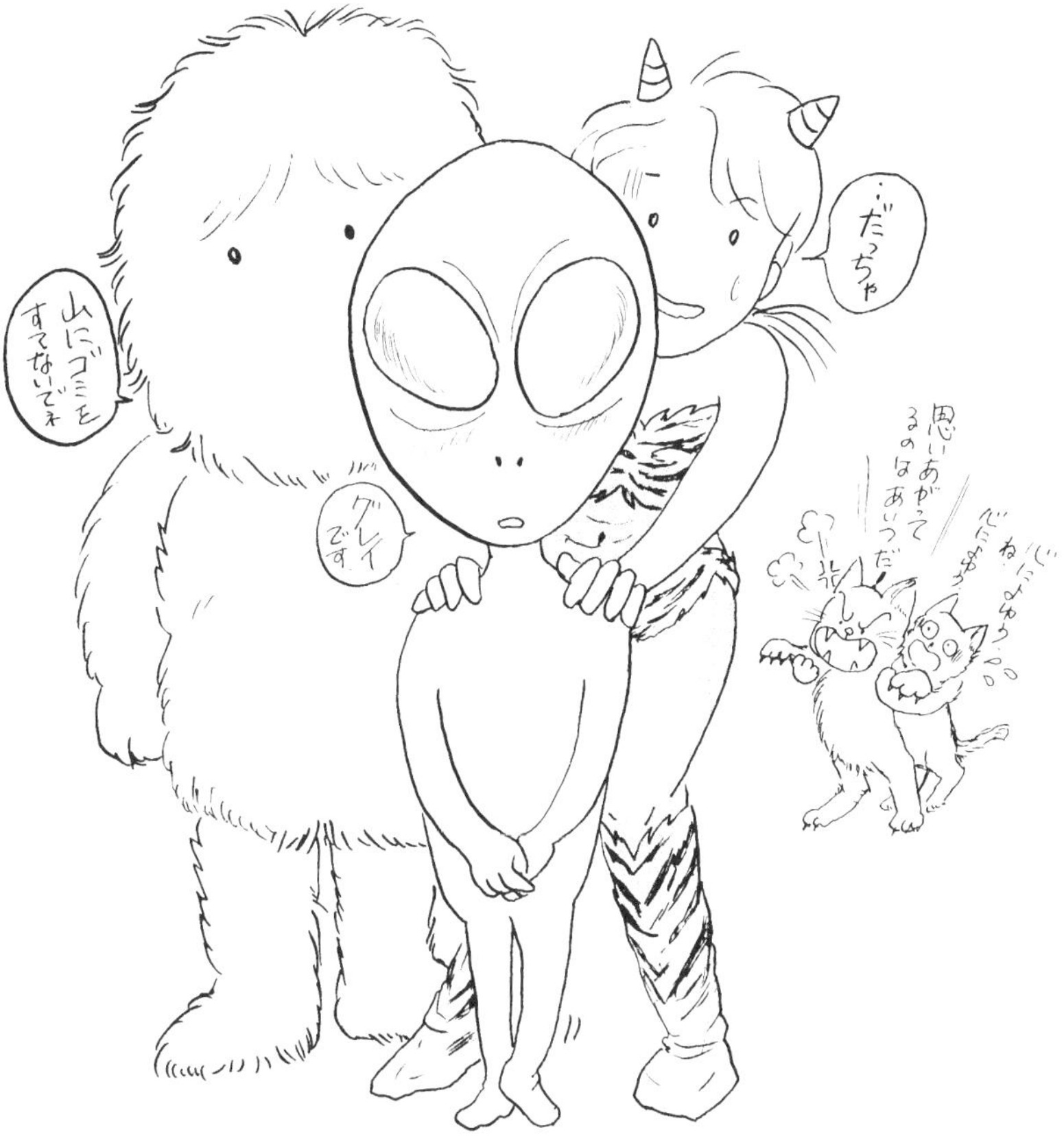
…だっちゃ
思いあがってるのはあいつだ
グレイです
山にゴミをすてないでぇ

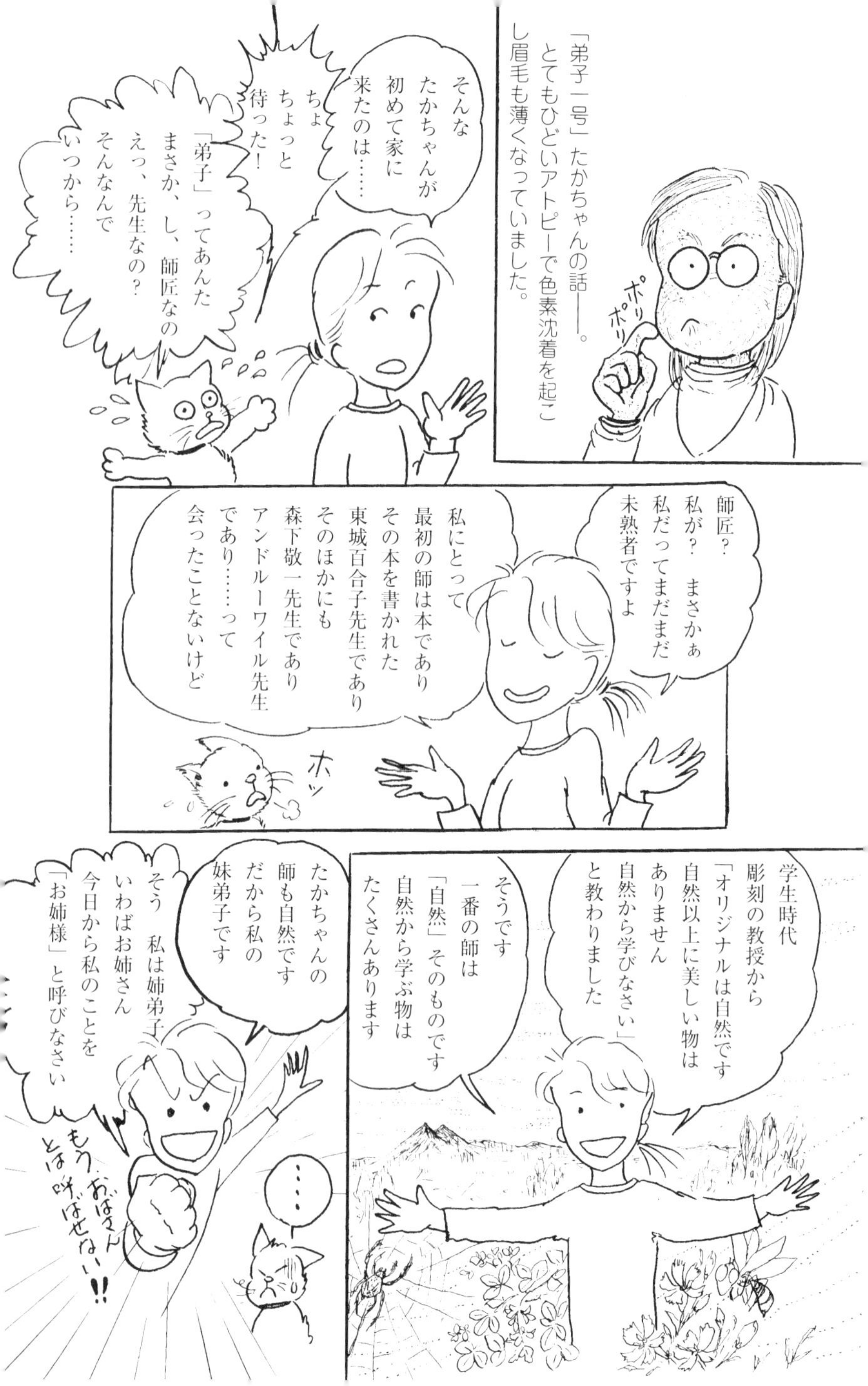

「弟子一号」たかちゃんの話――。とてもひどいアトピーで色素沈着を起こし眉毛も薄くなっていました。
ポリポリ
そんなたかちゃんが初めて家に来たのは……
ちょちょっと待った！
「弟子」ってあんたまさか、し、師匠なのえっ、先生なの？そんなんでいつから……
師匠？私が？　まさかぁ私だってまだまだ未熟者ですよ
私にとって最初の師は本でありその本を書かれた東城百合子先生でありそのほかにも森下敬一先生でありアンドルーワイル先生であり……って会ったことないけど
ホッ
学生時代彫刻の教授から「オリジナルは自然です自然以上に美しい物はありません自然から学びなさい」と教わりました
そうです一番の師は「自然」そのものです自然から学ぶ物はたくさんあります
たかちゃんの師も自然ですだから私の妹弟子です
そう　私は姉弟子いわばお姉さん今日から私のことを「お姉様」と呼びなさい
……
もうおばさんとは呼ばせない!!

二〇〇九年、旦那の先輩のひろみさんが見かねて連れてきたのです。

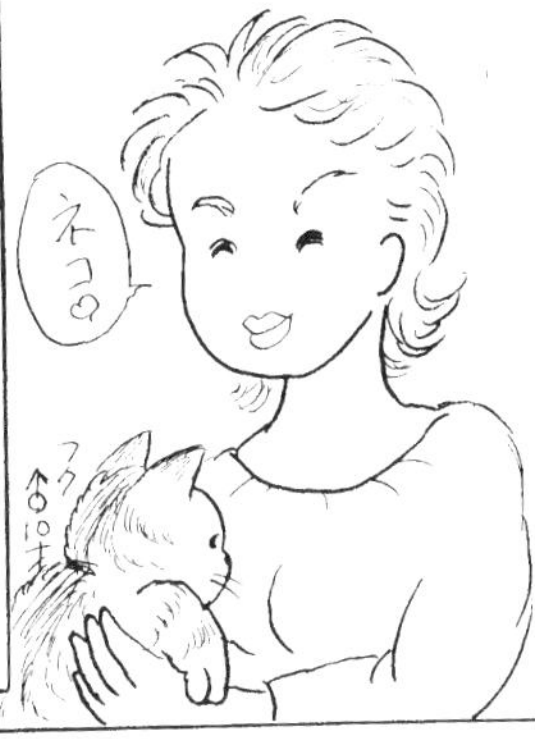
ネコ♡

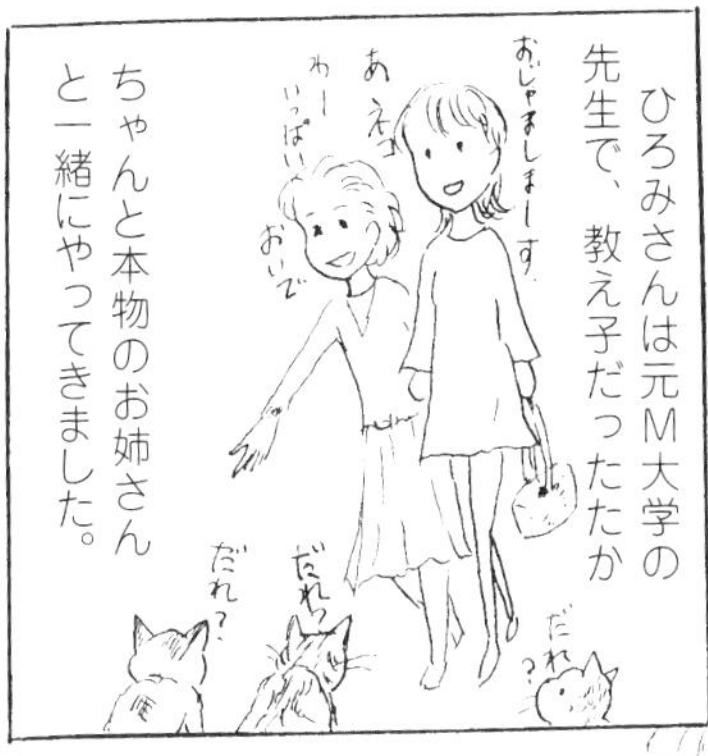
ひろみさんは元M大学の先生で、教え子だったたかちゃんと本物のお姉さんと一緒にやってきました。
おじゃまします
あ、ネコ
わー いっぱい
おいで
だれ？
だれ？
だれ？

【その日のおもてなしメニュー】
・タケノコ玄米ご飯
・タケノコ、フキ、油揚げの煮物
・海鮮水菜サラダ（ゴマドレッシング）
・ぬか漬け（カブ、大根、人参）
・ラッキョウ三種（塩、醤油、梅酢）
・エビ、イカ、ホタテと野菜たっぷり中華風炒め
・レンコン、人参、ゴボウ、こんにゃく、鶏ササミのきんぴら
・ビール大６本、日本酒一升２本、薬草茶

たかちゃんは何でもよく食べました。

料理を作った者としては、それはそれで気持ちよいのですが、ただアトピーは偏食の人に多いけれど、実は美食家にも多い病気。「美味しいものが大好き」はちょっと危険です。

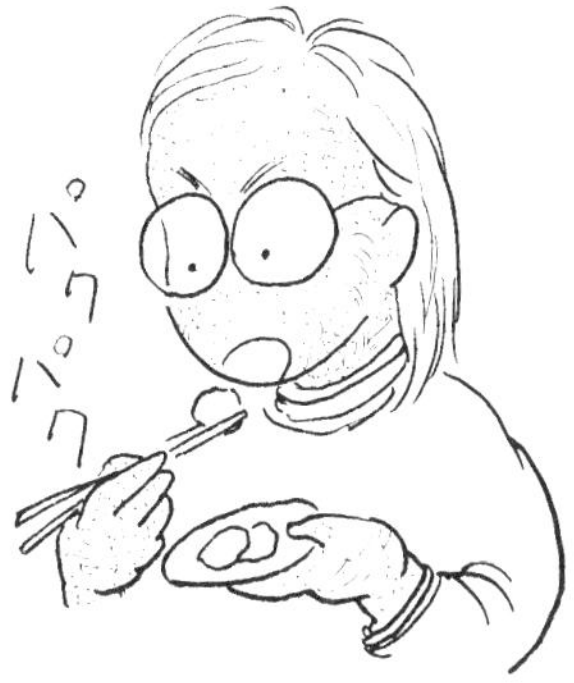
パクパク

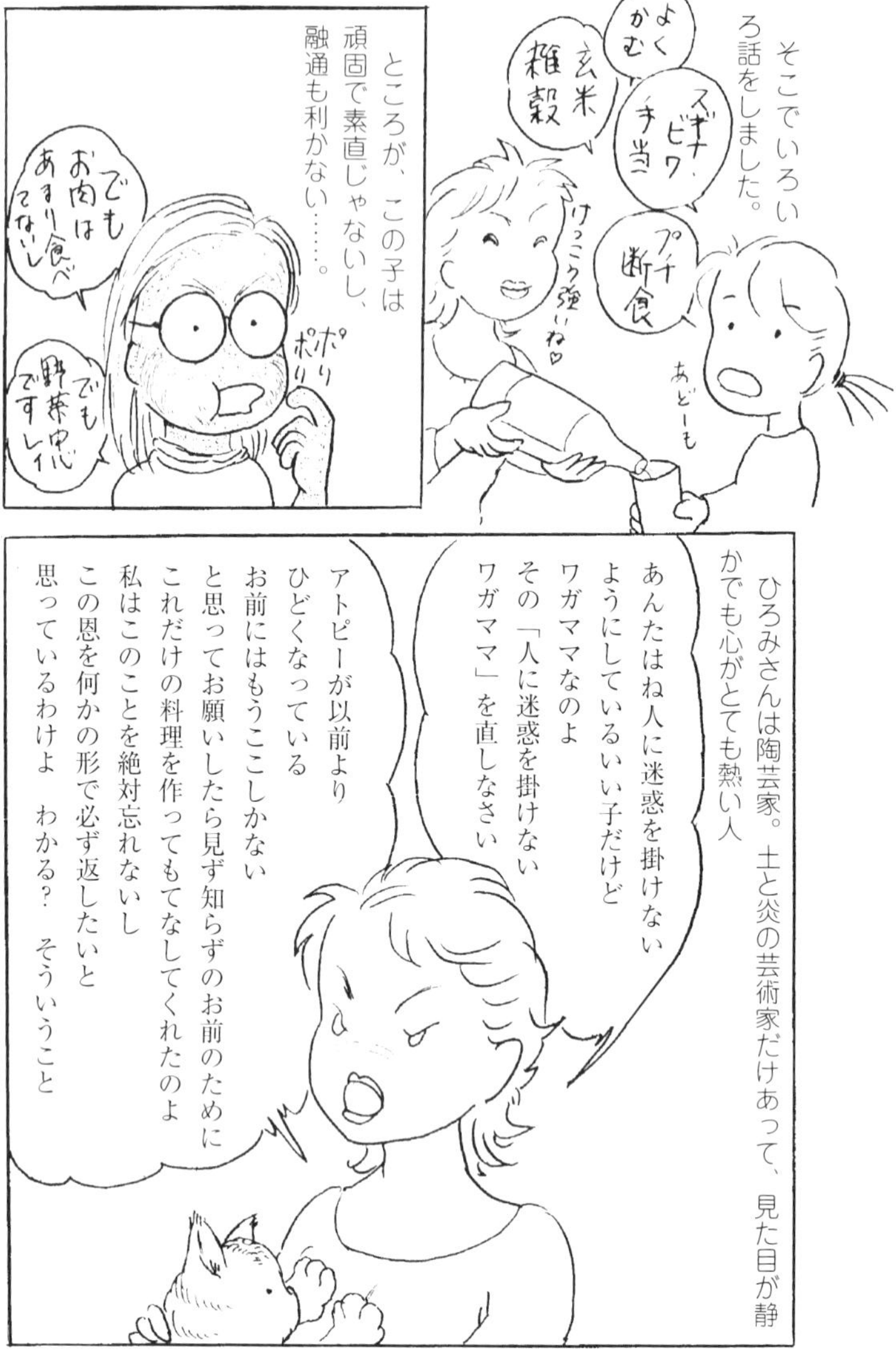

そこでいろいろ話をしました。
よくかむ
玄米
雑穀
スギナ・ビワ手当
プチ断食
けっこう強いね♡
あどーも
ところが、この子は頑固で素直じゃないし、融通も利かない……。
ポリポリ
でもお肉はあまり食べてないし
でも野菜中心ですし
ひろみさんは陶芸家。土と炎の芸術家だけあって、見た目が静かでも心がとても熱い人
あんたはね人に迷惑を掛けないようにしているいい子だけどワガママなのよ
その「人に迷惑を掛けないワガママ」を直しなさい
アトピーが以前よりひどくなっている
お前にはもうここしかないと思ってお願いしたら見ず知らずのお前のためにこれだけの料理を作ってもてなしてくれたのよ
私はこのことを絶対忘れないいし
この恩を何かの形で必ず返したいと思っているわけよ　わかる？　そういうこと

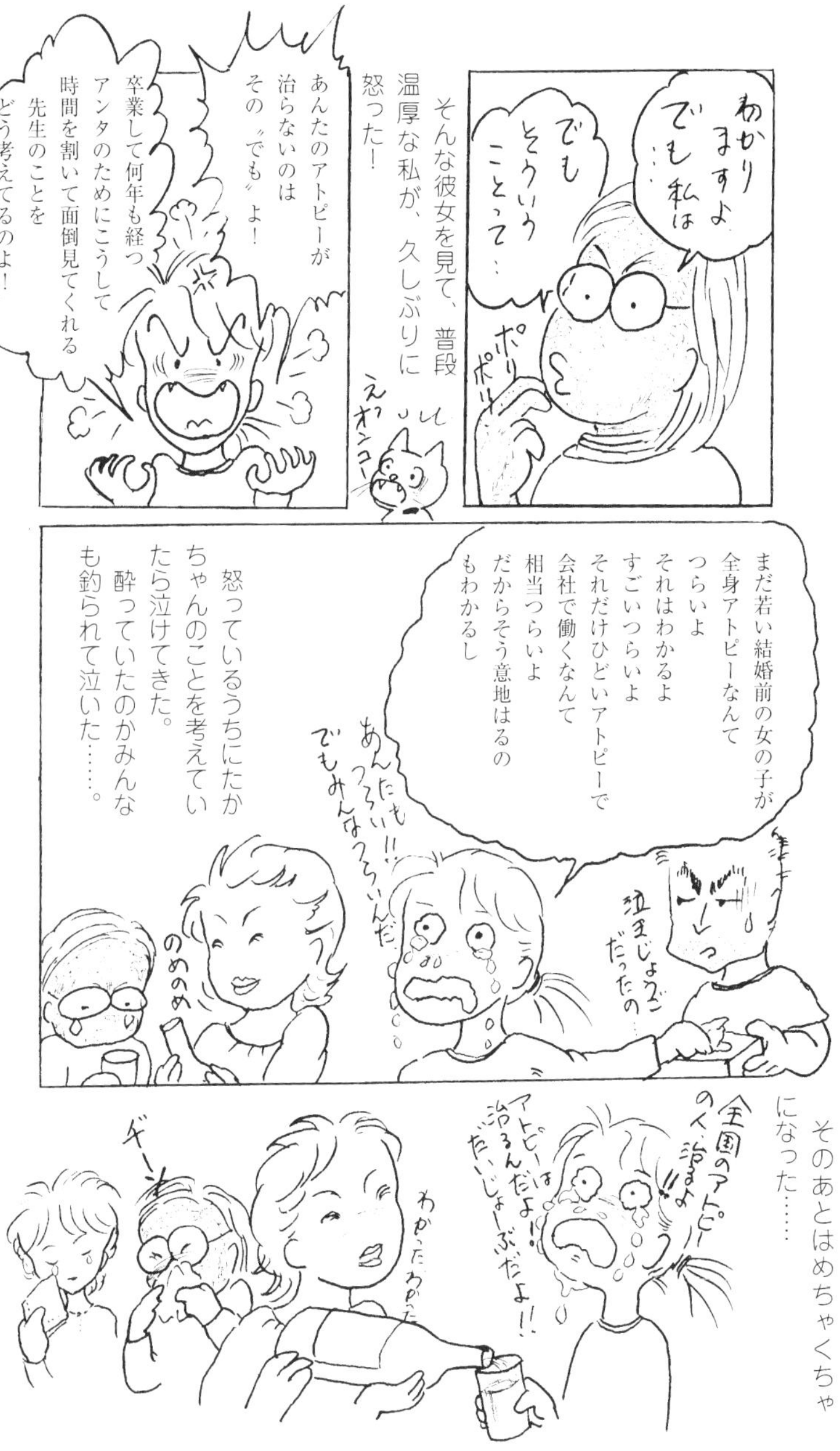

わかりますよ……でも私は
でもそういうことって……
ポリポリ
そんな彼女を見て、普段温厚な私が、久しぶりに怒った！
えっオンコー
あんたのアトピーが治らないのはその〝でも〟よ！
卒業して何年も経つアンタのためにこうして時間を割いて面倒見てくれる先生のことをどう考えてるのよ！
まだ若い結婚前の女の子が全身アトピーなんてつらいよ それはわかるよ すごいつらいよ それだけひどいアトピーで会社で働くなんて相当つらいよ だからそう意地はるのもわかるし
泣き上戸だったの……
あんたもつらい!! でもみんなつらいんだ
怒っているうちにたかちゃんのことを考えていたら泣けてきた。
酔っていたのかみんなも釣られて泣いた……。
そのあとはめちゃくちゃになった……
全国のアトピーの人、治るよ!!
アトピーは治るんだよ!! だいじょーぶだよ!!
わかったわかった

治癒のために食べ物を変えたり、薬草を使ったりというのも大切ですけど、それがすべてではありません。一番大切なのは、本人の心なのです。

素直になれれば、正しい自然療法を全て受け入れることができるし、そうなれば食べ物でも薬草でも何でも体の中にスッと入って治してくれるのです。

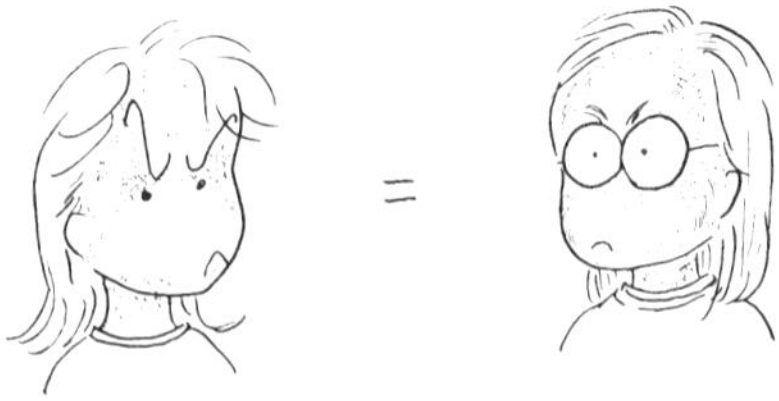

でも、この〝素直になる〟ことがとても難しいのです。
今から思うと、あのときは「なんて素直じゃない娘なんだ!」と思ったたかちゃんと若い頃の私はよく似ていました。頑固で素直じゃなく、頭が固くて融通が利かない。そして人の意見をキチンと聞けない、聞く耳を持てない、でも自分は正しいと思っている。

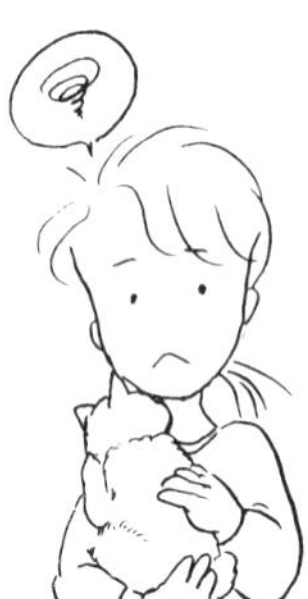

では、なぜ素直になれないのか?
誰でも大なり小なりのいろいろな悩み、コンプレックス、トラウマなどを持っているものですが、それも含めて自分なんだと丸ごとの自分を受け入れることができる人はごくわずか。多くは、本当の

自分を直視できず、自分を飾ったり、装ったりしています。そのため、いつも心の中に大きなシールドを貼ってしまうことで、素直になれないのです。

それを気づかせてくれたのが、東城百合子さんの書いた『自然療法』でした。

自然の前では誰でも平等です。自然は誰のことも評価しませんし、条件によって人を差別したり、順位を付けたりすることはありません。自然は、誰でもそのままの姿、その人のありのままを受け入れてくれるのです。

自分を装う、または飾ることは自然に逆らうということであり、そうすると結果的にこの地球上で生きていけません。

自然療法を行うのは、自然と正面から向き合うことであり、そうなると嫌なことや失敗を他人や何かのせいにはできなくなります。結果、自分を直視することになるのです。

「オリジナルは自然です。自然から学びなさい」

――学生時代、彫刻の教授がいつも言っていた言葉です。その当時は意味がよくわからなかったのですが、今は少しわかる気がします。

その後たかちゃんは、何度か家に来たり、泣きながら電話してきたりしました。たかちゃ

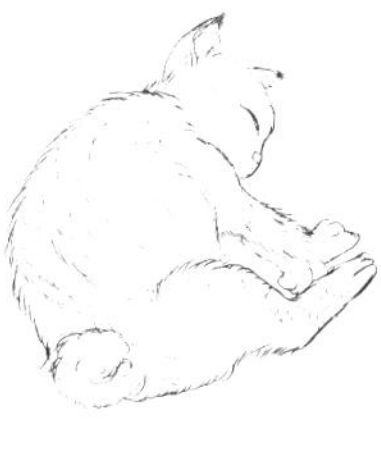
お腹が空いたら食べ、
眠くなったら寝て――
自然に生きるネコ

んにもたかちゃんなりの悩み、解決できないトラブルがいろいろあったようですが、これは他人に解決できるものではないのです。

自分の悩み、自分のトラブルは自分で何とかしなければ誰かがどうにかしてくれるものではありません。「アトピーがあるから人間関係が上手くいかない」「仕事ができない」「こんな体質に生んだ親が悪い」……という間違った考え方をやめない限り、アトピーの悩みやトラブルは解決できないのです。

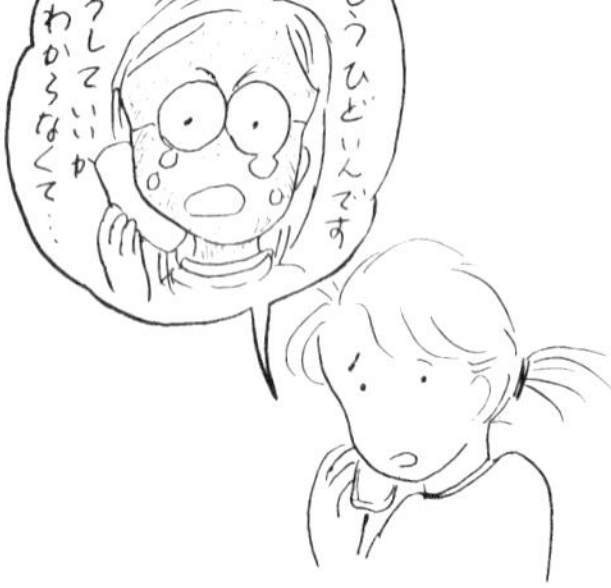
もうひどいんです
どうしていいか
わからなくて…

例えば、世間的には申し分のない会社でも、人格を否定されたり、惨めな気持ちにさせられる仕事内容や上司のいる職場があり、自分の能力ではそれを変えられないと見極めたなら、辞めたほうがいいのです。給料や社会的な信用などの心配は要りません。健康はお金では買えないのですから。

たかちゃんもその後、理不尽な上司の居る会社を辞め、本当にやりたかった仕事を見つけました。転職後の彼女は、とんがっていた口も普通になり、表情も穏やかになりました。

まだ色素沈着はありますが、これは短期間ではきれいになりません。少しずつ細胞が入れ替われば、いずれきれいになるでしょう。

ただ、そうなる前にやはりいろいろな壁が彼女に立ちはだかること思います。それを自分自身の問題として、すべて自分で解決しないといけないのです。

でも人は弱いから、誰でも持っている悩みやトラブルを自分だけで解決したときに、それが正解なのかどうか自信が持てないし、何かに頼りたい、教えてもらいたいと思ってしまうのでしょう。

そんな気持ちが、近年のパワースポットブームを作り出してしまったのでしょう。だけど、パワースポットと呼ばれる神社にお参りしただけで、またはその神社の写真をケータイの待ち受け画面にしただけで、幸運が手に入ると思ったら大間違いです。

簡単便利努力なしで幸せを手に入れようと考えていると、悪徳占い師やインチキ宗教、インチキ健康食品会社に騙されてしまうのです。

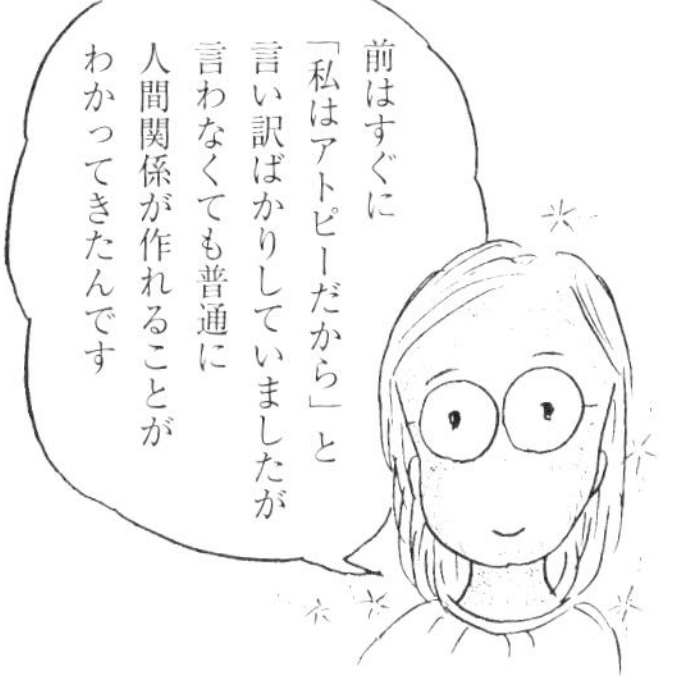
前はすぐに
「私はアトピーだから」と
言い訳ばかりしていましたが
言わなくても普通に
人間関係が作れることが
わかってきたんです

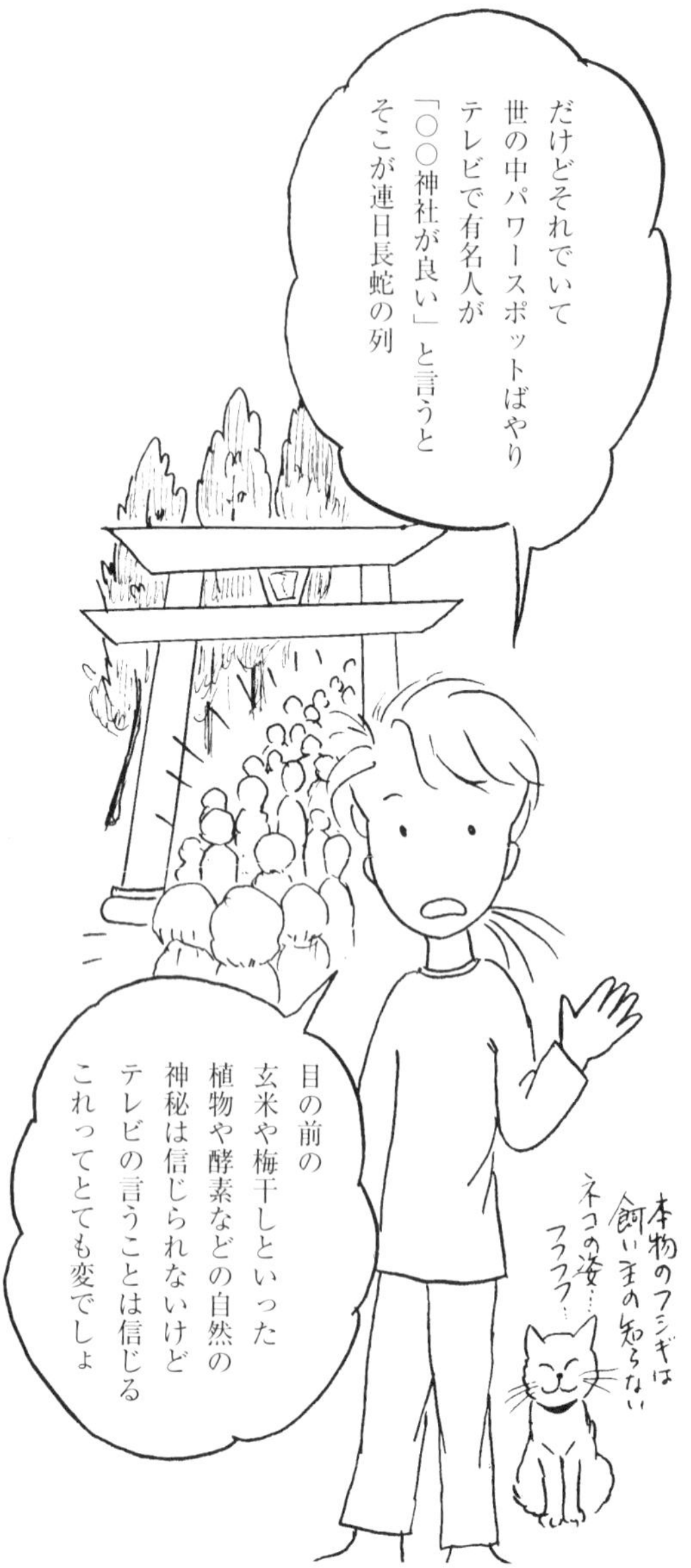
だけどそれでいて
世の中パワースポットばやり
テレビで有名人が
「〇〇神社が良い」と言うと
そこが連日長蛇の列
目の前の
玄米や梅干しといった
植物や酵素などの自然の
神秘は信じられないけど
テレビの言うことは信じる
これってとても変でしょ
本物のフシギは
飼い主の知らない
ネコの姿……
フフフ…

ただ、パワースポットブームで神社が繁栄するということは、その神社を囲む森が守られ、何年も伝えられてきた日本の精神文化をも守ることになるのですからとても良いことです。でも「有名神社に行けばご利益があるが、近所の小さな神社はパワーは無いでしょ」

「玄米や梅干しと言った本来の自然の力は信じられない」と見向きもしないのは、神社という〝物〟に頼っていること。〝物〟を信じて、神様を畏れ敬う気持ちが無い、これでどうしてご利益があるのでしょう。

そもそもパワースポットである神社は自然現象や動植物を神様として祀った所が多いです。農耕民族である日本人は、天気などにより収穫が左右されますから、人知を超えた自然の力を大変敬い、畏れ、祈る心が神様を祀るようになったのです。パワースポットという所も昔の人々の祈りの心が形となっている場所のことです。

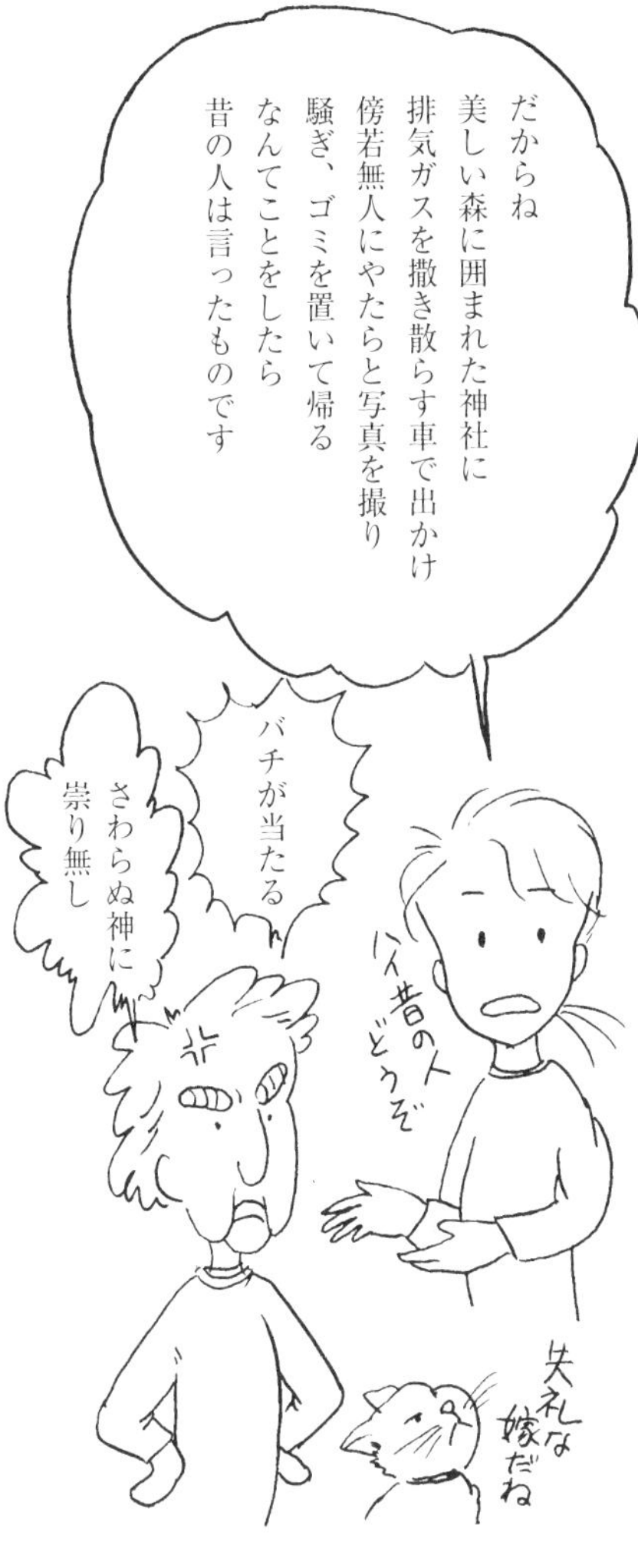
だからね
美しい森に囲まれた神社に
排気ガスを撒き散らす車で出かけ
傍若無人にやたらと写真を撮り
騒ぎ、ゴミを置いて帰る
なんてことをしたら
昔の人は言ったものです
バチが当たる
さわらぬ神に
祟り無し
ハイ昔の人どうぞ
失礼な嫁だね

日本には八百万（やおよろず）というとてもたくさんの神様がいらっしゃるのです。自然現象をはじめ山や動物、植物、全て神様です。人知を超えた存在、それが自然の神秘であり、神様であり、パワースポットなのです。

皆さんの住んでいる所には、その土地を守っている神様の神社があるはず。小さくてもそこがその地域のパワースポットですし、小さくても、芽を出し何倍もの実りをもたらす玄米や何年も腐らない梅干しなどには科学で解明できない自然の神秘があるのです。どうぞあなたの身近にある不思議な自然の力に目をむけてください。

そして、一番身近な自然の神秘は、自分の体の中にある自然治癒力です。自然治癒力は、肉体だけを治す力ではありません。体も心もありのままの自然の状態にしてくれるのが自然治癒力です。〝モノ〟に頼らず、自分自身を信じてください。

今回もイラストやマンガ、それと文章をページにキチンと収めるという難しい編集を嫌な顔せず行ってくれた担当の西山さん、じっくりと良い本を書いてくださいと言ってくださった編集長、ハート出版の皆様、ありがとうございました。

［著者略歴］

市川　晶子

（いちかわ　あきこ）

1962年東京に生まれる。

1983年女子美術短期大学彫塑教室を卒業。同年同大学専攻科中退。

同年江戸川区役所（児童指導員）に就職。

1988年結婚を機に退職。以来ず～っと専業主婦。

家族は夫、娘と6匹の猫。

著書に「アレルギーは自力で治る！」「自力で治った！糖尿・肥満・虚弱体質」（ともにハート出版）がある。

【参考文献】

「家庭でできる自然療法」東城百合子（あなたと健康社）
「薬草の自然療法」東城百合子（池田書店）
「子どもの健康食」東城百合子（池田書店）
「難病も治す自然医食」森下敬一（ダイナミックセラーズ出版）
「月刊・自然医学」(国際自然医学会)
「月刊・食品と暮らしの安全」(食品と暮らしの安全基金)
「食べて治す医学大事典」主婦と生活生活シリーズ（主婦と生活社）
「癒す心、治る力」アンドルー・ワイル（角川文庫）
「養生訓・和俗童子訓」貝原益軒（岩波文庫）
「エドガー・ケーシーの自然療法――心と身体の処方箋」ジョン・O・A・パガノ（徳間書店）
「ショウガは効く――究極の家庭医学」スティーブン・フルダー（晶文社）
「アーユルヴェーダ――日常と季節の過ごし方」V・B・アタヴァレー（平河出版社）
「治すホスピス」平田章二（ハート出版）

【著者ホームページ】

http://www15.plala.or.jp/ichi-akiko/

アレルギーは自力で治る！超健康レシピ

平成22年10月28日　第1刷発行

著　者　市川 晶子
発行者　日高 裕明

発　行　株式会社ハート出版
〒171-0014 東京都豊島区池袋3-9-23
TEL. 03(3590)6077 FAX. 03(3590)6078

定価はカバーに表示してあります。

ISBN978-4-89295-676-8　C2077　編集担当・西山　乱丁・落丁本はお取り替えいたします

ハート出版ホームページ　http://www.810.co.jp　印刷・中央精版印刷株式会社

待望の続編！　シリーズ第２弾発売中

また笑っちゃうけど、今度も役に立つ！

マンガでわかる自然療法
「面白い」「ユニーク」と大評判

糖尿病、肥満、花粉症、虚弱体質の克服、学業成績アップ……これ全部実体験！

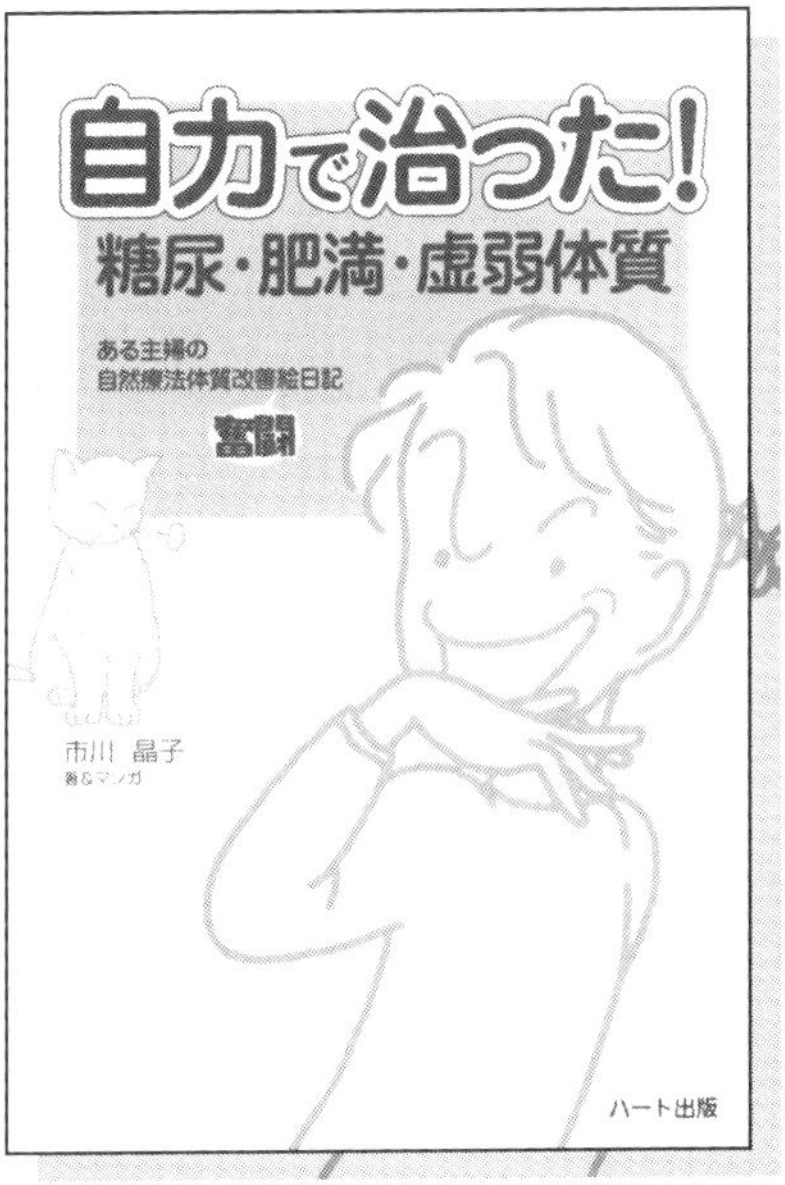

自力で治った！糖尿・肥満・虚弱体質
ある主婦の自然療法体質改善**奮闘**絵日記
市川晶子　著／マンガ
四六判並製　１４７０円

自然療法でアレルギー体質を完治させた主婦が、今度は家族の病気、不快な慢性症状、嫁姑問題を克服！　素晴らしい「副作用」をマンガでつづる第２弾！

表示は税込価格。価格は将来変わることがあります。